Doctors and Distillers

The Remarkable Medicinal History of Beer, Wine, Spirits, and Cocktails

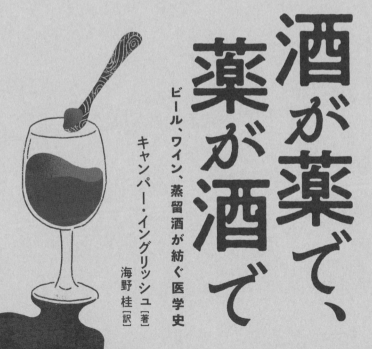

酒が薬で、薬が酒で

ビール、ワイン、蒸留酒が紡ぐ医学史

キャンパー・イングリッシュ［著］
海野桂［訳］

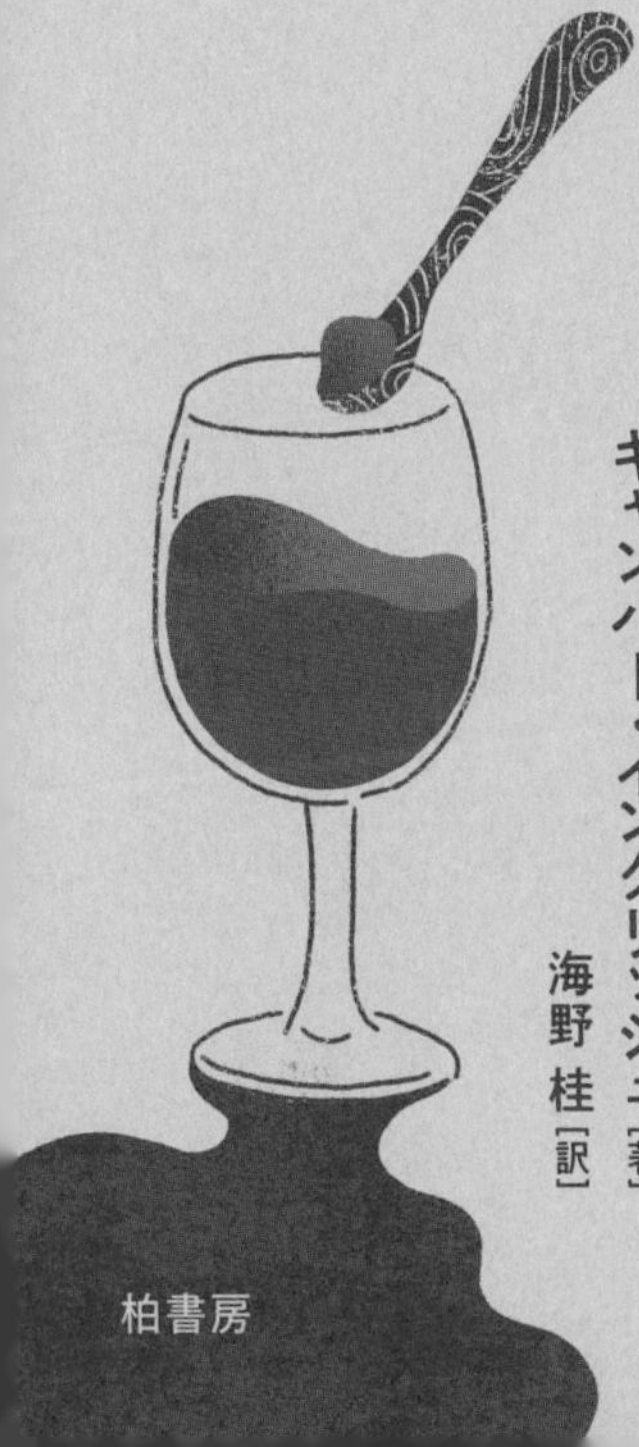

柏書房

酒が薬で、薬が酒で

ビール、ワイン、蒸留酒が紡ぐ医学史

目次

はじめに／11

第一章 発酵と医術
ギリシアのワイン、ローマの薬、健康的なビール……17

◆酒は水より〝安全〟 19
◆ビールやワインを用いた古代の医療 21
◆古代ギリシアとワイン 23
◆医学者ガレノスと四体液説 28
◆薬としての香辛料 31
◆万能薬——テリアカとミトリダーテ 34
◆「あなたの健康にギネスを」 38

第二章 錬金術と第五元素《クインテッセンス》 ……41
「命の水」を生み出す蒸留術
◆錬金術の理論と方法 44
◆中国とインドの錬金術 48
◆イスラーム黄金時代 50
◆「命の水《アクア・ヴィタエ》」 56
◆万物に宿る精気 62
◆『蒸留技法の基礎教本』 64
◆パラケルスス 67
◆ミイラ薬とワイン 73
◆錬金術から科学へ 78
◆金属成分を含む強壮ドリンク 80

第三章 修道士と醸造 ……83
修道院が生んだリキュール、瘴気に満ちた中世

◆修道院の歴史 85
◆「黒死病」 88
◆修道院で発展した酒造り 92
◆シャルトリューズの誕生 96
◆修道院リキュールのいろいろ 105
◆〝霊薬〟ベネディクティン 107
◆スコットランドのトニックワイン 111

第四章 科学と酒

プリーストリーと炭酸、パスツールと酵母菌 115
◆気体とフロギストン 118
◆ラヴォアジエ 124
◆〝身体によい〟水を求めて 127
◆〝泡立つ水〟の量産 133
◆微生物とビール 134
◆「リステリン」の由来となった外科医 139

第五章 苦さと甘さ　アペリティフ、アブサン、アマーロの〝実用性〟……145
◆糖分とカフェイン　148
◆「ヴェルモットの時間」　151
◆危ないアブサン　157
◆ゲンチアナの苦味　168
◆アペリティフとディジェスティフ　171
◆フェルネット・ブランカ　173
◆〝苦い薬を飲みやすく〟　176
第六章 蒸留酒と健康　ブドウ、穀物、サトウキビ、アガベの薬効……181
◆アルマニャックとコニャック　184
◆秘伝のレシピにコカイン？　191
◆「ジンの狂気」　193

◆〝家庭薬〟ウオッカ　199
◆ラムの躍進　206
◆壊血病の治療薬　216
◆健康飲料ウイスキー　223
◆バーボンの誕生　226
◆中国医学と白酒《バイジュウ》　232
◆テキーラで医者いらず　234

第七章 毒と薬

「純正食品法」「禁酒法」、そして密造酒……237
◆〝健全なる〟ソーダ・ファウンテン　239
◆梅毒とルートビア　242
◆コカイン入りドリンク　248
◆不正売薬　255
◆「純正食品・医薬品法」　262
◆禁酒法の〝抜け道〟　269

◆密造酒の横行　274

第八章 マラリアとジン・トニック　細菌学と合成染料の意外な関係……281
◆熱病《フィーヴァー》に効く木《ツリー》　284
◆キナノキ樹皮の飲料　289
◆トニックウォーター　294
◆病原の解明と蚊の根絶　297
◆モーヴ色と合成着色料　298
◆ジン・トニックのアメリカ上陸　303
◆キニーネ中毒　305

第九章 カクテルと現代医学　ミクスト・ドリンクの現在・過去・未来……311
◆ビターズ――薬用からカクテルへ　313
◆カクテルの進化　320

◆冷たいのがお好き　325
◆現代医学における〝酒と健康〟　333

訳者あとがき／339
原注／351
参考文献／357

本文中、訳注はすべて割注で表した。また、本文脇の数字は巻末にある原注の当該章の番号に対応している。引用部はすべて翻訳者による訳である。既訳のあるものはそれを参考にした。

はじめに

ネグローニ――このほろ苦いカクテルは、一九〇〇年代初頭に登場し、同量のジン、スイートヴェルモット、カンパリを合わせている。ジンの名前と香りの由来は、かつて腺《せん》ペストの予防に用いた植物の球果《きゅうか》（ジュニパーベリー）にある。また、ヴェルモット（vermouth）という酒の名は、ワームウッド（ニガヨモギ）を意味するドイツ語に由来し、この植物は、腸内寄生虫を除去する薬効が知られている。そしてカンパリは、一八六〇年に遡るブランドの秘伝の調合のリキュールであり、消化不良への有効性が判明したゲンチアナと、中国の伝統医療で下剤として用いるルバーブの根（大黄《だいおう》）を含むとみてよいようだ。カンパリは、かつてはコチニールカイガラムシの色素で染め、その赤色が憂鬱を癒すと考えられた。こうしたものを合わせたネグローニは、アペリティフ（食前酒）とすることが多く、食欲を大いに刺激して料理のお膳立てをする。

古くから、酒と薬は深く結びついていて、酒が薬であり、薬が酒であった。蒸留酒は〝eau-de-vie《オードヴィー》〟つまり「命の水」と呼ばれ、その治癒力（控えめにいうなら、活性化する力）を表している。現代のように公衆衛生が整うまでは、通常、アルコールのほうが水より安全な飲みものだった。そのため、アルコール含有量の低いビールは、労働者の水分補給になった。これは今日、スポーツドリンクの「ゲータレード」をフットボール選手が飲むのと変わりない。アルコールは、鎮痛剤であり、殺菌剤にもなる（ウイスキーは苦痛を和らげ、同時に傷口も消毒する）。防腐剤でもあり、アルコールには、配合した植物成分の薬効が保持されている。

蒸留酒は、暑くても寒くても体温調整の役に立ち、痛風《つうふう》と関節炎の治療や、ショック状態の人の気つけにも使われていた。米国の「禁酒法」時代（一九二〇～三三）、薬用のウイスキーかコニャックを処方してもらえば、バーテンダーが供してくれるか薬剤師から買うかの違いだけで、通常のウイスキーやコニャックが手に入った。

苦味のある薬液に、甘味を一匙《ひとさじ》加えれば、口当たりのよいリキュールとなる。今日販売されている各ブランドのリキュールの多くは、もとを辿《たど》ればコレラ、赤痢《せきり》、発熱、消化不良、便秘の治療用だった。健康のための万能の霊薬、もしくは鎮痛薬とされていたリキュールもある。日常的に服用するマルチビタミンのように、毎日、朝か夜、病気の予防のため少量ずつ摂取した（それは今も変わらない）。また、どのような怪我でも病気でも、別の村から医者が来るまでの時間を、酒でやりすごすことができたのだ。

酒の割り材とするソーダ水なども、やはり薬であった。ミネラル豊富な泡立つ炭酸水の瓶詰めは、ハンセン病から視覚障害まで癒すと信じられていた天然の鉱泉水を真似て、かつて考案されたものだった。新鮮な柑橘《かんきつ》果汁で割れば、ダイキリというすばらしいカクテルが生まれ、ビタミンCを含むので、その欠乏による壊血病《かいけつびょう》を防ぐ。ラム酒と合わせるのが人気のコカ・コーラは、植物のコカ（および、その成分であるコカイン）を用いたコカワイン（コカの葉のエキスとワインを合わせたアルコール飲料）に由来する。コカワインの健康への効果は二人の教皇のお墨付きだ（第七章にもあるように、十九世紀の教皇、レオ十三世とピウス十世が、コカワインを好んだといわれる）。

重い病を治す目的ではないにしても、日常的な不調を和らげるためのアルコールもあった。たとえば、ロック・アンド・ライ（ライウイスキーに甘味を加えたカクテル）は、かつては咳止めの薬であり、苦味剤《ビターズ》を加えれば胃腸障害や船酔いの解消にもなる。この効果抜群のカクテルは、そもそも夜の一杯ではなく、朝の元気づけのためで、特に飲みすぎた日の翌朝におすすめだった。

科学者によるアルコールの研究は、医学、および微生物学、生化学、その他の分野での発見につながった。現代化学の第一歩は、錬金術《れんきんじゅつ》にある。科学の原型といえる錬金術を通じて、アルコール蒸留の手法が受け継がれてきたのだ。また、炭酸化に関する研究によって、元素や気体について理解が深まり、発酵の研究は、細菌が病気をもたらすという説の裏づけになった。キニーネ（キナノキ樹皮から抽出した薬でマラリアの治療に用いる）の代替を合成しようとする研究は、化学療法の発展を導いた。

だが、こうした道のりは、平坦だったとはいえない。食品、酒、薬に関する規制がなかった時代は、虚偽の表示が横行し、危険性のある植物、コカインやモルヒネなど（酒のように）中毒性のある薬物、有害な着色料、保存料、それに高濃度のアルコールが含まれるのが常だった。

酒と薬が区別されるようになったのは、比較的近年のことにすぎない。一九五〇年代のソーダ・ファウンテン（噴出口から炭酸水を供するカウンター式パーラー。第七章参照）は、健康的なミルクシェイクの店である。だが、その数十年前は、アヘンチンキ（アヘンをエタノールに滲出させたもの。鎮痛作用等がある水薬）を買って、ワインのカクテル、スプリッツァーで流し込むような場所だった。また、アイルランドでは、献血した人にギネスビールを一パイント（約五百ミリリットル）無料

Cocktail Recipe 1

ネグローニ
Negroni

カンパリ……30ml
ジン……30ml
スイートヴェルモット……30ml

氷を満たしたロック・グラス（オールド・ファッションド・グラス）に、材料をすべて入れる。ステア（素早くかきまぜる）して、オレンジツイスト（らせん状にむいたオレンジの皮を、ひねって香りを添えるもの）を飾る。

で提供するのが慣例で、ようやく二〇〇九年に廃止されるまで続いていた。今日も、薬草を用いた療法において、アルコールは植物の薬用成分を抽出する溶剤として重要である。また世界各地の家庭で、乳歯が生えるときの痛みを和らげるため、ウイスキー（またはラム酒や、その土地の蒸留酒）を赤ちゃんの歯茎に少し塗ってやる習慣が今も伝わっている。

本書の構想は数年前に生まれた。ジン・トニックについて執筆していた頃で、その誕生の年代を明示するための文献を探していた。だが、具体的には特定できず、一八〇〇年代にインドで英国人がこのカクテルを飲みはじめたという一般的な話しかない。英国人は、ジンを好み、マラリア予防のためにはトニックウォーター（キニーネなどを加えた炭酸の清涼飲料水。マラリアとの関係は第八章参照）が必要だったから、両方を合わせたわけだ。以来数年にわたり二十冊ほど本を読んでも、このカクテルのさらなる詳細はわからなかったが、薬全般について、そして特にマラリアについて多くを知った。カクテルの歴史と違い、薬の歴史はきちんと記録がある。調査を続けると、トニックウォーターの抗マラリア作用に加え、ジンに含まれるジュニパーの利尿効果が明らかになった。また、アブサンの成分のワームウッド（ニガヨモギ）に浄水効果があり、ブランデーがショック状態の患者を回復させ、フェッロ・キナ（鉄分を含むリキュール。第二章参照）が貧血を治療し、ルートビア（アルコールを含まない、香草の炭酸飲料。第七章参照）に含まれるサルサパリラ（薬効のあるつる植物）が梅毒《ばいどく》の治療に使われていたと知った。今日の酒類の起源を辿ると、多くが薬であることがほどなくわかり、一冊の本にまとめられると思いついた。そのようなわけで本書がある。

この本を手にとった（手にしてもらえるとよいが）読者のみなさんは、酒と薬の切っても切れない歴史をひもとくことになる。ただし、酒や薬の歴史全般を網羅した書籍というには、ほど遠い。そうした本は、幸い数多く刊行されているので、そちらを参照してほしい。本書はまた、薬としてのアルコール利用を、余すところなく研究したものでもない。読者の家庭でおなじみの民間療法を掲載しているとは限らないだろう。シェリー酒や炭酸水は取り上げたが、そのほかにソジュ（朝鮮半島の伝統的な蒸留酒）やスリヴォヴィッツ（中欧や東欧の、スモモの蒸留酒）も、やはり薬用だったのは明らかだ。アルコールによる療法に限《くま》なく目を向けられたわけではなく、筆者のあずかり知らない活用法もあるに違いない。ワイン、ビール、蒸留酒のなかには、ほかに比べてより明確に薬用酒としての伝統を受け継ぐものがある。しかし、本書を終わりまで読んでもらうとわかるように、あらゆる酒、そして酒に混ぜる成分の大半は、歴史のいずれかの時点で、薬として、もしくは薬に加えて摂取していたのだ。

とはいえ、要するに仲間と一杯やって楽しむのが、酒である。ことによると健康上のメリットも期待できるかもしれないが、本書は飲酒の手引きではない。アルコール飲料は健康ドリンクとは違う。これは、昨今の電解質《イオン》補給を促すビールや、薬草を漬けこんだウオッカで、いくら健康的に装っても変わりはない。薬としての酒について、酔いがまわるほど長い歴史の一端を、味わい知るための一冊である。

◆ご注意◆

本書は断じて、自然療法や薬用酒の調合に関するテキストではない。酒と薬、バーテンダーと薬剤師、カクテルと養生酒の、切っても切れない歴史の書である。薬が必要なら医者に相談し、カクテルを味わいたければ、行きつけの店の優れたバーテンダー、ミクソロジストに頼むとよい。

第一章

発酵と医術

ギリシアのワイン、ローマの薬、健康的なビールワインに酔った者は、頭から倒れ込み、ビールで酔った者は、仰向けにのびてしまう。ワインを飲むと頭が重くなり、ビールを飲むと感覚が麻痺するからだ。
――アリストテレス（アテナイオス『食卓の賢人たち』より）

「酔っ払ったサル」仮説（カリフォルニア大学バークレー校の統合生物学教授、ロバート・ダドリーが提唱）という論にみるとおり、人類の祖先は、森で地面に落ちて自然発酵した果実を食べていた。それも好んで。発酵で生じたアルコールは、エネルギーとして消化しやすく高カロリーである。強い香りを放つから果実は見つけやすく、エタノールは殺菌作用があるので、身体のためには望ましい。よいこと尽くめだったのだ。この説にもとづき、人類は、アルコールを摂取するように、進化の過程で「前適応」していたと提唱される。

人類が、発酵させた飲料をわざわざつくりはじめたのは、紀元前一万年頃と考えられる。中国では長江の北、淮河《わいが》流域の賈湖《かこ》（河南省の新石器時代の遺跡）で出土した陶器から、紀元前七〇〇〇年に、稲、ハチミツ、果実を合わせて発酵させていたとわかる。紀元前六〇〇〇年にはブドウの栽培が始まったようで、今日のイランの高原地帯では、紀元前五〇〇〇年代中頃のブドウ酒の痕跡が見つかった。紀元前一三二三年に没したツタンカーメン王の墓には、醸造年と醸造者の銘が刻まれたワイン壺があった[1]。

ブドウは一年中貯蔵できるわけではなく、古代のメソポタミアやエジプトで、ワインは贅沢品だった。だが、ビールは日常的に飲まれていた。トルコにある紀元前九五〇〇年の宗教儀礼遺構は、植物を原料にしたビールのような飲料の醸造に使われた可能性がある。また、イスラエルで見つかった醸造施設の痕跡は、紀元前十二〜紀元前十世紀に半定住の生活を営んだ狩猟採集民のものだ。楔形《くさびがた》文字の文学として知られる最古の作品、紀元前二五〇〇年の「シュルッパクの教訓」（シュルッパクは、シュメール王朝の都市で、多数の粘土板文書が出土。この地名と同名の賢人が登場して教えを説く）には、「ビールを飲んでいるときに判断を下すべからず」、と戒める忠告がある。

発酵させた飲料が史料に現れるのは、遊牧民が定住し世界各地で農耕を始めた頃だ。そのため一部の考古学研究者は、穀物栽培が盛んになったのは、ビールづくりのためにほかならないと結論づける。一般に、定住による穀物栽培はパンをつくるためと思われているが、そうではないというのだ。古代のビール製法は、シュメールの「ニンカシを讃える歌」（紀元前一八〇〇年の文書で、シュメールのビール醸造の女神、ニンカシの加護を祈る歌）にあるように、パンを材料とする（パンに水分を加え発酵させてアルコールを醸造したといわれる）。パンは、そのまま食べるだけでなく保存してビールの原料として使うことができた。今でいうなら、箱詰めの朝食用シリアルを、そのまま食べてもよいし牛乳をかけてもよいようなものだろう。

◆酒は水より〝安全〟

古代の醸造酒は、今日一般的な濁りのないビールとは違い、粥《かゆ》のようなものであり、ざっと濾《こ》しただけのその混合物には固形物が残っていた。現存する図像の描写を見ると、ビールの壺を何人かで囲み、長いストローを差して飲んでいる。おそらくアシでつくったストローであり、表面に浮いた麦の粉粒や酵母の固まりの下に差して用いたのだろう。酵母がもたらすタンパク質、ビタミン、ミネラルは、栄養豊富で身体によいので、ビールは水分補給に加えエネルギー源になった。いわば、ピラミッドの時代のスポーツドリンクだったのである。

イラクで出土した紀元前三一〇〇年の楔形文字の粘土板には、労働者の報酬や手当として支給したビールの量が記録されている。ピラミッド建設の担い手（映画の『十戒《じっかい》』や『プリンス・オブ・エジプト』が描くような奴隷ではなく、農民と考えられる[2]）には、労働時、ビールが供されていた。これは何も古代に限った習慣ではない。仕事時のビールは、家事労働でも農場や工場でも、あらゆる働き手のための飲料として、産業革命期もそれ以降も提供された。

雇い主は、労働者を酔わせて服従させたかったわけではない。いつでも渇きを癒せるようにしたのであり、一方で従業員に断じて飲ませたくなかったのが、ほかならぬ水である。市街地のあたりの真水《フレッシュウォーター》には、人間や動物の清浄《フレッシュ》とはいえない糞便《ふんべん》や病原菌が浮いているのが常だった。

ビールは、その製法のおかげで、単なる水よりも安全な飲みものとなった。加熱するか煮沸《しゃふつ》させた水を使うので、その過程で多くの菌が死ぬ。発酵中に生じるアルコールも、病原菌を殺し腐敗を遅らせる[3]。アルコールの殺菌作用は、現代の科学研究によって解明されている。ノンアルコールビールには大腸菌とサルモネラ・ティフィムリウムが増殖するが、アルコールを含むビールではそれを防止できると示した研究がある。ビール製造でホップが重要な要素になるのは中世以降だが、同研究によると、ホップは上記の菌についてはは抑制できないものの、リステリア・モノサイトゲネスという細菌と黄色《おうしょく》ブドウ球菌の増殖を防

Cocktail Recipe 2

レモネード・シャンディ
Lemonade shandy

ビール……180ml
レモネード……180ml

パイントグラス（約500ml）にビールとレモネードを注ぎ入れ、くし形のレモンを添える。

ぐことができた。ホップの使用以前は、抗菌作用のある他の薬草《ハーブ》、たとえばワームウッド（ニガヨモギ）などを用いて、保存性を高め香りを加えた。ビール醸造に薬草を用いると、その効能をうまく引き出せるのだ。

通常、原料に水を用いないワインについても、その殺菌作用は明らかである。ビールが防いだのと同種の細菌を数多く死滅させ、その効力は白ワインより赤ワインのほうが強い。熟成させない、すなわちアルコールが生成していないブドウジュースはサルモネラ菌が増殖するが、ワインは殺菌が可能だ。アルコール度数が高め、かつpHが低値（つまり酸性）、という特徴を合わせもつワインは、どちらか一方の特性のワインより、殺菌力が高いと判明している。

◆ビールやワインを用いた古代の医療

発酵飲料は、医術において用いられ、薬としての役割もあった。「ニンカシを讃える歌」のビール製法は紀元前一八〇〇年のものだが、さらに数世紀遡った文書に、薬用にしたビールについて言及がある。それは、紀元前二一〇〇年のシュメールの粘土板であり、傷の手当に関する最古の指南書だ。「治療の三作法」として、ビールと湯で傷を洗う[4]、薬草、軟膏《なんこう》、油を合わせて傷を覆う、そして包帯を巻く、と説く。

インドでは紀元前二五〇〇～紀元前二〇〇〇年に、糖分、ハチミツ、果汁を原料とする発酵飲料をつくっていたともいわれ、ヴェーダ時代（聖なる知識、ヴェーダの伝承を集約した聖典が成立していった時代で、一般には紀元前一五〇〇～紀元前五〇〇年頃とされる）の飲みものとみなされる。古代の重要な医学書『チャカラ・サンヒター』（インドの伝統医学体系であるアーユルヴェーダの書であり、古来の教えをもとに編纂）は、かつてのワインについて次のように記したと、ディレンドラ・クリシュナ・ボースの著書、『古代インドのワイン(Wine in Ancient India)』にある。「心身を活性化し、不眠、心痛、疲労を和らげ、食欲と消化を促進し幸福感をもたらす……酔うためではなく薬とすれば、不老不死《アムリタ》の効果があり、自然な体液の流れを取り戻せる」

エーベルス・パピルスは、一八七三年にドイツのエジプト学者が入手した巻物で、古代エジプトの医学と秘術をまとめた紀元前一五〇〇年頃の文書である。薬草による治療、外科手術、呪文やまじないについて説いており、ワニに嚙《か》まれた傷、抜け毛、足の蒸《む》れ、その他の気がかりな症状を治すための教えがある（シワをとる方法など美容にまつわる指南も含む）。当時病気は、神の御業《みわざ》に由来する、あるいは呪いや魔術のせいだと考えられていた。そのため、祈禱《きとう》や呪文で治療できるはずだった。また、穿孔《せんこう》手術（頭蓋骨に孔を開ける）など危険な手術もあれば、単にオニオンスープを飲む治療法もあった。

エーベルス・パピルスは、薬効のある成分として、現代のアルコール飲料にも含まれる材料を記載している。アロエの樹液、キャラウェイ、コリアンダー、キュウリ、エルダーベリー、フェンネル、イチジク、ジュニパー、サフランなどだ。このような薬となる植物を、各種のビール（苦味の強いビール、温めたビールなど）に加えるよう指示がある。こうしたビールにミルク（饐《す》えた乳、男児を産んだ女性の乳）と水（湧き水、塩水、男根を浸した水）を混ぜて広く用い、さらにワインを足す調合法もあった。賢明にも「汚染された水を飲むより、ワインのほうが効果的である」との助言まで添えられた。

薬効のある各種の固形成分を体内に流し込むために用いたワイン、ビール、ミルク、水は、それ自体が薬であった。これらの飲料の特性を活かしながら、さまざまな調合が工夫されたのだ。簡単な治療法としては、苦味の少ないビールでタマネギを煮ると、消化不良によいという。より手のかかる調合だと、たとえば、足指の病を治すために、フェンネル、香木、ワームウッド（ニガヨモギ）、ミルラ、エルダーベリーといった成分による処方があった。当時の薬に必要な材料には、時にぞっとするものもある。たとえば、湿布に用いる成分として、ハス、スイカ、苦味の少ないビール、ワインに、ネコの糞《ふん》を加えた。ヤマアラシ、カバ、ウナギ、さらにタランチュラまで、動物園ができるほど各種の生きものが登場する。ネコの脂は、衣服に塗るとネズミ除《よ》けになるという。アヘンは、子どもを泣き止ませるのによいそうで、古代エジプトの医学は、まだ改善の余地が多くある。

◆古代ギリシアとワイン

古代のギリシアでは、紀元前約一二〇〇年から紀元前三〇〇年頃（鉄器時代の始まりからヘレニズム時代到来の頃）、ビールよりもワインを薬として用いることが多かった。地中海に面するギリシアの気候と地形が、穀物栽培よりもブドウの栽培に適していたからだ。山岳地帯で平野が少ないため、穀物を育てるには効率が悪いが、果樹、オリーブ、つるを伸ばすブドウなら、丘や斜面でも繁殖する。

ギリシア人は、ビールを異国の飲みものと考え、見下すような口振りで語った。紀元前四〇〇年頃、ギリシア人のクセノフォン（紀元前四二七頃～紀元前三五五頃。ソクラテスの弟子である歴史家、軍人）は、アルメニアで見たビールについて記した。「容器のなかで混ぜ合わせた、大麦の発酵酒だ。容器の口縁部の液体表面には、大麦が浮いていて、いろいろな大きさのまっすぐなアシが（容器に）差してあった。喉が渇くと誰もが、このアシに口をつけて吸い込むのだ。この酒は、水を加えないかぎり強すぎる。飲み慣れている者にとっては、悪くない飲料だ(5)」

どうやら、ワインに慣れ親しんだギリシア人には、ビールは好ましくない飲料らしい。通常は、ビールよりワインのほうがアルコールを多く含む（そのため腐敗せず長持ちする）ので、ビールはアルコールが強い、というクセノフォンの言葉は、奇妙に聞こえるかもしれない。だが、ギリシア人は、ワインをそのままではなく、水や海水を加えて飲むのが普通だった。

細菌が病気の原因であるとする理論の確立は西暦一八〇〇年代に入ってからで、だいぶ後のことである。それでも古代の人々は、エーベルス・パピルスにも助言があったとおり、ただの水は身体に害があると知っていた。ギリシアでは、ヒポクラテス学派の著作『空気・水・場所について』で、次のように論じられた。「身体によくない水もあれば、実に健康的な水もあり、害も恩恵も、常に水に起因する。水は、健康に大きく関与しているからだ」。この文書は、フランスの歴史研究者ジャック・ジュアンナの著書『ヒポクラテスからガレノスに至るギリシア医学（Greek Medicine from Hippocrates to Galen）』が指摘するとおり、町から町へと移動しながら診療していた医師向けに書かれた。こうした医師は、新たな地を訪れるたびに、患者の抱える病気を診るとともに、周辺環境が健康的かを見極める。人々が呼吸する空気の良し悪しは、その町が面している方角によって決まり、地域の水源にも左右された。

『空気・水・場所について』は、もっとも身体によいのは、雨水を沸《わ》かした水だと明記する。つまり、汚染が比較的少ない水について、また、沸かすと浄化できることについて、ある程度の理解があったのだ。「何に用いるにしても有害」な、とりわけ身体に悪い水は、よどんだ湖や沼で汲んだ水で、「脾臓《ひぞう》の肥大や腫れが続く」病気を引き起こすことが知られていた。この症状は、明らかにマラリアの兆候である。感染の原因は、よどんだ水そのものではなく、そこで蚊《か》（ハマダラカ）が産卵し繁殖するためだ。ただし、それを科学者が発見したのは、ようやく西暦一九〇〇年を迎える頃である。また『空気・水・場所について』は、他の水源に比べて安全な水なら、飲むときに加えるワインの量は少なめでよいと説く。ということは、ワインがもつ水の殺菌効果について、一定の理解があったようだ。一方で、このヒポクラテス学派の書物の著者には、誤った思い込みもあり、溶けた雪や氷から得た水は、凍結によって劣化しているという。水の「微細な極小の」要素が、凍って溶ける過程で失われると考えていたのだ。

ギリシアの医学者ヒポクラテス（紀元前四六〇頃～紀元前三七七頃）は、医術を形成した業績で知られる。その大きな貢献の一つは、病気は呪術的な理由ではなく、自然の摂理を原因として発症し、しかるべく治癒するのであって、祈禱や魔除《まよ》けよりも身体の治療のほうが効果的だと主張したことだ。ヒポクラテスは、『空気・水・場所について』など数々の著作があるとされるが、それは後世の誤解によるところが少なくない。そのため今日の学者は、著者を断定せずに、「ヒポクラテス学派」の書とする。

ヒポクラテス学派の著者は、ワインを種類ごとに区別していた。色（ホワイト、ダーク、麦わら色）、濃度（軽口、重口、渋み、まろやか）、香り（強い臭気、甘い匂い）、熟成（長期、短期）の違いがあった。たとえば、アルコール度数の低い種類である「ソフト」ワインの場合は、脾臓と肝臓に炎症を引き起こし、腸内にガスがたまるという。ワインはさまざまな濃度に調整して飲むもので、季節ごとに生じる各種の症状に合わせた飲みかたを、医師が推奨し、時には禁じた（残念！）。冬はワインを少量の水で薄め、夏は水を多く入れて飲むべきとされた。

ヒポクラテス学派によると、「強い白ワインの……主な利点としては……他の種類に比べて容易に体内を巡って膀胱《ぼうこう》に達するので、利尿効果があり便通にもよい。いつ何時であれ、急性疾患に非常に有効だ。その他の面では、甘味のあるワインに劣るものの、白ワインを正しく摂取していれば膀胱を浄化できる利点がある。こうしたワインの効能は、特筆すべき内容である。ワインの有益性を弊害と合わせて論じることは、これまで少なかったからだ[6]」

ワインは、かつての時代のビールもそうだったように、植物を漬け込む溶媒《ようばい》として用い、薬用成分の溶液をつくるのに役立った。破傷風《はしょうふう》の場合、医師がすべきこととして次の助言がある。「ワームウッド（ニガヨモギ）、ローリエ、またはヒヨス（ナス科の薬草）の種を乳香《にゅうこう》とともにすりつぶし、白ワインに浸す。別の容器に移し替えて、オイルをワインと同量加えて加熱する。温めた液体を患者の身体にたっぷり塗り、頭部にも塗る……甘味のある白ワインを患者に多量に飲ませる」

『女性の病（Diseases of Women）』を著したヒポクラテス学派の医師が、分娩《ぶんべん》後の下痢の治療に用いたのは、いわばチーズとクラッカー入りの汁ものである。「黒ブドウ一粒とザクロの果肉をつぶして色の濃いワインと混ぜる。そこにヤギのチーズをすりおろし、焼いた小麦を粉にして散らし、よく混ぜて飲ませる」

ワインは、外用薬としては、病変した部分や骨折部、その他の傷口の洗浄に使った。『薬液の使用、疾患と外傷（Use of Liquids, Affections, Wounds）』などの書物は、外用薬としてのワインの利用に多くのページを割いている。ただし「頭部の傷は、湿らせてはいけない、ワインで濡らすのもいけない」という。湿布には、小麦粉を水とワインで練ったものが適している。ほかにもクレソン、亜麻《あま》、ワインを混ぜて、傷口の皮膚の再生に使う。ワインはハチミツと混ぜて眼病の軟膏にも用いるし、「香りのよい色の濃いワイン」で卵を茹《ゆ》でて肛門に入れると、直腸の炎症の治療になるそうだ。

またワインに、ハチミツかイチジクで甘味をつけたり、ワームウッドやタイム、松脂《まつやに》など樹脂で香りをつけたりした。当初、松脂は、アンフォラ（口縁部に取手のついた細長い卵形のワイン壺）の口を密封するために使ったようだ。だが、ワインの保存にも役立っていたので、いわば「古代版の二酸化硫黄《いおう》」（現代のワインは、二酸化硫黄を溶かして生成した亜硫酸塩を、酸化防止等のために添加している）といえる。紀元一世紀のローマの学者コルメラ（四〜七〇頃。農業や果樹に関する著作がある）は、次のように解説した。「このように松脂を加え、これによってワインを保存しようとするならば、最初の発酵に続いて、四十八セクストライ（約二十六リットル）当たり二サイアティ（九十ミリリットル）の松脂を入れて、再度発酵させねばならない」(7)

松脂を加えたワインは、現代でも、レッツィーナというギリシアワインに受け継がれている。松脂のほかに、乳香（香として焚くほか、ドクニンジンの解毒など各種の症状にも使用）の樹脂や、ミルラ（香料であるとともに、殺菌、鎮痛、整腸にも使用）の樹脂なども、ワインに使った。マスティック・ガム（マスティックの木から採れる樹液のガム）は、腹痛、胃腸の障害など、消化器系の病に用いた。この樹脂が、今日のマスティハ・リキュールの名の由来である。

ワインは医術に用いられ、薬としての役割もあったが、一般的には、一定量を規則正しく飲むとよいとされた。食事の一環であり、「ワインを希釈せずに飲むと、空腹が解消される」。時には、ワインを混ぜ合わせて栄養強化に用いた。「苦味、甘味、酸味、三種類のワインの混合」が衰弱時によいと勧めた記述もある。

古代ギリシアでは、ワインは特に高齢者によいとされ、こうした考えは、近代に至る諸文化のアルコールに関する認識に通じる。とはいっても、古代ギリシアの「高齢者」は、今日よりもずっと若い。プラトン（紀元前四二八頃〜紀元前三四八頃）は次のように記した。「四十歳を過ぎた者は、饗宴の後に、神々、とりわけディオニュソス（ギリシア神話の豊穣とブドウ酒の神）の加護を求めれば、老いたる身でも喜びをもって神事を行えるであろう。ディオニュソスが心の重荷を軽くしてくれるからである。つまりワインこそが、加齢による気難しさを癒すのだ。ワインのおかげで若さを取りもどし、悩みを忘れて心が晴れるであろう[8]」

Cocktail Recipe 3

サングリア
Sangria

辛口赤ワイン……1本
コニャック……120ml
オレンジジュース……120ml
薄切りのオレンジ、レモン、ライム、季節の果物

ピッチャーに材料をすべて入れ、冷蔵庫で数時間冷やし、氷の上から注ぐ。

◆医学者ガレノスと四体液説

ギリシア人の知識と文化が、地中海と中東に広まったのは、マケドニア王国のアレクサンドロス大王（紀元前三五六～紀元前三二三）によるところが大きい。ペルシア帝国を征服し、インドに侵攻した王は、多くの都市を支配下に置いた。エジプトのアレクサンドリアもその一つで、王の配下の軍人が治めた。アレクサンドロス大王の死後から、ローマによるエジプト征圧の紀元前三〇年までが、ギリシア文化の栄えたヘレニズム時代として知られる。

ガレノス（一二九～一九九頃）は、ギリシア人の医師で、アレクサンドリアで学び、剣闘士の組織で医師の長を務めて、後にローマに移り住んだ。ワインについて多くの著述があり（ヒポクラテスによる分類より詳しく、また個々のブドウ園の情報も記した）、医学のほか諸々について論じた。推定では著作の三分の一しか残存していないが、それでも約二百五十万語の量がある。

ヒポクラテスが医学の父と称されるのに対し、ガレノスは治療法を体系化したとされる。ガレノスは四体液説にもとづく療法を提唱し、それはその後二千年近くにわたり医療の主軸となった。四体液説自体はガレノス以前からあったものだが、ガレノスが詳述したため、四体液説とガレノス医学は密接に結びつき、同義語ともいえる。

理論体系にもとづく医療が広がった当時の状況について、「ヒポクラテスの療法から、ガレノスによる科学的な治療に移行した」と、ある歴史研究者が一九一〇年に述べた(9)。大した業績に聞こえるが、その「科学」は、誤った人体構造の理解にもとづき、結局のところ血を抜いたり浣腸《かんちょう》したりするばかりであった。

ガレノスの著作は、その後何世紀にもわたり多様な医学者が論じるなかで、絶えず解釈が見直された。以下、ごく簡単に、体液説についてまとめておこう。まず世の万物は、アリストテレスの説で知られる四元素、すなわち、大気、火、土、水が、さまざまな量と割合で結びつくことで構成されている。さらに第五元素としてエーテル、すなわち「プリマ・マテリア」（すべての元であり本質である精髄）という、第二章で扱う錬金術で重要な要素もある。こうした元素が、体内を流れる四体液、つまり血液、黄胆汁《おうたんじゅう》、黒《こく》胆汁、粘液に対応しており、大気が血液、火が黄胆汁、土が黒胆汁、水が粘液に関係する。

そして、人間、植物、鉱物、病、ほぼすべてのものの特性を表す、四つの性質がある。すなわち、熱、冷、湿、乾であり、熱性、冷性、湿潤、乾燥ともいう。万物は、このうち「熱または冷」、「湿または乾」、いずれか二つの性質を、たいていは同時に備えている。たとえば、薬として用いる香辛料《スパイス》は、「熱＋乾」の組み合わせだ。四体液も、四つの基本的性質のうち二つがそれぞれ当てはまる。血液は「熱＋湿」、黄胆汁は「熱＋乾」、黒胆汁は「冷＋乾」、粘液は「冷＋湿」である。

ガレノスの医学では、人間の気質や身体特性は、四体液の一つが過剰なために生じるとみなす。血液が過剰だと楽天的、黄胆汁の過多は短気、黒胆汁の過多は憂鬱感、粘液の過剰は沈着な性質につながる。体液は、特定の臓器と関係が深く、季節によって、年齢層（幼少期から老齢期まで）や性別によって、さらに一日のなかの時間帯によって、さまざまな様相を示すと考えられた。診断と治療にあたっては、医師は患者の気質と他の要素を考え合わせて、適切な処置や薬の処方を行う。体系化されたシステムなので、医師は多くの患者を治療でき、患者に直接会わなくても診断可能だ。たとえば、今は八月で、患者は男性で、熱がある、ではどうするか、と考えるだけでよい。答えは、過剰な血液をヒルに吸わせればよい、となる。

体液のバランスを取り戻せるように、医師は、不足している体液の回復を促す加法方式か、過剰な体液を抑える減法方式をとるはずだ。加法で補うなら、短気な人に、キュウリや子牛のような沈着な性質を促す食物を勧め、沈着で粘液質の人には、ミントやニンニクなど活性化の食材をとらせる。一方、減法方式なら、体液のバランスを回復するために、瀉血《しゃけつ》（体内の血液を抜いて症状改善を図る治療法）や浣腸を行い、下剤、嘔吐《おうと》を促す吐剤、粘液を喀出《かくしゅつ》する去痰《きょたん》薬、発汗剤、湿布を使用する。そのほかにも体内の何らかの液体を除去する方法がとられた。

ガレノス医学では、体液のバランスが悪いと病気になると考えた。そのため異なる症状でも、問題の体液が同じなら、治療法もほぼ共通である。たとえば、頭痛と下痢の原因が、同じ体液の過多のためなら、どちらの症状にも同じ食材が効くわけで、それをとるよう指示するだろう。同様に、同じ性質を備えた食材が各種あるなら、患者は症状の改善のために、そのいずれか一種をとればよい。

もし高熱が出ているなら、食材を茹でて食べるときに「熱」の性質をもつ香辛料《スパイス》を加えないようにするべきだ。一方で、香辛料のもつ「熱」の性質が、食材をうまい具合に加熱調理して消化しやすくする、とも考えられていた。胃腸には、香辛料がうまく作用するのを助ける、いわば調理窯《がま》のような働きも備わっている。「熱＋乾」の香味食材は、ガレノスの教えによると、ガーリック、マスタード、パセリ、セージ、リーキ、フェンネル、キャラウェイシードほか各種ある。生姜《しょうが》、およびガランガルは、「熱＋湿」の香辛料として特徴的だ。

摂取すべき食材は、個々人や集団ごとに、持って生まれた気質、年齢、性別その他の要因にもとづいて指示された。そうした食事療法、つまり養生法が、文献に残っている。高齢の男性の食事についてガレノスが記した内容を、一部引用しよう。

年老いた男性が食べ過ぎてはいけないものは、でんぷん、チーズ、固茹で卵、巻貝、タマネギ、豆、豚肉である。ヘビやミサゴ（タカ目の猛禽）はもってのほかであって、消化しにくい固いものは、すべてよくない。したがって、甲殻類、軟体動物、マグロ、クジラや、シカ肉、ヤギ肉、牛肉も食べてはいけない。これらは、年寄りに限らず誰にとっても効果的な食べものではない。若者には、羊肉がよい。しかし、老人にはいずれも不向きで、子羊の肉であっても避けるべきだ。羊肉は、湿性で粘りがあり、粘液質なので不活発になるからである。(10)

食事の質は、一皿のなかでも、一つの食材においても、改善できた。ヒポクラテス学派の著作にこうある。「刺激の強い食材は、繰り返し茹でて冷まして和らげる。湿潤な食材は、焙《あぶ》ったり煮詰めたりして水気をとる。乾いたものは、水に浸したり湿らせたりする。塩気のあるものは、水にさらしてから茹でる。あくや苦味が強ければ、甘味のあるものと合わせる。凝固作用があるなら油と混ぜる」。読者のみなさんも、オムレツにホットソースをかけすぎだと今度お祖母《ばあ》ちゃんから文句を言われたら、体液バランスのため、凝固作用のある卵に、ソースのオイルで均衡をもたらしているのだ、と答えるといいだろう。

◆薬としての香辛料

香辛料は、そのほとんど（すべてといってもいいかもしれない）が、もとは薬だった。それが、まずは食材に含まれる薬とみなされ、やがては食品として使用されるようになった。地中海地域と呼ばれる土地の香辛料には、キャラウェイ、コリアンダー、クミン、ジュニパー、サフランがあり、一方、アジアから輸入された香辛料として、クローヴ、桂皮《けいひ》、シナモン、生姜、ナツメグ、メース（ナツメグの種皮）、胡椒《こしょう》がある。以下に示すような香辛料の薬としての特性は、すべてではないものの、その多くが現代科学によって検証されている。

キャラウェイは昔から、消化器障害の治療と、便秘と月経痛の緩和に用いていた。コリアンダーは、糖尿病、尿路感染症、皮膚のトラブル、肝疾患、その他の症状に伝統的に使った。クミンは、古代エジプトで消化の促進に用い、その後、心臓疾患、腫れ、嘔吐、慢性的な発熱にも効くとされた。サフランは、胃腸の問題を和らげるほか、目と耳のあらゆる病と歯痛に使用できた。ローマ人は、ワインにサフランを加えると、二日酔いの予防に効くと考えていた。

アジアの香辛料には「温める」作用があり、薬としての用途がそれぞれにあった。クローヴは、胃痛、下痢、たまったガスによる腹部膨張を解消し、特に歯の痛みへの麻酔になる。香りの強い桂皮とシナモンは、体内の循環を促すので、風邪、悪寒《おかん》、咳に用いた。こうした効用のため、今日でも冬の温かい飲みものに加えられている。シナモンは吐き気への対処にも使った。吐き気に効く植物といえば、生姜である。媚薬《びやく》でもあり、風邪と痰に効く活性作用もあった。やけどの消炎作用と治癒促進にも局所的に用いたほか、関節炎の炎症も抑えると考えられた。

ナツメグとメースは、消化器系と神経系に効果的で、歯痛や咳の苦痛を和らげた。黒胡椒は、排尿を促す力があり、発熱による悪寒に効くほか、ヘビや虫に嚙まれた傷を治し、死産した場合の陣痛促進にも用いられた。こうした黒胡椒の特性の多くは、ジュニパーと共通する（ただしジュニパーは堕胎薬としても使用した）。五世紀の『シリアの医術の書（Syriac Book of Medicines）』によると、胡椒は耳痛、歯痛、肺疾患、胸痛、便秘、下痢、ヘルニアその他に効き、体調全般について有効な薬とみなされていた。

こうしたあらゆる香辛料を用いて、飲む薬液が生まれた。薬液の飲料が後の時代に姿を変えて、リキュールや、カクテルのビターズになったのである。アジアのスパイスは、今日、「ベネディクティン」（フランスの歴史あるブランド。第三章参照）のリキュールや、「アンゴスチュラ」などのビターズに含まれている。ジュニパーの香りのジンには、キャラウェイとコリアンダーを合わせる例が多く、クミンとサフランを植物由来成分として加える製造元もいくつかある。サフランは、「ストレガ」や「フェルネット・ブランカ」といったイタリアのリキュールのほか、おそらく「ベネディクティン」と「シャルトリューズ・ジョーヌ」（フランスの修道院のリキュール。第三章参照）にも入っているだろう。

香辛料となる薬用の植物は、特定の病への効能[11]に加え、抗菌作用を備えていることが、現代科学により明らかになっている[12]。近年のある研究は、抗菌効果のある薬用植物であるクミン、コリアンダー、ガーリック、生姜、マスタード、ターメリック、黒胡椒、シナモン、クローヴ、ナツメグ、スターアニス（八角《はっかく》）について、現代医療での利用の検討を促している。アンジェリカ、キャラウェイ、ジュニパー、ローズマリー、セージ、ワームウッドも、細菌の増殖を抑えることが証明されている。薬草《ハーブ》と香辛料《スパイス》の抗菌作用は、それを成分とするビール、ワイン、食べものの劣化抑止に役立っていたのだ。

ただし、ガレノス医学においては、腐敗の防止

Cocktail Recipe 4

シンガポール・スリング
Singapore Sling

ジン……45ml
ベネディクティン……8ml
コアントロー……8ml
チェリー・ヒーリング（チェリーリキュール）……8ml
グレナデン……8ml
ライムジュース……30ml
パイナップルジュース……20ml
アンゴスチュラ・ビターズ ……二滴
ソーダ水……30 ～ 60ml

ソーダ水以外のすべての材料を、氷を詰めたシェイカーに入れる。シェイクしたら、氷の入ったハイボールグラスに注ぎ、ソーダで満たす。チェリー、カットしたパイナップル、ミントの葉を飾る。

は、「熱＋乾」の香辛料が、「冷＋湿」の肉と均衡を保っている結果だと考える。「熱＋乾」の塩が、「冷」の性質の肉、魚、果実にバランスをもたらす力を備えているため、腐敗を抑制できるのだ。香辛料は、食材に効く薬であった。

古代ローマの学者、大プリニウス（二三～七九）が著した『博物誌』は、貴重な書物である。古来よりアリストテレスらギリシア人が蓄積してきた知識をまとめた百科事典だ。天文学、地史、動物、農耕、鉱物、医薬などに関する記述があるが、ここで特に注目したいのは、植物と薬に関する部分である。プリニウスはワインについて、飲用と外用を対比して言及した。「ワインは、飲むと体内の各部位を温める性質があり、身体の表面に注ぐと冷却効果がある」。また、たびたび同じことを問われてうんざりしていた様子もうかがえる。「ワインが人々に有益なのか有害なのか、論じるのは難しく、これほど厄介《やっかい》で、詳しく述べたらきりがない問題はあるまい」と述べた。今日でも、うなずける見解である。

◆万能薬──テリアカとミトリダーテ

プリニウスによると、「自然の恵みを活かしたさまざまな治療薬は、一種類でも充分効果があるはずなのに、テリアカという複雑な調合薬は、無数の成分を組み合わせてできている。ミトリダーテという抗毒剤は、五十四種類もの成分を配合し、どれ一つとっても同じ分量ではなく、デナリウス貨幣（古代ローマの少額銀貨）の十六分の一の量と決められた成分まである。まったくもって、いったいどこの神々が、こんなばかげた調合を定めたのだろうか。たとえ人間の頭脳がいくら明晰でも、こんな配合を考えるのは無意味である。実のところ、調剤の妙技をひけらかして、偉そうに科学性を自慢しているとしか思えない[13]」

プリニウスは、テリアカとミトリダーテの調合について懐疑的なようだが、こうした薬は驚くほど長いあいだ使われた。こんな伝説がある。現代のトルコに位置する王国（ポントス王国）で、ミトリダテス六世（在位、紀元前一二〇〜紀元前六三）は、知り得るかぎりの抗毒剤を配合した薬を、毎日予防のために服用していた。王国が亡びる間際に（ローマとの戦争で敗北）、ミトリダテスは自殺を試みた。ところが、何ということか。どの毒も効かない。結局、死ぬには剣を用いるしかなかった。そのため、不死をもたらしたと考えられる万能の抗毒薬の調合が、「ミトリダティウム」「ミトリダーテ」として知られるようになったのだ。

その調合法がローマに伝わると、ガレノスや他の医師が改良を重ね、さらに成分を加えた。こうして、似たような万能の抗毒薬としてテリアカが[14]登場する。アヘンを追加したほか、ミトリダーテに含まれていたトカゲの代わりにクサリヘビを成分とした（ヘビは、自らの毒に対する抗毒成分をもつと考えられ、長年数々の治療に用いられた）。

このような薬の成分は、粉末にしてハチミツと混ぜ、ペースト状にした。そうすればワインに溶かしたり、錠剤のようにしたりして摂取でき、部分的な傷にも塗れる。薬の製造には一カ月かかり、最大限の効果を引き出すには、少なくとも十二年間寝かせるのが望ましい。

こうした薬は、ローマ時代から一八〇〇年代に至るまで、医療において一般的に使用された。先述の四体液説による治療法は、ヘビに噛まれた傷や刺傷のほか、多くの病気を網羅していた。しかし、テリアカとミトリダーテの治癒力は、毒ヘビや他の毒物への有効性にとどまらず、万能薬へと進化したため、さらに評判が高かった。テリアカとミトリダーテは、ぜんそく、マラリア、浮腫《ふしゅ》などあらゆる症状に適していて、一六〇〇年代のイングランドに蔓延《まんえん》した腺《せん》ペストの治療にも推奨された。蔓延の当時は、この万能薬を内服したり、患者の横痃《おうげん》（リンパ腺の腫大）に直接塗ったりする治療法を用いた。

昔のこのような薬は、べとべとした半固形ではあるが、今日わたしたちが飲んでいる薬草酒《ハーブリキュール》の前身にほかならない。ミトリダーテとテリアカの成分の多くは、今日、「イエーガーマイスター」や「シャルトリューズ」のような複雑な配合のリキュールに含まれるのである。紀元前八〇年頃、ギリシアの医師ゾピルスが調合したミトリダーテは、コストマリー（キク科の薬草）、乳香、白胡椒、シナモン、桂皮、サフラン、ミルラなどの材料から成る。西暦一世紀のミトリダーテの調合法は、アカシア、スイートフラッグ（ショウブ）、アヤメ、カルダモン、アニス、ゲンチアナ、パセリ、ルバーブ、生姜を加える。これらを組み合わせると、ちょうどカクテルのネグローニのような風味だったはずだ。

ガレノスの時代、ミトリダーテは四十一種類、テリアカは五十五種類の材料を用いたが、後世の医師がさらに成分を追加した（今日、「イエーガーマイスター」は五十六種、「シャルトリューズ」は百三十種の薬草成分を含む）。珍しくてエキゾチックな成分であればあるほど、薬剤師（医師とは別に、薬草の配合に携わる職業が、中世までに確立した）が請求する薬代は高くなる。一五〇〇年代の万能薬は、真珠、サンゴ、エメラルドなど二百五十種の成分を配合し、テリアカとミトリダーテも材料の一部として用いている。一六〇〇年代になると、テリアカは、従来の成分に、リコリス（甘草《かんぞう》）、ニガハッカ、月桂樹、ローズ、ラヴェンダー、ジュニパー、クローヴを加えて調合した。このあたりまでくると、苦味だけではなく、味が良さそうに聞こえる。また、成分として、何とミイラを粉にしたものが当時流行し、これを調合薬に混ぜ込んだ。

薬の信頼性を確立するため、薬剤師は薬瓶に商標をつけ、時には見事な装飾を施した。薬局の組合は、大規模な催しを開き、人々の目の前で多量のテリアカの調合を行い、製造過程の透明性を示しながら製品を宣伝した。最終的にできあがった薬は、要するに粉末を固めたねばねばしたもので、買い手は万能薬としての真偽を確かめようがなかっただろう。公開で薬を調合する催しは、とりわけイタリアで人気があり、テリアカのブランド名として「ヴェネツィアの糖蜜」が有名になった。現代の「クリネックス」同様、製品を代表する名称だった。
商標が付いていないミトリダーテを疑わしいと感じる、もっともな理由があった。当時の薬剤師の評判は、十分信頼に足るほどではなかったのだ。薬局に残っている劣化した薬を混ぜただけで、テリアカとすることもあった。そこで、役立たずの偽物と思われないように、薬剤師の団体は、管轄域内で承認する薬の正式な調合法を定め、確実に遵守《じゅんしゅ》するよう検査官を置いた。正式な薬の調合法を示した文書を「薬局《やっきょく》方《ほう》」と呼ぶ。その始まりは一四九八年のフィレンツェと考えられる。最初の『ロンドン薬局方』は、一六一八年の刊行だ。

テリアカは、一七〇〇年代半ばにまだ使われていたが、もはや先は長くはない。英国の医師ウィリアム・ヘバーデン（一七一〇〜一八〇一）がテリアカの歴史を研究し、一七四五年に『反テリアカ（Antitheriaka）』という論考を発表したところ反響を呼んだ。ヘバーデンはテリアカについて「見せかけだけで理不尽な薬の山」と述べた。これは、成分に効果がないからではなく、不要な含有物のせいで、成分間に不適切な相互作用が生じていたためである。ヘバーデンはミトリダーテとテリアカを『ロンドン薬局方』に掲載しないよう求め、一七四六年以降、削除された。それでも他の地域の薬局方には、一八〇〇年代末までそのまま残っていた。

テリアカとミトリダーテの系譜は、歴史の随所にうかがえ

Cocktail Recipe 5

スネークバイト
Snakebite

シードル（リンゴ酒）……230ml
ラガービール……230ml

パイントグラスにリンゴ酒を注ぎ入れ、ビールで満たす。

る。一六〇〇年代のヨーロッパには、複雑な配合の薬草の霊薬と信じられたものがあった。十八〜十九世紀のヨーロッパや米国では、万病に効く特許医薬品と謳《うた》う売薬を、怪しげな医者が調剤した。そして今日、万能薬に配合していた成分の一部は、苦味剤《ビターズ》という、オリジナルカクテルの味の決め手となるものに姿を変えたのである。

◆「あなたの健康にギネスを」

何世紀にもわたってビールを飲んでいる地域では、家族向きの健康的な一杯として、男性も女性も、そして子どもも、昼夜を問わずビールを消費してきた。衛生状態がよくなる前は、水の代替品となる安全な飲料だった。衛生の問題が解決してからも、一般に栄養豊富とみなされ、諸症状に効くと評判だった。

ギネスは一七五九年創業である。だが、アイルランド生まれの有名な黒ビールであるスタウトについて、ブランド初の広告が全国紙に載ったのは、後の一九二九年になってからだ。「ギネスの宣伝のために、初めて本広告を全国紙に掲載する」とある。ギネスの百五十年の歴史を賛辞とともに振り返りつつ、次のような見出しもつけて宣伝している。

あなたの健康にギネスを

・健康への寄与

ギネスは筋肉を強化する。ギネスは疲れた神経を癒す。ギネスは血液の質を高める。インフルエンザ等の病による衰弱後の強壮剤として、医師がギネスの有効性を認めている。ギネスは不眠症をおのずと癒す優れものである。

・栄養面での特性

ギネスは、非常に栄養価の高い飲料で、牛乳一杯分を上回るエネルギー（炭水化物）を摂取できる。倦怠《けんたい》感や疲労に効くのは、そのためでもある。

ほかにも「ギネスを一日一本」、「力仕事にギネス」などと謳った広告が続いた。一八〇〇年代末から一九〇〇年代初頭にかけて、ギネスは「栄養補給《ナリッシング・エクスポート》スタウト」を製造しており、これは「虚弱者用《インヴァリッド》スタウト」としても知られる。[15]ボトルで熟成させたビールであり、砂糖を少し加えることで、イーストが糖を栄養源にしてボトル内で炭酸ガスを発生させる。他のビールの製造元も、おそらくギネスからヒントを得たことで、高栄養の虚弱者用スタウトを製造するようになった。同様の熟成方法で、オート麦を加えたオートミール・スタウトと乳糖を加えたミルク・スタウトも製造された。一九〇〇年代初期、トロントにあるビール醸造所の広告には、「虚弱者用スタウトを授乳中のお母さんに」とあり、また、グラス

Cocktail Recipe 6

ブラック・ベルベット
Black Velvet

シャンパン……90ml
ギネス……90ml

シャンパンフルート（縦に細長いシャンパングラス）に中ほどまでシャンパンを注ぎ、ギネスで満たす。

を手にした老齢の男性が「少年に戻った気がする」と宣伝する。この醸造所の別の広告には、「誰にとっても飲みやすく健康的に楽しめる、胃腸虚弱でも安心なドリンク。ご家庭向けに最適な飲む食事、虚弱者用スタウトをぜひどうぞ」とある。

虚弱者の栄養補給用ではない通常のギネスについても、健康への効果が医師によって認められていた。術後の患者、妊婦、出産直後の女性たちは医師の処方に従いギネスを飲んでいた。鉄分が特に多く血液の改善につながると好評だったのだ。アイルランドでは伝統的に、献血を終えた人にギネスを一杯提供する習慣があり、これは二〇〇九年の終了まで続いていた。ギネスの親会社、ディアジオの代表者は、長年の伝統の終焉《しゅうえん》にあたり、こう述べた。「今日では、こうしたスタイルの献血は、適切ではないと考えた。ギネスは、商品を薬用として宣伝することをやめて久しい。引きつづきマーケティングに関する自主規制に則っていきたい」

近年、米国その他の国々で、マーケティングに関するかなり厳しい規制がしかれ、アルコール飲料について、身体によい、栄養がある、治療に役立つ、とする宣伝は許されない。たとえユーモアでも御法度《ごはっと》だ。欧州連合のテレビ広告の指針では、アルコール摂取を、身体能力の向上や、社会的成功、性的な成果に結びつけることを禁じている。広告によって「アルコールに癒し効果がある、覚醒《かくせい》作用や鎮静作用がある、アルコールが対人関係の問題を解消する術《すべ》になる、と主張してはならない」のだ。

第二章

錬金術と第五元素《クインテッセンス》

「命の水」を生み出す蒸留術

ワインやその搾《しぼ》りかすを蒸留すると、〝vinardent《ヴィナーデント》〟（燃えるワイン）、別名〝eau-de-vie《オードヴィー》〟（命の水）を抽出できる。これは、ワインのもっとも霊妙な要素である。当世の書物では、金の水、と称される。きわめて高度な方法で抽出するからだ。長寿をもたらすことができ、命の水と呼ぶにふさわしい。(1)

——アルナルドゥス・デ・ウィラノウァ

飲料としてのアルコールは実に味わい深いとはいえ、「命の水」の意味で〝eau-de-vie《オードヴィー》〟と呼ぶのは、いささか大げさ過ぎるだろう。だが調べてみると、ワインを蒸留して得たものは、かつてはその名のとおり命の水であった。森羅万象《しんらばんしょう》の活性エネルギーを目に見えるかたちに表出したものとみなされ、世の万病を癒す力が備わっているという。命の水は、まさに薬であり、それを得るためには、錬金術《れんきんじゅつ》の手法である蒸留を用いた。

蒸留とは、溶液中の成分を分離する方法である。沸点《ふってん》に達して蒸気が生じたら、蒸気中に含まれる成分を取り出す。基本的な蒸留装置《アランビック》、つまり単式蒸留器《ポットスチル》は、蓋つきの瓶のような形状で、蓋から外に伸びる管が取り付けられている。瓶にワインやビールを入れ、沸騰《ふっとう》し始めるまで加熱する。その温度を保ちつつ、生じた蒸気を、管を通じて別の瓶に集める。ビールやワインが含有するエチルアルコールは、水よりも沸点が低くて先に沸騰するから、蒸気のほとんどはアルコールである。蒸気の管が氷や冷水の水槽を通るようにして、集めた蒸気を冷却し、液体に戻すと、高濃度のアルコール液ができるのだ。もとの瓶に残るのは、アルコールより沸点が高いもの、つまり水と残滓《ざんし》である。

こうした方法で、ビールやワインに含まれる水とアルコールを分離する。蒸留は、他の成分を取り分ける手段にもなる。たとえばアリストテレス（紀元前三八四〜紀元前三二二）は、船乗りが海水を蒸留して真水に変える手法について、『気象論』にこう記した。「海水は蒸気になると塩分がなくなり、その蒸気を液化しても塩水には戻らない。わたしは実験によってこれを知った。同様の分離は何にでも当てはまる。ワインなど各種の液体は、蒸気にしてから液化すれば、含まれていた成分と水に分けられる。ワインや液体はいずれも、何らかの混合物を水分中に含んでおり、その成分の特性によって風味が決まる。この論題については、しかるべきときに再検討する」

後の歴史を通じて、アルコール以外の蒸留も行われ、蒸留した蒸気から得た液は、バラ水、ヨモギ水など、各成分を含む「水」と称された。バラを浸した水を蒸留器に入れ加熱すると、バラの香りの蒸気を抽出でき、花弁が残る。このように固形物を浸した液体の蒸留のほうが簡単であり、ワインやビールの蒸留のように、アルコールと水という二種類の液体に分離するほうが工夫を要する。ワインの蒸留の場合、蒸留器内の現象について、より深い理解と微妙な匙《さじ》加減が求められるのだ。

こうした蒸留は、成分の分離に役立つ技法として、長年にわたり蒸留器を改良しながら伝えられてきた。そのようなわけで、古来千年以上の蒸留の歴史をもつ人々が、その仕組みを用いてワインを蒸留し、命の水に変えることを思いついたのである。今日わたしたちが蒸留酒を楽しめるのは、蒸留を駆使した錬金術の歴史のおかげといえる（ワインを蒸留した酒といえばブランデーだが、この章は、広く命の水にまつわる蒸留の歴史を探る）。

◆錬金術の理論と方法

アレクサンドリアが建設された紀元前三〇〇年頃までに、古代エジプトの冶金《やきん》学者は、「かけあわせ(doubling)」と称してすでに金と銀の合金をつくり、金メッキの技術ももっていた。「かけあわせ」は、純度の低いものと混ぜて、金の総量が増えたようにみせる方法で、いわば二十四金から十金に純度を落とすのと同じである。金など貴金属が「増える」わけだが、魔術とはみなされず、実用的な技術だった。

歴史研究者によると、西洋の錬金術は西暦一〇〇〜三〇〇年のエジプトに遡る。ローマ帝国の属州だった時代である。現存する当時の史料が、錬金術の基本的な工程の多くを伝えている。具体的な作業としては、融合、熱処理、溶解、腐食、滲出《しんしゅつ》、結晶化、昇華《しょうか》、そして本書で重要な蒸留がある。この一連の方法はどれも、今日、ハイスクールの科学の授業で取り上げる基本的なもので(錬金術師の蒸留は教えないだろうけど)、再水和《すいわ》、乾燥、濾過《ろか》、煮沸《しゃふつ》も同様だ。

エジプト人が行った錬金術のこうした工程について、西暦三〇〇年頃、パノポリスのゾシモス(生没年不詳。三世紀末から四世紀初頭にかけて活動した最初期のギリシア人錬金術師)が記したギリシア語の文書がある。ゾシモスは、ユダヤ婦人マリアについても書き残した。西暦二〇〇年頃の女性らしいが、実在した人物なのか、単なる伝承か、定かではない。伝えられるところでは、マリアは錬金術師で、熱蒸気による金属処理を行うケロタキスという装置、およびトリビコスという蒸留装置を考案した。彼女が発明したとされるトリビコスとは、加熱用の瓶、蒸留した液を集める瓶、瓶の頭部、という三つの部分から成る蒸留器だったという。ちなみにもう一つ、調理の分野の発明にもその名を残していて、「マリアの湯おけ」といえば、緩《ゆる》やかな加熱に使う、湯煎《ゆせん》用の二重鍋《ダブルボイラー》のことだ。

マリアの考案以前の古い蒸留器には、この章の冒頭で述べたような蓋の部分や蒸気を集める管がついていなかった。単に瓶の上に、ボウルを逆さに置くか、羊毛の生地を広げただけだった。瓶の液体を沸騰させ、上のボウルに蒸気がいっぱいになったら、滴り落ちる液を集める。または、蒸気で湿った生地を絞れば、抽出液を集められる。こうした方法は、蒸留の機能はあるが、効率的ではなかったはずだ。

今日、単式蒸留器《ポットスチル》、つまり蒸留装置《アランビック》は、次の三つの部分で構成される。まず下に置いた加熱用の瓶、その上に蓋としてかぶせる丸いタマネギ形の頭部、そして、その頭部から横に伸びる管を通じて蒸気を集める容器だ。後の改良された蒸留器には、蒸気が通る管を水で冷却する装置が加わった。さらに進化すると、効率的に冷やして液化するために、らせん状にした管が冷水槽を通過するかたちになった。現代のコンデンサーに通じる発想である。とはいえ、こうした蒸留器は、もっぱら錬金術に用いる器具だった。

錬金術というと、卑金属《ベースメタル》の金への変成に注目が集まるが、これは錬金術のもつ幅広い思想的背景の、物理的な一面にすぎない。錬金術の狙いは、物質を浄化し純化して完全なかたちにすることなのである。たとえば、鉛は金に変わることで完全になるし、人間は病を治せば完璧になる。あまり知られていないが、錬金術の目的は、あらゆるものを、本来の性質へと純化させることであった。

物質の純化のために、錬金術師は不純なものと純粋なものを分離せねばならなかった。そこで、昇華や蒸留など化学の手法を繰り返し用いて、求める物質を取り分けようとする。つまり、鉱物を多く含む岩石を加熱して、金属だけを分離し抽出するのだ。植物ならば、精油《エッセンシャルオイル》を抽出し、残滓と分ける。

古代ギリシアでも他の文化でも、金は紛れもなく完璧な金属と考えられていた。金は錆《さ》びたり輝きを失ったりせず、体内に摂取しても害はなく、可鍛性《かたんせい》があり成形しやすい。しかも、全能の存在である太陽のごとく輝く色なのだ。また、金は、地中の下位の鉱物から生成されると考えられていた。巣のなかで卵が孵化《ふか》するように、地球の熱で金が生じるという。ある金属から次のものに進化し、段階を追って銀になる。そして最終的にもっとも純化が進んだ完全なかたちとして、金が錬成される。

こうした考えにもとづき錬金術師は、下位の物質から金を錬成するためには、地中で進行する自然の営みを、何らかの方法で加速して行えばよいと判断した。ある鉱物から他の鉱物への変容は、それを構成する最小単位まで分解してから、再度組み立てればできるはずだと考えた。いってみれば、レゴのブロックの海賊船をバラバラにして、消防車につくり変えるのと同じである。

何かを分解したうえで再構築できるという発想は、アリストテレスによる「形相《けいそう》（形）」と「質料（物質）」の論にもとづく。世界には、唯一の究極の物質が存在し、それがさまざまな形をとっているという説だ。銅と金は、物質としては同じで、形相が異なる。岩と家が、形は異なるがどちらも石でできているのと同じである。金属を基本の物質に戻すために、錬金術師は、腐食作用のある酢や尿など酸を加えた。そして腐食した金属を（おそらく蒸留器に入れて）地中の熱と同程度まで温めれば、その過程で物質が金に変化するはずだった。

だが当然ながら、いくら尿を加えても、変成は起こらない。錬金術師たちはその理由として、工程に何か欠けている部分があるのだと考えた。物質がとるべき形を示し「方向性」を与える、森羅万象を司る精気《スピリット》が足りないのだ。レゴのブロックセットの組立説明書みたいなもので、物質がどのような形に変わるべきかを示す青写真があったほうがいい。つまり、全世界の「活性化のエッセンス」となる、万物に宿るエネルギーとしての精気が必要なのだ。このエッセンスが、土、空気、火、水の四元素と並ぶ「第五元素《クインテッセンス》」と呼ばれた。〝quint（5）〟の〝essence（エッセンス、精髄）〟、つまり〝quintessence（クインテッセンス）〟と称する、まさに本質的な要素である。

その後、錬金術師は、すべての精髄であるクインテッセンス（第五元素）の、物理的な形相を、「賢者の石」と呼んだ。神話的な物質であり（石というよりは赤い粉末だと広く考えられていた）、原料にこれを加えれば、純化が進む、あるいは、小さな金片から多くの金を生み出せると信じられていた。化学の言葉でいうなら、賢者の石は触媒であり、化学反応を促進するものだ。

となると、無尽蔵《むじんぞう》の金にせよ万能の薬にせよ、それを生むために（ともかく理屈の上で）錬金術師がこぞって取り組むべきは、賢者の石をつくることだ。錬金術師による数々の複雑な技を経れば、できるはずだった。賢者の石の製法について、一七二五年の文献は次のように説く(2)。

水銀を、塩と一般の食用酢で浄化する。その水銀を、硫酸塩《りゅうさんえん》と硝酸《しょうさん》カリウムとともに昇華させ、腐食剤のなかで溶かしたら、それを再度昇華させ、熱処理を加えて凝固させる。その一部を食用油に入れ、この溶液を蒸留して、霊水《スピリチュアル・ウォーター》、空気、火に分離する。こうして蒸留で得た霊水のなかの水銀を凝固させる、つまり、水銀の溶液を再度蒸留して、水銀のもととなる精気《スピリット》を抽出するのである。そして、それを完全に腐敗させる。続いて、その水銀溶液の精気を高次の段階に錬成するために、無臭の白い硫黄《いおう》、すなわち塩化アンモニウムを加える。塩化アンモニウムと水銀溶液の精気を合わせて蒸留すると「智者の酢」と

Cocktail Recipe 7

ゴールドラッシュ
Gold Rush

バーボン……60ml
ハニーシロップ（同量のハチミツと水を合わせる）……30ml
レモンジュース……30ml

すべての材料を、氷で満たしたシェイカーに入れて、シェイクする。濾しながら氷を入れたロックグラスに注ぐ。レモンツイスト（らせん状にむいたレモンの皮を、ひねったもの）を飾る。

いう薬液になる。これを繰り返し変成させると、金とアンチモンのあいだで三度その姿が変換される。その後に、加熱して精錬する。こうしてできた温かい金を、最後にきわめて濃い酢剤に浸して腐敗させる。すると、酢剤の表面に、オリエントの真珠のごとく輝き、燃える大地の赤色をした粉末が浮かびあがる。以上が、大いなる仕事の最初の工程である。

このとおりの手順で正しく仕事を成し遂げないかぎり、賢者の石はうまく機能しない。興ざめを承知でいえば、結局のところ、鉱物という形あるものから、クインテッセンスを分離できた者はいない。残念だが、前ページのレシピ（Cocktail Recipe 7）をご覧いただいて、森羅万象に宿る活性化エッセンスを氷に注ぎ、一獲千金《いっかくせんきん》を夢見て一杯やるとしよう。

◆中国とインドの錬金術

中国の錬金術師、劉安《りゅうあん》（紀元前一七九〜紀元前一二二。前漢初代皇帝・劉邦の孫。学術に通じ書物を編纂）は、紀元前一二二年頃にこう記している。「金は、土のなかでゆっくりと段階を経て生成され、森羅万象の根底にある無形の原理によって錬成される。ある形から次の形へと姿を変え、やがて銀になり、銀から金になる」

ギリシア人の考えかたと、驚くほど似ているが、中国とギリシアの錬金術について、一方が他方に由来するのか、あるいは双方に共通の起源があるのか、明らかではない。今のところ歴史研究者は、類似のことが離れた地で並行して行われていたのだろうと考える。

金の装飾を身につけ、金の食器や杯を用い、さらに食用にまでするのは、金の恩恵にあずかりたいからだ。金のような、永遠に純正な完全性を求めている。中国の錬金術師は、西洋同様に金の錬成に関心を傾けたが、その目的は異なった。錬金術で得られる霊薬により、長寿を叶えるのみならず、永遠の命を実現しようとしたのである。

紀元二世紀の書物『周易参同契《しゅうえきさんどうけい》』（不死の霊薬をつくろうとする錬丹術について書かれた書物）には次のようにある。

> かの胡麻《ごま》という薬用植物が長生きに効くとしても、やはり金の霊薬を試さないでいられようか。
> もとより金は、腐敗したり朽ち果てたりしない。
> ゆえに、万物のなかでも至高の存在である。
> （錬金術師が）食養生に金を取り入れれば、その命は末永く続くものとなる。

この伝説の霊薬は、錬金術による金（錬金術の装置により医術のために生成した金）やその他の物質で、つくり出せるはずだった。こうした霊薬は、西洋の賢者の石と同様に、完全な存在への変容を促す触媒だが、中国では医術のために用いた。ほかにも長寿を促す霊薬があり、水銀、硫黄、ヒ素を調合したもので、いずれも西洋の錬金術でも一般的な物質である。実際には、永遠の命を得るというより、不老不死薬による中毒で命を落とした中国皇帝が少なくなかったようだ。

インドについては、中国とのあいだに何世紀にもわたって交流の歴史がある。アレクサンドロス大王による紀元前三二五年のインド侵攻のように、インドはギリシアともつながりがあった。しかし、インドの錬金術が、外からもたらされたのか独自のものか、やはり定かではない。インドでは、不死についてはそれほど重視されなかった。錬金術の主眼は、金属の変成、金属と植物の双方に由来する霊薬、および長寿の実現だった。特に注目されたのが、水銀と鉱物由来の霊薬で、それによる超越した力で、飛んだり建物を打ち壊したりできるという。

近年の考古学研究によると、西洋より古くから、中国とインドでアルコールが蒸留されていた証拠がある。西洋では、西暦一〇〇〇年以前にはアルコール蒸留の痕跡として見るべきものはない。一方、インドでは、コメ、ヤシの樹液、サトウキビなどの蒸留を、紀元前一五〇～西暦三五〇年かそれ以前から行っていたと歴史研究者は考える。現代のパキスタンで出土した陶器片は、接合すると蒸留器となり、今も村で使われる蒸留の道具とよく似ている。また、文献史料に「ゾウの頭部」を意味する言葉があり、それと似た形状のインド式の蒸留器について述べた表現だとわかる。加えて中国の西暦八〇〇年代の文献からは、ブドウ酒が蒸留されていた可能性が読みとれる。だが、こうした東洋の蒸留が、錬金術や医術のなかで実際にどう位置づけられるのか、今のところはっきりしていない。

◆イスラーム黄金時代

ギリシア・ローマの錬金術は、イスラーム勢力が支配を拡大する時代にも存続した。西暦四七六年の西ローマ帝国の崩壊から、中世盛期の西暦一一〇〇年頃にかけて、錬金術の中心は東へ移った。イスラーム黄金時代（七五〇～一二五八）（アッバース朝が栄えた時代）は、今日のイラクのバグダードを都として以来五百年にわたり、モンゴルによるこの街の制圧まで続いた。イスラーム教に従うアラブの諸王朝の支配は、エジプト、シリア、ペルシア（イラン）、北アフリカの一部と、スペイン南部に及んだ。

イスラーム黄金時代で特筆すべきは、バグダードの「知恵の館」である。知性の中心地として、アッバース朝のカリフの指示を受けた学者たちが、知られるかぎりあらゆる書物をアラビア語に翻訳した。西のギリシア・ローマの著作も、東のペルシア、中国、インドの文献もあった。

黄金時代がやがて終焉《しゅうえん》すると、イスラーム帝国周辺の地域で、こうしたアラビア語の書物が今度はラテン語に翻訳されるようになる。そのため、イスラーム黄金時代は、「知識の懸け橋」として、古代ギリシア・ローマの知恵を後の中世ヨーロッパに引き継いだといわれる。だがそれだけではなく、アラブ人の学問への貢献は実に意義深い。その偉大な業績は、代数、アルゴリズム、幾何学、三角法、非常に正確な星図を含む天文学のほか、水時計、噴水、自動人形など機械学、輪作農業、接《つ》ぎ木《き》栽培、肥料、害虫駆除など農法、光学と視覚、鉱物学、薬理学と多岐にわたる。

学者のアル＝キンディー（八〇一〜八七三）（幅広い分野の書物をアラビア語に訳したほか、多くの著作がある）は、錬金術については、ただの金儲けの方策とみていたが、蒸留器は大いに活用した。著書『香水と蒸留の秘術（The Alchemy of Perfume and Distillation）』には、百を超える香水の調合法がある。ローズマリーやバラなど香りのよい材料を、水に漬け、時には酢に浸して蒸留させる方法だった。その一つについて、次のような言葉もある。「このような方法によって、水鉢を用いてワインも蒸留できる。ワインを蒸留した液の色は、バラ水と同様である」[3]

アル＝キンディーがワインを蒸留したとわかるが、アルコールの沸点までではなく、ワインがなくなるまで加熱を続けた可能性がある。その場合、どのような植物を加えたにせよ、香りは抽出できる。だが、蒸留で得た液のアルコール度は高くならない。蒸留を始めて最初に分離できるもの（ほぼすべてアルコール）と、さらに加熱を続けた段階のもの（ただの水蒸気）の分別を、アル＝キンディーは行わなかったと推測できる。こうしてみると、アル＝キンディーや同時代の人々は、ワインの蒸留は行ったが、分離によるアルコールの濃縮の効果に特別な関心を向けていたわけではなさそうだ（別の見解として、この時代の蒸留器のおかげで、続く時代の酒類の蒸留があると考える歴史研究者もいる）。

そもそもアル＝キンディーらがワインを用いていたとすると、イスラーム法のもとでのアルコール摂取はどうなっていたのか、疑問がわく。どうやらイスラーム黄金時代の当初は、戒律に従うムスリムであってもワインを飲み、それを隠し立てせずに話していたようだ。コーランは飲酒を禁じたが、すべてのアルコールが対象なのか、ブドウやナツメヤシのワインだけなのか、古くから議論されてきた。酩酊《めいてい》状態を禁じたのであり、必ずしも飲酒の禁止ではないとの論もあった。

この時代のアラブの詩人としてとりわけ重要なアブー・ヌワース（七五六～八一四）は、大酒を飲むことを詠《うた》った。ギリシアの恋愛詩のように異性・同性との色事や、少年との戯れについても綴った。そして何度も牢屋送りになった。アブー・ヌワースは、『千夜一夜物語』（古来の説話を八〇〇年以降に編纂した版）にも作中の人物として登場する。アブー・ヌワースがワインを詠った韻文《いんぶん》を、以下に挙げよう。

酒を拒むべきか。神が拒まぬのに。
　われらのカリフが愛飲しているのに。
至高のワイン、まばゆく輝き
　かの太陽の光にも匹敵する。
この世で天国を知ることはなくとも
　なおも楽園の酒、ここにあり。

イスラーム黄金時代、医学派としては、やはりヒポクラテスとガレノスが主流で、四体液の理論が中心だった。振り返れば、こうしたギリシアの先達は、治療に多くのワインを使っていた。つまり、イスラームが勢力を拡大した時代の医師も、ワインによる医術を継承していたのであり、宗教に配慮しながらもそれを論じた。『千夜一夜物語』では、作中人物が、ワインについて罪深いが効果も高いと述べ、次のようにいう。

ワインは、腎臓の結石や結砂《けっさ》を取り除き、内臓を丈夫にし、心配事を払拭《ふっしょく》し、心を寛容にし、健康と食物消化を支え、身体を整えてくれます。関節の病を退け、悪い体液を浄め、快活さをもたらし心を晴れやかにして、適切な体温を保てるようにするのです。さらには膀胱《ぼうこう》の働きを促し、肝臓を丈夫にし、閉塞症《へいそく》があれば癒して、血色をよくし、頭から邪念を追い払い、白髪になるのを遅らせます。つまり、アッラー（アッラーに誉《ほま》れと栄光あれ！）が禁じなかったわけではないとしても、この世にワインに匹敵するものは、ほかに存在しないのです。(4)

いいかえれば、禁止しないほうが、その有用性がきわめて高い。モーシェ・マイモーン（一一三五〜一二〇四）は、医師で哲学者のユダヤ人だが、スペインやエジプトのイスラーム社会に暮らし、同じく有用性を語っている。「医師のあいだで知られているとおり、とりわけ栄養豊富な飲食物は、イスラーム教が禁じているもの、すなわちワインである」。モーシェ・マイモーンは、ワインの湿布を貼ると、狂犬病の犬に嚙《か》まれた傷に効くと勧めた。クモの咬傷《こうしょう》にはワインとアスパラガスを加熱して用い、粉末にしたエメラルドを加えてもよいという。ワインの薬効を認めていたようで、「やむをえず禁酒せねばならない人は、アニスを煎《せん》じて薬として飲むべきだ」とも述べた。

イスラームの錬金術師のジャービル・イブン・ハイヤーン（七二一〜八一五）は、数々の書物の著者としてその名を知られている。だが、多くはジャービルの名を冠した他の著者の文書のようである。ことによるとジャービルは実在の人物ではなく、当時の科学者集団の総称といえるかもしれない。ジャービルは、ガレノスによる血液、黄胆汁《おうたんじゅう》、黒《こく》胆汁、粘液の四体液の均衡を求める考えを取り入れ、金属にも「特性」（冷、熱、乾、湿）がある、という概念を生んだ。健康な身体を育《はぐく》むために四体液の均衡を保つのと同様に、完璧に純化した金属を生むには、金属の四特性のバランスをとればよい。そのために錬金術師が活用する「薬剤」が「霊薬《エリクサー》」だった。中国の錬金術師同様、ジャービルの名による文献は、富としての金の生成よりも、医術としての錬金術の活用を重視したようだ。

イスラーム黄金時代には、アル＝ラーズィーやイブン・スィーナーのような、影響力のある科学者もいた。ペルシアの医師アル＝ラーズィー（八六四～九二五）は、『ガレノスへの疑問（Doubts about Galen）』という書を刊行し、自ら実験を行って、当時主流だった医学理論を批判した。また、『秘術の奥義の書（The Book of the Secret of Secrets）』では、実験装置と、蒸留を試みた具体的な方法について述べた（ジャービルの理論上の錬金術とは対照的である）。アル＝ラーズィーによる医術の書は、鉱物由来の薬について言及している。

イブン・スィーナー（後のラテン語名はアヴィセンナ。九八〇～一〇三七）は、多大な影響を及ぼした医師で、その著作は繰り返し刊行され、ヨーロッパの医学校で一七〇〇年に至るまで使われた。イブン・スィーナーによる研究は、それまで神の御《み》業《わざ》であり治療できないとされた精神疾患も含む。また、水蒸気蒸留（水蒸気を吹き込んで蒸留し、沸点の高い物質を抽出しやすくする）の技法で精油をつくり芳香療法《アロマセラピー》に用いた。

イブン・スィーナーの著書『医学典範』は、ヒポクラテスとガレノスの医学理論を踏襲しつつ、さらに補完している。イブン・スィーナーは、身体によい浄化された水を得る最善策は、水の蒸留であると勧めた。またワインを、薬効も栄養もあるとして推奨した。「ワインは身体の各部位に、実に容易に食物を行きわたらせる。粘液を分解して、その生成を防ぎ、黄胆汁を尿として排出させる。黒胆汁を除去し、その影響を抑える。濃縮物が体内に蓄積している場合、特別な処置で熱を与えて放出させなくても、ワインによって解消できる(5)」

泥酔は勧めなかったが、イブン・スィーナーは、アルコールの麻酔薬としての意義を認め、「苦痛をともなう内臓の治療を受けるために、深酔いの状態になる必要がある」という。嘔吐《おうと》を催す吐剤としての使いかたも、合わせて助言している。「少量の酒を使って吐こうとしても、あまり効きめがないなら、もっと多く飲むべきである」。迎え酒みたいなものか。

イブン・スィーナーの『医学典範』の処方は、十三世紀のシリアの有名な料理本『風味と香辛料(Scents and Flavors)』にも受け継がれた。この料理本では飲料を扱った章に、でんぷんを発酵させたスープが掲載されている。食べものでもあり飲みものでもあるが、酔うわけではなさそうだ。そのような汁物に加える材料として、発酵させた果実のビールのレシピもある。

ほかにも、この料理本には、主成分の果実に香料や薬効成分を加えた飲料がある。その一つが、「吐き気の治療のために」と題した調合法だ。レモン、ザクロ、酸味のあるブドウの果汁に、バラ水、タマリンド、ワインヴィネガー、マルメロ、ミント、香辛料、およびアガーウッド(香木の一つである沈香《じんこう》)を加えるという。

この『風味と香辛料』の最終章には、蒸留と香水に関する部分がある。蒸留はいずれもワインではなく水で行い、加えるものとしては、バラ、アガーウッド、白檀《びゃくだん》、カーネーション、シナモン、そしてバジルとキュウリの混合物などがある。蒸留した液体は、香料として食品、手指、衣服に用い、口臭予防ミントの役割も果たした。

こうしてみると、イスラーム黄金時代のアラブ人は、アルコールを主に用いて蒸留を行ったわけではなさそうだ。〝alcohol（アルコール）〟という言葉は、アラビア語の〝kohl（コホル）〟、すなわちアイライナーとして化粧に使った硫化《りゅうか》アンチモンに由来する。この〝kohl〟の前に冠詞の〝al-〟がついて、〝alcohol〟だが、今ではもとの意味はない。アルコールという語は、最初は目の化粧に使う粉を示し、後に「粉砕し、蒸留し、昇華させることにより、濃縮した成分」を意味するようになったのである。

ノース・ダコタ州立大学の化学教授、セス・ラスミュセンの著書『アクア・ヴィタエを求めて（The Quest for Aqua Vitae）』によると、十六世紀、ワインを蒸留したものを〝alcool vini〟と呼び、「ブドウのアルコール」、もしくは「ブドウの霊妙な部分」という意味だった。その後〝vini（ブドウの）〟が省略され、やがて〝alcohol〟といえば、「霊妙な蒸留液の精気（spirit）」や「精気を蒸留した霊液（spirit）」を意味するようになったのだ（そして今日、spirits スピリッツといえば蒸留酒のことであり、言葉としては、精霊、魂という意味の spirit と同じである）。

◆「命の水《アクア・ヴィタエ》」

イスラームの黄金時代は、西暦一〇〇〇年以降は衰えをみせ、その勢力は西側の版図《はんと》を失って東方の地域に限定された。一方、ヨーロッパでは、古代のローマ帝国に代わって、ローマ・カトリック教会が、支配的な勢力として組織化される。それまでムスリムのアラブ人が支配していたイタリア南部やスペインの一部では、古代ギリシアの知識を扱ったアラビア語文献を、学者がラテン語に翻訳するようになった（原語であるギリシア語の文献があれば、それもラテン語にした）。このようにしてキリスト教世界の科学者は、古代の錬金術の書物が伝える内容を、当時の宗教に則った知識と融合させた。

一二〇〇年代初頭のキリスト教世界で、錬金術と医術に関する主要な著作を残した人物を挙げておこう。ドミニコ会のアルベルトゥス・マグヌス（一二〇〇～八〇）（ドイツのケルンの神学者で、聖人とされる）、その弟子であるトマス・アクィナス（一二二五～七四）（『神学大全』などを著したスコラ学の代表的神学者）、フランシスコ会のロジャー・ベーコン（一二二〇～九二）（司祭でありながら、イスラームからも多くを学んだ学者）が知られている。続いて一三〇〇年代には、カタルーニャのアルナルドゥス・デ・ウィラノウァ（一二四〇頃～一三一一頃）（錬金術に通じた医師で、リキュールの祖ともいわれる）、フランシスコ会のルペシッサのヨハネス（一三一〇頃～一三六〇年代）（フランスの神学者、錬金術師）、あらゆる分野に通じていたラモン・リュイ（一二三二頃～一三一五）（カトリックの伝道を行いつつ、イスラームの影響を受け、双方の橋渡し役となった）の著述がある。ただし、リュイについては、その死後、他の著者の書物もリュイに帰せられた。

こうした学者たちは、先述のクインテッセンス（第五元素）の組成について新たな見識を育んでいった。それとともに、十三～十四世紀を通じて自らの考えを発展させながら、医術としての錬金術の素地をつくった。その著作のなかには、金が、癩《らい》菌に冒されたものが鉛であり、賢者の石でもとに戻る、との見解もあった。同様に人間も、錬金術による何らかの医術によって治療できるはずだと考えた。

南イタリアのサレルノに九世紀か十世紀に創設されたサレルノ医学校は、最古の医科の教育機関とされる。この医学校は、サレルノにあるベネディクト会の修道院とその図書館との結びつきが深い。今日の大学には及ばないが、師と弟子の集《つど》う学問の中心地と呼ぶには十分であった。この地で、コンスタンティヌス・アフリカヌス（一〇二〇頃～八七）（チュニジア出身の医師）らの学者が、古代ギリシアの医学理論に関するアラビア語写本を、ラテン語に翻訳した。そうした書物が伝えるギリシアの知識が、サレルノからヨーロッパに広まった。

サレルノ医学校は、手術方法を進歩させて書物も刊行したため、一二〇〇年代までにはその名が知れわたった。医師向けの参考書として、患者に対する行為規範を示した書もあった。医学校は、十二世紀の医師、サレルノのトロトゥーラ（十一～十二世紀の女性医師といわれている）の著作も刊行した。『トロトゥーラの書（Trotula）』と呼ばれる一連の文献であり、女性特有の症状に関する医療を扱っている。『トロトゥーラの書』には、ワイン（蒸留していない、通常の醸造酒としてのワイン）に薬草を漬け込んで用いる調合法が多く紹介されている。次のような助言もある。「顔の赤みを解消するには、アシの茂みにいる種々の色のヒルを用いる。だが、その前に、ヒルに吸わせる部分をワインで洗浄する。通常、鼻の周囲と両耳にヒルを吸着する」

ちなみに、医療の分野において女性の仕事は限られていたが、分娩《ぶんべん》に携わる助産師や、時には薬剤師となった女性がいた。[6] 怪我の治療なども行う理容外科医（barber-surgeon）となった例もある。しかし、こうした職業の組合《ギルド》が正式に結成されると、女性の参加はたびたび拒否された。患者への治療行為の認可について、組合が独占的な地位を占めており、女性を医療の業務から締め出したのだ。そうしたなか、「女性特有の症状」の治療に必要な知識を、現場ではなく書物のかたちで伝えようとする者もいた。一六〇九年に当初フランスで刊行された『不妊、流産、受胎能力、分娩、および、女性と新生児の病に関する所見(Several Observations on Sterility, Miscarriage, Fertility, Childbirth and Illnesses of Women and Newborn Infants)』は、フランス王室の助産師ルイーズ・ブルジョワの著書であり、『トロトゥーラの書』と同様に、出産に関する医療的な課題について、信頼できる書物となった。

サレルノ医学校に話を戻そう。ワインを蒸留して eau-de-vie《オードヴィー》（命の水）にする医師たちが、ここで（ようやく！）登場する。サレルノの医師は、蒸留したワインに特有の性質にも気づいていた。マギステル・サレルノス（推定一一六七年没）と呼ばれる人物は、蒸留の方法と得られる液体の性質を、次のように述べた。

「ひょうたん型の瓶に、赤（または白）ワインを一ポンド（約四百五十四グラム）、粉末の塩を一ポンド、自然硫黄を四オンス（約百十四グラム）、ワインの酒石《しゅせき》（ワインの成分が沈殿して結晶化したもの）を四オンス入れる。それを蒸留して、生じた液体を集める。この液体は、それに浸した布が自然に燃えることがある」[7]

この技術的に進歩した蒸留技法を、サレルノの医師が発見したのか、アラビア語文献の翻訳から習得したのか、明らかではない。この手順にあるように塩を加えれば、ワインに含まれる水分が蒸留器の瓶内にとどまりやすくなり、アルコールだけが蒸気となって運ばれるのだ。この優れた方法をいかにして知ったにせよ、アルコールと水の沸点の違いを意識していなかった時代に、高性能とはいえない蒸留器をうまく活用するコツを心得ていたのである。何はともあれ、蒸留の産物である透明の液体は、水に見えるが、凝縮されたワインのアルコール分にほかならない。水のような液体なのに、引火する。これはすごいことだ。

この液体は「アクア・アルデンス（aqua ardens）」（燃える水、火の水）、もしくは「アクア・フラメンス（aqua flamens）」（炎を上げる水）と呼ばれた。これを今日に伝える名称が、「アグアルディエンテ（aguardientes）というスペイン語だ。「燃える水」を意味し、主にラテンアメリカと南米大陸の蒸留酒のことである。

蒸留の技法が改良されるにつれて、蒸留したワインのアルコール含有量は多くなる。蒸留した酒を、さらに繰り返し蒸留すると、きわめて高い濃度になる。蒸留で凝縮された液体は、「燃える水」を超えて「命の水＝アクア・ヴィタエ（aqua vitae）」と呼ばれた。この語を今に受け継ぐ名称が、「アクアヴィット（aquavit）」（北欧の蒸留酒）、「オードヴィー（eau-de-vie）」（フランス語）（フランスでは通常、熟成前のブランデーのことを「オードヴィー」と呼ぶ）、「ウイスキー（whiskey）」（スコットランド・ゲール語のウシュクベーハー〈uisge beatha〉、すなわち命の水に由来）である。また、スラヴ語で「水」に指小辞《ししょうじ》（「小さい」「かわいい」という意味をもたせる接尾辞）を付けた言葉である「ウオッカ（vodka）」にも通じるだろう。

そのほかに、現存する十三世紀の文献も、蒸留の手順を記すとともに、何らかの薬として服用したアルコールについて言及している。一二八〇年頃、イタリアのタッデオ・アルデロッティ（一二一〇頃〜九五）（ボローニャ大学の医学者）は、ワインの蒸留を四回繰り返して医療に用いると述べた。傷の消毒、歯痛の治療、視力の改善、および難聴、てんかん、うつ病の治療に使うよう勧めている。タッデオ・アルデロッティは蒸留器のデザインを改良したほか、ワインを繰り返し十回蒸留して、その液体（推定で純度九十パーセント以上のアルコール）を「この上なく完璧」と讃えた。「あらゆる薬の母であり女王として、計りしれない光輝に満ちた」命の水《アクア・ヴィタエ》、と呼んだのだ。

また、スペイン生まれの医師で錬金術師のアルナルドゥス・デ・ウィラノウァは、アルナウ・ダ・ビラノバとも表記され（他の表記法もある）、当時の名医として教皇や王を治療した。執筆も数多く、『ワインの書（Liber de Vinis）』はワインを主成分とする薬剤に関する文献として、十四世紀以降長いあいだベストセラーであった。アルナルドゥス・デ・ウィラノウァは、フランスのモンペリエ大学で医学を教えた。サレルノ医学校と同様に古くから名を轟《とどろ》かせた教育機関だ。アルナルドゥスのおかげで、フランスからサレルノに蒸留器が伝わったとの見かたがあるのに加え、蒸留で生じた気体の液化装置《コンデンサー》に用いる、らせん状の管のかたちを考案したのはアルナルドゥスだともいわれる。ただし、本人が直接影響を及ぼしていない事柄や執筆していない著作を、その死後にアルナルドゥスに帰

Cocktail Recipe 8

プレズビテリアン
Presbyterian

ブレンデッドスコッチウイスキー……60ml
ジンジャーエール……60ml
ソーダ水……60ml
アンゴスチュラ・ビターズ……二滴

氷の入ったハイボールグラスにすべての材料を入れて、レモンツイストを飾る。

した例も少なくない。

アルナルドゥスと考えられる著者によると、蒸留したワインである「ワイン水（aqua vini）」は、時に「金の水」、「命の水《アクア・ヴィタエ》」とも呼ばれた。「その名称は、実にふさわしい。まさに不死をもたらす水だからだ。長寿を叶え、病を引き起こす体液を除去し、心に活気を与え、若さを保てる」

蒸留したワインが活性化の力をもつだけではなく、薬にもなることをアルナルドゥスは理解しており、傷の洗浄に有効だと指摘する。また、ワインの蒸留は、液体内に配合したものの成分を抽出する効果があると述べた。蒸留したワインは「あらゆる風味や匂い、その他の性質を帯びる」と記し、抽出した成分の薬効が備わったワインの活用を勧めた。たとえば、ワインに生姜《しょうが》とシナモン樹皮を入れて蒸留したものを、四肢の麻痺の治療や、女性の「肌を白くきめ細かく、顔色をよくする」ために使うとよいという。

　現代の科学が示すとおり、わたしたちが好む飲料に含まれるエチルアルコール、すなわちエタノールの性質には、正反対の特徴がある。水に溶ける砂糖や塩のような、親水性化合物を溶解する極性を備え、その一方で、水と混ざらない油や脂肪のような、疎水《そすい》性化合物を溶解する無極性も備わっているのだ。つまりアルコールは、溶剤としてほぼ万能である。そのため、薬草を用いた療法では、樹液や精油成分など有効な化合物を植物から抽出するため、溶媒《ようばい》として一般的にアルコールを用いる。

　エタノールの性質がよくわかる現象として、アブサン（ワームウッドやアニスの成分を含む。第五章参照）を水で割ると乳白色になる「自然乳化（ウーゾ効果）」がある。ボトル内のアブサンは透明で、ワームウッド（ニガヨモギ）とアニスの精油がエタノールの分子と結合している。しかし、油と混ざらない水をアブサンに加えると、溶液内に油滴が生成され（「自発的に」乳濁液が生じ）、そのため白っぽい色になるのだ。ジンも、特に精油成分が多い場合、水を混ぜると自然乳化することがある。

◆万物に宿る精気

錬金術師は、何でも蒸留器に入れてみた。ワイン、乳、卵、尿、血液、チーズ、毛髪、植物、動物、固形物、液体、あらゆるものである。「何が起こるか確かめる」試みであるとともに、クインテッセンスを抽出することが狙いでもあった。ルペシッサのヨハネスが『万物の第五精髄について（A Study of the Fifth Essence of Everything）』（一三五一頃）に記したように、蒸留によって何らかの物質のクインテッセンス（先述のように、万物の本質的要素のこと）を抽出できれば、それを用いて別の物質を完全なかたちにできるはずだ。これは、理論上、金属にも医薬にも当てはまる。すなわち、金属を完全化すると金になり、薬で人を完璧にすれば健康でいられる、というわけだ。

アクア・ヴィタエ（命の水）自体が、クインテッセンスだと考える学者もいた。だが、実験してわかったとおり、アクア・ヴィタエから無尽蔵の金や天上の命の普遍性は生じない。そのため、アクア・ヴィタエは、クインテッセンスに不純物が混ざったもので、俗世の要素がこびりついたままなのだと考えた。だから蒸留で分離するのだが、純粋な精髄を蒸留する術《すべ》は、一つとはかぎらない。クインテッセンスは、物質にかたちを与える普遍的なエネルギーとして森羅万象に備わっており、ルペシッサのヨハネスが述べたように、ワインに限らず、どんなものからもクインテッセンスを抽出できるからだ。

こうしたわけで、血液、卵、乳など、いずれかを正しい方法で、十分な回数繰り返して蒸留すれば、クインテッセンスを抽出できるはずだった。命の源である血液を蒸留したクインテッセンスは、永遠の若さの源となるに違いない。先述のアルナルドゥス・デ・ウィラノウァも、血液を用いたいくつかの処方を残しており、たとえば、末期の患者に「蒸留した血液の炎」を投与するとある。

また、錬金術師がすぐ取りかかれる方法としては、ワインのクインテッセンス（つまり蒸留したワイン）を用いて、植物の本質的成分のクインテッセンスを抽出することが挙げられる。アルコールにシナモン、ワームウッド、ジュニパーといった植物を漬け込むと、その香りと風味を引き出せるうえ、植物の薬効も保たれる。さらに、クインテッセンスを含むアクア・ヴィタエの力を高めるために、ルペシッサのヨハネスが考えた方法がある。温めた金箔《きんぱく》をアクア・ヴィタエに焼き入れて冷まし、「飲める金」とするのだ。これは中国の霊薬に似ている（中国の錬丹術では、黄金の液を飲むという）。

こうした完全なる薬液と完全なる金属を組み合わせる発想に、長い歴史があるのは間違いない。何しろ今でも、金粉を施した蒸留酒が店頭に並ぶ。古くは、一三〇〇年頃にアルナルドゥス・デ・ウィラノウァが、金を加えたアルコールで教皇を癒したと伝えられる。一五〇〇年代前半には、この後で詳しく触れるパラケルススという人物が、金で効果を高めた薬用蒸留酒なるものを推奨した。また、「ダンツィヒ・ゴールドワッサー」（「グダニスクの金の水」という意味）（ダンツィヒは、ポーランドの都市グダニスクのドイツ語名）という名のリキュールがあり、製造元のホームページによると、起源は一六〇六年に遡る。このリキュールがもともと薬用であったか明記されてはいないが、そう考えるのが理にかなっているだろう。

ゴールドワッサーは、シナモンとアニスで香りをつけた薬草のリキュールで、ボトル内に金箔が浮いている。オランダ人（一説によると錬金術師）のアンブロジャン・フェルメラン（オランダからグダニスクに移住した）が考案したところ、王族のあいだで評判になったようで、ロシア皇帝ピョートル一世（一六七二～一七二五）も飲用したらしい。そのほかにも、シナモン風味の金粉入りリキュールとして、「ゴールドシュレガー」（スイスで製造。「金箔職人」を意味する）がある。ボルス（オランダの酒造メーカー）の「バレリーナ・ボトル」入りのリキュールも同様で、ボトルの下部が、回転するバレリーナのオルゴールになった、コレクターズ・アイテムである。

かつて薬用リキュールとして誕生したものの多くが、現代のカクテルへと姿を変えていったが、金粉入りのリキュールは、要するに物珍しさだった。有名なところでは、金粉の浮かぶゴールデン・スリッパーのレシピが、古くからたびたびカクテル・ブックで紹介された。ハリー・ジョンソンの『革新的バーテンダー・マニュアル（New and Improved Bartender's Manual）』（一八八二）、ジョージ・カプラーの『現代アメリカの酒（Modern American Drinks）』（一八九五）、ハリー・クラドックの『サヴォイ・カクテルブック』（一九三〇）（邦訳は復刻版で、現代のレシピも追加されている。書誌情報は巻末の参考図書に記載）などである。ゴールデン・スリッパーをつくってみるなら（運よくゴールドワッサーが手に入ればだが）、小さめのリキュールグラスにシャルトリューズ・ジョーヌを一オンス注ぎ、卵黄一個を落とし、その上にゴールドワッサー一オンスを重ねる。お試しあれ！

◆『蒸留技法の基礎教本』

ドイツでヨハネス・グーテンベルクが印刷機を考案したのは、一四四〇年頃である。最初期に印刷された書物のなかで、歴史書や宗教書以外に好評だったのは、さまざまな分野の情報を掲載した、いわゆるハウツー本だ。冶金、医薬、染色、その他の実践的なことを扱っていた。書籍は、「錬金術師、理容師、薬剤師、各家庭」向けもあれば、「貧富を問わず教養の有無にかかわらず」幅広い読者層に向けたものもある。ヒエロニムス・ブランシュヴァイク（一四五〇頃～一五一二年頃）の著書は、「薬や医術とは無縁の一般の人々、高価な薬を購入できない人々のため」だった。

ブランシュヴァイクは、外科医であり薬剤師であった（銃弾による傷の治療について、最古の処方を残した人物でもある）。一五〇〇年の著書『蒸留技法の基礎教本（Liber de arte distillandi de simplicibus）』（『蒸留の手引き〈Small Book of Distillation〉とも呼ばれる』）は、もっぱら蒸留について説いた初の印刷物と考えられる。

酒として飲むアルコールではなく、「薬効のある水」の蒸留のみを扱い、数々の蒸留水とともにアクア・ヴィタエについても記載がある。

ブランシュヴァイクは、先述のルペシッサのヨハネスの著書の影響を受けていた。さまざまなものを蒸留し、そのなかのクインテッセンスを分離し抽出する、というヨハネスの言葉にもとづき、ブランシュヴァイクは蒸留の目的をこう記した。「粗悪なものから霊妙なものを、霊妙なものから粗悪なものを分けて、純化する……腐敗しやすい物質を腐敗しない物質にしようとする意図である……霊妙な真髄を、より微細で精気に満ちたものにするのだ。それを用いれば身体のすみずみまで十分に浸透し、健康と癒しがとりわけ必要な部位に行きわたるはずだ」

このブランシュヴァイクの著書は、錬金術にまつわる実用的な内容を論じる。蒸留装置の組み立てかたと、各種の蒸留の技法を示した部分もあれば、さまざまな薬草の具体的な蒸留法と、その薬効の特性を述べた部分もある。どの薬草から抽出した液が、何の病に効くのか、対照表も掲載された。この書物は、どの蒸留水が万物に作用する究極のクインテッセンスなのか特定していない。しかし、得られた液体のなかには、蒸留した植物の性質、つまり、熱、冷、湿、乾が、保たれているという。つまり、こうした性質を、患者の体内に届けることが可能なわけだ。植物の蒸留とは、薬草を液体のかたちにして、薬効を持続させる術でもあった。蒸留によって、「脆《もろ》く壊れやすい要素を、不滅に(8)」して、植物の成分を「至高のもの」に変えられるのだ。

このような薬液の蒸留に、ブランシュヴァイクは水を用いた。イスラーム黄金時代のバラ水と同様だ。アルコールではなく水を使用するという意味では、ワインやアクア・ヴィタエに植物を浸し、再度蒸留してジンにするような方法とは異なる。しかし、ブランシュヴァイクの蒸留法でも、アルコールを使う例がある。薬草を、そのままではなく乾燥させてから用いるときだ。その際は、まず乾燥した香辛料をワインかアクア・ヴィタエに漬け込んでから蒸留し、薬効成分がアルコール内に抽出された精油を得る。

近年、「蒸留ノンアルコールスピリッツ」なる商品が、シードリップ社などから発売されており、ジンなどスピリッツの代わりとして、ノンアルコールのカクテルに用いるようになった。こうした商品の多くは、ブランシュヴァイクの書物と似たような蒸留方法で製造する。まずアルコールに植物を漬け込んでから蒸留して、植物由来成分の香りを抽出したうえで、改めて水を加えて蒸留するのである。ただし、ノンアルコールにしたいので、アルコールが分離された残りの溶液のほうが、最終的な製品となる。

『蒸留技法の基礎教本』のなかでとりわけ薬効が高いのは、蒸留したワイン（アクア・ヴィタエ）のようだ。ブランシュヴァイクはこう記す。「一般にアクア・ヴィタエは、あらゆる薬の女王と称される。風邪による症状を和らげ、熱を冷まし、慢性的な頭痛も急な頭痛も癒す。血色もよくなる。脱毛を防ぎ、育毛効果があり、ノミとシラミを駆除する。倦怠《けんたい》感も解消する。この薬液で湿らせて軽く絞った綿を、夜、就寝前に耳に入れると……難聴によい」[9]。さらにブランシュヴァイクによると、歯痛の緩和、消化と食欲の促進に効果的で、ゲップも止まる。黄疸《おうだん》、痛風《つうふう》、浮腫《ふしゅ》、胸の張りを治す。毒性の食物を解毒し、三日熱と四日

Cocktail Recipe 9

ガーデン・クーラー
Garden Cooler

シードリップ・ガーデン……60ml
ライムジュース……30ml
シンプルシロップ（同容量の砂糖と水を合わせる）……30ml

混ぜ合わせて、氷の入ったロックグラスに注ぐ。ライムの輪切りを添える。

熱（いずれもマラリアの一種）、狂犬病に効く。

ブランシュヴァイクの著作は、「薬や医術と無縁の一般の人々」向けだった。しかし、続く時代、蒸留による薬液づくりの書籍は、読者としてヨーロッパの大きな屋敷の女主人たちに狙いを定めるようになる。家族と使用人のためのビール醸造に加え、こうした大所帯の女性は、医師がいない近隣地域への慈善活動として、薬の提供も行っていたかもしれない。

一五六一年、『イザベッラ・コルテーゼ夫人の秘術（The Secrets of Lady Isabella Cortese）』が刊行された。著者であるこの夫人は、錬金術師だった。金の錬成と、万能薬の製法に関する記述もあるが、家庭向けの石鹼や歯磨き剤（白ワイン製）のレシピもある。さらに「男根を起こす」ための調合法としては、ウズラの精巣、大きな羽アリ、琥珀《こはく》、麝香《ムスク》、およびセイヨウニワトコと樹脂からつくった精油を合わせるそうだ。

錬金術の流れを汲む家庭向けの書籍は、『錬金術の化学（The Chemistry of Alchemy）』が指摘するように、女性が女性のために著した例が多い。たとえば、『マーガレット写本（The Margaret Manuscript）』（マーガレットは著者名ではなく、おそらくイングランドのカンバーランド伯爵夫人、マーガレット・クリフォードのために、一六〇〇年頃執筆された文書）、W・M著『女王のための秘伝のレシピ（The Queen's Closet Opened）』（一六五五）、および、マリー・モードラック（一六一〇頃～八〇。フランスの化学者、錬金術師）著『慈善のための易しい化学（Benevolent and Easy Chemistry）』（一六六六）がある。

◆パラケルスス

フィリップス・アウレオールス・テオフラストゥス・ボンバストゥス・フォン・ホーエンハイム（一四九三～一五四一）は、スイスに生まれ、若き日には金属や鉱山について学んだ。そしてパラケルススと名乗り、医師、学者としてヨーロッパ各地を放浪する旅に出た。「大学では、すべてのことを学べない。そのため医師は、年配の主婦、ロマ、魔術師、放浪の民、老いた泥棒、その手の無法者を探して、教えを請わねばならない」という。パラケルススの著作は多いが、存命中に出版されたものはほとんどない。

パラケルススという人物は、「朝は絶食し、夜は飲む。どんな考えも、ただ思いつくままの順序で口にする」そうで、「無神論者のブタ」で、「偏執狂《パラノイア》」の「下司《げす》野郎」で、「同じことばかり繰り返し、うぬぼれが強く、自分を美化する」。おまけに「不作法で、啓蒙《けいもう》主義に反しており……著しく破壊的だ。建設的な評論を述べたためしはなく、仮にまともなことを口にしたとしたら、それは本人の見解ではない」。このパラケルススについて、英国のサイエンスライター、フィリップ・ボールは『悪魔の医師（The Devil's Doctor)』にこう記す。「その著作は荒唐無稽《こうとうむけい》で虚栄心にあふれている。一貫性がまったくないわけではないにせよ、不可解な部分が多い。とりとめがなく稚拙で、科学や理性というよりも、迷信やおとぎ話の世界に近いようだ」。パラケルススという名前からして、大言壮語である。紀元一世紀のローマで医学論を著した人物、ケルススを凌《しの》ぐ、超える、という意味なのだ。パラケルススは、後世からみても、評判のよい尊敬される人物とはいえない。にもかかわらず、パラケルススが医術に及ぼしたインパクトは多大だ。

パラケルススは、金儲けが目当ての錬金術師ではなく、医術のための錬金術師だった。「多くの人が錬金術について語り、金や銀を錬成するためだという。わたしは違う。薬に備わっている価値と効能について、もっぱらその可能性を熟考するのが狙いである」と記した。錬金術の装置を用いて、金属や鉱物の成分を扱うことにより、独自の新分野として「イアトロ化学」という医化学（医学と化学の融合を志した）を世に広めたのだ。

パラケルススは、怪我や病気への治療介入を最小限にするよう主張した。傷口を清潔に保ち、刺激や負荷の多い侵襲的処置を減らして、自然の力がおのずと作用するようにした。パラケルススは、晩年の著書に次のように記した。治療は「身体から何かを奪ったり外的要因による弊害が生じたりしないよう、自然の治癒力を保持することで成し遂げられる。そうすれば、知らず知らずのうちに自然と快方に向かうであろう」。そして「余計な介入さえしなければ、自然の力が自ら傷を癒す」という。

現代の論考によると、パラケルススは、同時代の他の医師に比べて毒性の低い薬を、量も減らして用いていたと推測される。パラケルススは「投薬は毒になる」と主張した。それどころか、こう述べる。「あらゆるものに毒性があり、無害なものなどない。毒となるか否かは、投薬の量次第だ」

かつてガレノスは、四体液のバランスが悪いと病気になると考え、病の治療とは、体液の均衡を取り戻すことだった。パラケルススの見かたは異なり、大学の前で公然とガレノスの書物を燃やしたと伝えられる。内部の体液ではなく、身体の外部からの物質が、人体に影響を及ぼすのであって、それにより通常の身体機能が損なわれると考えたのだ。パラケルスス派の医学は、病気の治療に、錬金術の手法で得た薬を用いるようになった。ガレノス医学の治療とは対照的で、過剰な下剤や、瀉血《しゃけつ》、頭蓋骨の穿孔《せんこう》手術、切断呪術、その他、体液排出のための手荒な処置には反対だった。

パラケルススが不作法を大目にみてもらえたのは、実践した医療がそれなりに効果をあげたからだろう。病の治療のために、パラケルススは、錬金術の手法で得たクインテッセンスを好んで用いた。蒸留、濾過、気体にしてまた固体にする方法などを駆使し、鉱物や金属を濃縮して純度を高め、有効性を引き出したのだ。蒸留して凝縮させた液に、パラケルススは塩酸や硝酸などの無機酸を加え、治療に用いた。たとえば危険な物質である「ビトリオール油」（硫酸）を、てんかん、痛風、その他の病によいと勧めた。ただし、希釈するか中和させる調剤法である。硫酸の使いかたとしては、ローズマリーの精油に混ぜる調合法もあれば、ワインに混ぜて蒸留することもあった。

パラケルススは、梅毒《ばいどく》も治療した。古代のガレノスの時代には知られていなかった病である。『フランス病とやぶ医者についての考察（Essay on the French Diseases: About Imposters）』（十五世紀のフランス軍のイタリア侵攻後に流行したため、梅毒はフランス病とも呼ばれた。第七章で後述されるように新大陸からもたらされた病とする説もある）という、あからさまな題名の書を著し、梅毒に対してグアヤク樹脂（ユソウボクの木くずを煮沸して採取したもの）を処方する医師を批判した。パラケルススが処方したのは、ハンセン病の治療に使っていた水銀である。ハンセン病も梅毒も、身体の表面に症状が出る皮膚の病として関連があると考えたのだ。水銀による梅毒の治療は、一九一〇年にパウル・エールリヒ（一八五四〜一九一五 ドイツの細菌学者）が有機ヒ素化合物のサルヴァルサンを開発するまで続いた。その後の展開については後述する。

ガレノス医学の治療が、病気の原因である体液の均衡を取り戻すために、かたちある物質（薬用植物）と、身体に直接施す療法（瀉血や下剤による排出）を重視したのに対し、パラケルススは、患者の治療において、目に見えない精気であるクインテッセンスという要素に重きを置いた。観念的で象徴的な、滑稽《こっけい》ともいえる治療法も用いた。民間に伝わる療法のようで、武器軟膏《なんこう》、または「共感の粉」と呼ばれる薬を、武器による実際の傷ではなく、傷を負わせた武器のほうに塗るのだ。この治療法が効いたとしても、それは余計な手出しをせず自然に任せて患者の傷が治っただけのことである。しかし、意外にもパラケルススの影響力は大きく、武器軟膏は、一六〇〇年代の一時期に人気を博した。

Cocktail Recipe 10

ソルティ・ドッグ
Salty Dog

ジンまたはウオッカ……60ml
グレープフルーツジュース……120ml

ハイボールグラスの縁を柑橘果汁で湿らせて塩をつける。さらに、塩を敷きつめた皿の上でグラスの外縁部を回転させる。そのグラスに氷と材料を注ぎ、カットしたグレープフルーツか皮を飾る。

さらにパラケルススは、錬金術によって生成する人造人間、ホムンクルスの存在を信じていた。精液を容器内で腐敗させ、人間の血液を投与すると生成されるという。また、怪しげな治療法も少なからずあり、ミイラの粉末まで用いていた。粉にするミイラは「自然死した遺体ではなく、健康で病むことなく不慮の死をとげた遺体」でないといけない。

パラケルススの死は、謎が多い。金属中毒によるがんの可能性があるが（ワインの毒にあたったとの噂もあり）、酔って階段から落ちたためともいわれる。バイエルン公の伝統が残るザルツブルクの、ホワイトホースという旅籠《はたご》で「暗殺者に襲われ取っ組み合い」になったとも伝えられる。その死後、パラケルススの弟子や追随者は、残された著作のなかから比較的良識ある見解を選んで出版した。こうして、鉱物・金属由来の薬による治療は、その後数世紀にわたって広まることになる。

続く世紀の一六五一年、英国の医師、ジョン・フレンチ（一六一六〜五七）は、著書『蒸留の技法（The Art of Distillation）』において、パラケルススの理論を蒸留に応用した。ブランシュヴァイクの『蒸留技法の基礎教本』（一五〇〇）と同様、医術に関する著書だが、ジョン・フレンチの調合法は、より複雑なものが多い。おまけに、「粉末ができたら、それに唾《つば》を吐いて燃え立たせる」といった錬金術師の呪術まがいの記述まである。

また、ワインに限らず、ビールや蜂蜜酒《ミード》からアクア・ヴィタエを生成する方法も掲載している。多くのレシピでアルコールを用いており、植物や野菜、鉱物、金属、そして動物の部位を漬け込んでから、改めて蒸留する。こうした成分には、実用的な薬効が認められるものもあれば、象徴的な意味をもつものもあった。

このジョン・フレンチの著は、香草や花々を蒸留する各種の方法を示している。水ではなく最初にワインに植物を漬け込むと、その芳香を、蒸留液のなかで保つことができると述べた。あらゆる植物や野菜のクインテッセンス抽出に使えるレシピとして、アクア・ヴィタエに漬け込んでから、蒸留して精油を分離する、という段取りを示している。

『蒸留の技法』には、非常に複雑な配合の「混合水《コンパウンド・ウォーター》」のレシピもあった。たとえば「天の水」を意味する「アクア・セレスティス（aqua celestis）」は、「大いに活力を与える水であり、失神と感染症に効果的」だという。含有成分をみると、ほかにもいろいろ効きめがありそうだ。シナモン、クローヴ、生姜、ナツメグ、ガジュツ（ウコン属の植物）、ガランガル、ロングペッパー、すりおろしたシトロン、スパイクナード（甘《かん》松《しょう》）、カルダモン、カラムス（ショウブ）、ジャーマンダー、マンネンスギ、メース（ナツメグの種皮）、白い乳香《にゅうこう》、ジュニパーベリー、ヤマモモ、メハジキ、フェンネル、アニス、ソレル、セージ、ローズマリー、マジョラム、ミント、ペニーロイヤル、セイヨウニワトコ、バラ、ルー（芸香《うんこう》）、エンダイヴ、アロエ、琥珀、ルバーブ、ゲンチアナ、ワームウッド（ニガヨモギ）、イチジク、レーズン、デーツ、スイートアーモンド、砂糖、ハチミツ、オリエントのパール、その他である。すべてをアクア・ヴィタエ（蒸留したワイン）に入れ、その溶液に、温めた金を焼き入れて冷やす。そのまま二十四時間漬け込んで浸出《しんしゅつ》させてから、蒸留する。

このジョン・フレンチの書物では、ほかにも薬となる「混合水《コンパウンド・ウォーター》」があり、寄生虫感染症、けいれん、浮腫、疝痛《せんつう》（腹部臓器の発作的な痛み）、めまい、腎臓結石、腺ペストその他に効くという。ある章では、動物（人間）から採取した物質の蒸留を扱っている。具体的には、血液、脳（「てんかんに確実に効く薬」）、頭蓋骨（「一種の万能薬」）、ミイラ（「あらゆる感染症に適した予防薬」）、乳（「肺や腎臓の伝染病の流行時に利用」）、健康な男児の尿（「てんかん、痛風、浮腫、けいれんに有効」）を蒸留する方法だ。毛髪もまた、蒸留した（「毛髪の蒸留液をフェンスや垣根にまいておくと、野獣や有害な家畜が、その一帯で悪さをしなくなる。蒸留液のアルコールが異臭を放つため、動物は恐れて近寄らない」)。人間以外の生物では、子牛、キツネ、ヘビ、アリ、ヤスデ、カニ、オタマジャクシの一部分を蒸留器に入れ、また、ハト、牛、馬の糞《ふん》も加えた。

振り返れば、パラケルススの著作は、行き詰まりをみせつつあった錬金術を活気づけたといえる。パラケルススが目には見えない精気といった観念的な要素を重視したため、医術も錬金術も興味深い進展をみせた。F・シャーウッド・テイラー（一八九七～一九五六。英国の歴史研究者、化学者）の『科学と科学思想の小史（A Short History of Science and Scientific Thought)』は、パラケルススの功績をこうまとめた。「パラケルススは、医学の世界に旋風を巻き起こした。無礼な口調ながらも、鉱物由来の薬の使用を推し進めたのである。実際には、彼が勧めた薬の多くは効果的とはいえない。それでもパラケルススが医学界の目を覚ましたおかげで、ガレノス、ヒポクラテス、アヴィセンナ（イブン・スィーナー）のような権威的な医術の実践とは、まったく異なる可能性がひらかれたのだ」

◆ミイラ薬とワイン

一五〇〇年代末期の、薬草に関する中国の書物が、アラブ諸国の、おそらくは伝説と思われる慣習を伝えている。蜜の生成の話であり、年老いた者が、死に至るまでハチミツだけを食べ、死後は蜜漬けとなり、後世の人の薬となるように自らを捧げるという。著者は本草《ほんぞう》学者の李《り》時《じ》珍《ちん》（一五一八～九三）（『本草綱目』などを著した。中国古代の名医の一人）であり、こう記した。「わずかな蜜をとり、蜜を浴びるほかは、一切の飲食をしない。ひと月もすれば、排泄《はいせつ》物は蜜だけになる。やがて死が訪れる。遺体は、同胞の手によって、蜜を満たした石棺内に漬け込まれ、埋葬の年月が刻まれる。百年の後、封印を解き、生成された蜜薬を用いるのだ。それにより身体と四肢の傷や骨折を治療でき、ごく少量を内服するだけで治癒が叶う[10]」

　実際に蜜漬けにされた者がいたかはともかく、李時珍の書は、人間由来の成分の薬を数多く紹介する。各種の病のために、人の毛髪、涙、耳垢《みみあか》、新生児の便、汗などを使用した薬があるという。いずれにせよ、遺体を用いた薬は、中国に伝わる話だけではない。ヨーロッパでは、ミイラを成分とする薬を服用する習慣が広まったため、薬に適したミイラの入手が難しいほどだった。死体を薬とする事例は、英国のルネサンス文学研究者、リチャード・サッグの『ミイラ、人食い、吸血鬼（Mummies, Cannibals and Vampires）』に詳細がある。

　ミイラを配合した薬の服用は、一一〇〇年代頃にはヨーロッパで知られていたが、広まったのは一四〇〇年以降で、十六～十七世紀が全盛期だ。そして一八〇〇年近くまで、時おり用いられた。十一世紀の医師コンスタンティヌス・アフリカヌスはこう記す。ムンミア（ミイラ、もしくは、含まれる瀝青（れきせい）。本文で後述）は「死者の墓から得る薬剤（スパイス）である……漆黒《しっこく》で悪臭を放ち、光沢があって重いものが、高品質である[11]」。その後、一七〇〇年代初頭の草本誌には、ミイラは「樹脂を含んで固くなり、表面は黒光りしている。えぐみと苦味がいくらかあり、香りは悪くない[12]」とある。

　エジプトのミイラは、一四〇〇年代以降とりわけ需要が高く、墓から正真正銘のミイラが盗掘され丸ごと売られた。エジプトの墓から盗んだミイラでないとしたら、次に望ましいのは、砂漠の砂嵐で行き倒れになった旅人の、ミイラ化した遺体だった。ミイラの調達は一つの職業となり、ミイラの転売も商売となった。それに続いて当然ながら、ミイラの偽造も行われる。

　ミイラの取引は地中海で始まった。ミイラは丸ごと、または細かくして、ヨーロッパの薬局に送られた。供給量が少ないと、ミイラの密売業者が現れて需要を満たす。本物のように黒く見せた偽ミイラづくりを企てたのだ。エジプトに残る記録によると、奴隷その他の遺体に瀝青《れきせい》（天然アスファルト）を含ませ、布で包んで天日に干して黒くした。

一五〇〇年代以降、死後間もない遺体が、薬剤として薬局方に掲載されるようになった。これに大いに関与したのが、おなじみのパラケルススである。パラケルスス式のミイラづくりの指示書が、弟子によって書き残されている。ミイラにするのは、首つりで死んだか、車輪の下敷きになったか、刺殺された、二十四歳の男性、との指定だ（医薬の歴史で遺体が必要なときは、期せずして暴力的な死を迎えた若者を例外なく求める。病んでいない健康体とみてよいからだ）。その肉体を薄く、または細かく切断して、ミルラとアロエの粉末を散らしてから、ワインを浸み込ませる。完全に乾いたら、使う準備が整う。

先述のジョン・フレンチの『蒸留の技法』（一六五一）には、「ミイラの霊薬」のレシピがある。「硬化した人間の肉体」であるミイラ片を、蒸留したワインに漬け込んでから濾《こ》して、その溶液を気化させる。凝縮されるとやがて「容器の底にオイル状のものがたまる。これが純然たるミイラの霊薬である。あらゆる感染症に効く予防薬で、樹液のように香りがよい」。他の薬の蒸留方法と同様、ミイラを成分とする薬も、後に婦人向けの家庭用レシピ集に掲載されることになる。

ところで、ミイラを医術に用いて薬とする慣習は、すべ

Cocktail Recipe 11

エアメール
Airmail

熟成ラム……60ml
ライムジュース……20ml
ハニーシロップ（同量のハチミツと水を合わせる）……20ml
アンゴスチュラ・ビターズ……一滴
スパークリングワイン……60ml

炭酸以外の材料を、氷を詰めたシェイカーに入れる。シェイクしたら、濾しながら大きめのクープグラス（横に広がる口広のシャンパングラス）に注ぐ。スパークリングワインを重ねて、ミントの葉を飾る。

て言葉の理解の混同に起因するのかもしれない。もともと「ムンミア」という語には、昔からいくつかの言語によるヴァリエーションがあり、いずれの単語も、黒くべとべとして粘性がある半固形状の天然アスファルト、つまり瀝青を意味した。プリニウスやガレノスらが、瀝青を薬用にした、と記録されている。瀝青以外にも、古くから粘りのある樹脂やハチミツを、ワインに入れて内服したり、傷口をふさぐ外用薬にしたりする習慣があった。薬になる瀝青は、エジプトでミイラをつくる際の死体防腐処理にも用いた。天然の瀝青は、採取が容易ではなく、時代が下ると人々はミイラを手に入れて、含まれている瀝青を抽出するようになった。そして時とともに、ミイラから得たムンミア（mumia）、つまり瀝青と、本体のミイラ（mummy）を、混同するようになったのである（別の説では、実は防腐処理に瀝青を用いてはいなかったのだが、ミイラが黒っぽいため人々がそう信じてミイラを求めたともいう）。

薬にするミイラは、何らかのアルコールに漬け込んでから利用し、けいれん、めまい、内出血、痛風によいとされた。さらに一般的なのは、打撲や転倒時の出血など外傷への使用だった。その昔プリニウスは、瀝青をワインとともに摂取すると、赤痢《せきり》、咳、息切れの治療になると記した。イスラーム黄金時代のイブン・スィーナーは、心臓の動悸から、膿瘍《のうよう》（化膿性の炎症による膿が溜まる症状）、麻痺、てんかんまで幅広く瀝青を使用でき、解毒剤にもなると述べた。各種の成分を瀝青に加える調合法もあり、マジョラム、タイム、セイヨウニワトコ、大麦、バラ、レンズマメ、ナツメ、クミンシード、キャラウェイ、サフラン、桂皮《けいひ》、パセリ、ハチミツ、ワイン、ミルク、バター、オイルを組み合わせた。

てんかんの患者には、ミイラ薬とともに、ほかにも人間や動物由来のありとあらゆる薬を処方した。かつて、てんかんは、悪魔の霊にとりつかれたためと考えられていて、なぜか血液を飲むのが解決策として定番だった。古代ローマでは、倒れた剣闘士の血液を治療に好んで用い、時には出血している傷口から直《じか》に吸い取った。こうした慣習について、プリニウスも言及せずにはいられなかったようだ。

剣闘士の血液を、あたかも生命を一気に吸いとるかのように、てんかん患者が飲む。闘技場でこのようなことをするのは獣にほかならず、それを思うとぞっとして身震いする。だが、これは人の所業なのだ！　患者たちは、まだ温かい剣闘士から生き血を吸い取るのがもっとも効果的だと考え、傷に唇をつけて、まさにその命を飲み干す。口を傷に浸すなどという習慣は人間にはなく、野獣ですらそのようなことはしない。ほかにも、脚部の髄や乳幼児の脳を手に入れようとする者がいる。……アルテモンなる人物は、夜間に泉から汲んだ水を、殺害後まだ火葬されていない男の頭蓋骨に入れ、それを飲ませて、てんかんを治療したという(13)。

てんかんの治療には、ほかにもさまざまなものを調合した。頭蓋骨の粉末、オオカミの心臓、カエルの肝臓、ハゲワシの肝臓、イタチの脳、クマの精巣、ラクダの脳、腐ったヒツジの鼻にわいた蛆虫《うじむし》、ネコの血、黒馬の尿、乾燥させた人間の心臓、人間の脳などだ。

ジョン・フレンチの書物に掲載された、てんかん治療のための調合法は、期せずして暴力的な死をとげた人の脳を、その動脈、静脈、神経線維とともに用いる。これらを擂《す》り鉢《ばち》で砕き、蒸留したワインに半年漬け込んでから改めて蒸留する。ジョン・フレンチの書物では、人体のほかに、「ワインを多量に飲む若い男の尿」を使った調合法もある。腐敗させてから蒸留し、痛風その他の症状に用いた。

血液の用法としては、てんかん治療にとどまらず、血液を蒸留してそのクインテッセンスを体調の回復に役立てていた。十三〜十四世紀のアルナルドゥス・デ・ウィラノウァも、血液の利用を勧めたようだし、数世紀後の一六五一年には、ダニエル・ボーダーという医師が、危篤状態の患者が持ちこたえるほど効果があると記した。加えて、蒸留した血液は、ワインの鮮度保持に役立ったらしい。ダニエル・ボーダーは、「大樽のワインに血液をわずかに加えれば、浄化作用があり、ほかと比べとりわけ長く保存がきく」と記した。

頭蓋骨は、それに生じる「頭蓋骨の苔」と呼ぶ菌類とともに、遺体を用いた薬によく登場する。イングランドの王、チャールズ二世（一六三〇～八五）は、特製の妙薬、「王の滴剤《キングズ・ドロップス》」を服用した。人間の頭蓋骨の粉末が入ったアルコールだ。この薬はチャールズ二世によって有名になったが、利用したのは王だけではない。一六八六年にある女性が姉妹に送った手紙によると、この滴剤を、いわば「母親にとっての頼みの綱《マザーズ・リトル・ヘルパー》」、つまり抗うつ薬としたらしい。「狂った体調を整えるために使って、眠れぬ夜と不穏な日々に打ちひしがれ疲労で弱った身体を、保とうとしています。キングズ・ドロップスを服用し、チョコレートドリンクを飲むと、悲しみで死ぬほど心が塞《ふさ》いだときでも、子どもと駆けっこして遊べます」

◆錬金術から科学へ

錬金術師は、金属の錬成と物質の純化に関心を傾けた一方、その実践を、自ら信仰する宗教（多神教であれ、イスラーム教、キリスト教であれ）と世界観の思想に、常に結びつけようとした。それでも、錬金術

Cocktail Recipe 12

ブラッド・アンド・サンド
Blood and Sand

ブレンデッドスコッチウイスキー……20ml
チェリー・ヒーリング（チェリーリキュール）……20ml
スイートヴェルモット……20ml
オレンジジュース……20ml

氷を満たしたシェイカーにすべての材料を入れる。シェイクして濾し、カクテルグラスに注ぐ。オレンジツイストを添える。

の工程で用いる道具と手法が、実に科学的なのは確かであり、後の科学革命の時代（ガリレオやニュートンらにより大きく発展した十六〜十七世紀）にも、化学の分野で引きつづき使われることになる。そうしたなか、フランドルの錬金術師ヤン・ファン・ヘルモント（一五七九〜一六四四）が、パラケルススの治療法を批評して軌道修正した。飲用の金、銀、真珠は、消化されずに体内を素通りすると指摘したのだ。また、薬としてヒ素を摂取しないよう勧め（ごもっとも！）、胃酸の抑制には貝殻の粉末（炭酸カルシウム）がよいとする。

　錬金術は、植民地時代のアメリカにも伝わった。ジョン・ウィンスロップ・ジュニア（一六〇六〜七六）は、ダブリンのトリニティ・カレッジで法律と錬金術を学び、マサチューセッツ湾植民地に移住した。新大陸では、錬金術の実用的な側面が歓迎され、薬品、染料、肥料の製造に用いられた。コネティカットの知事となったウィンスロップは、呪術的でいかがわしいとされた人物を擁護したこともある。ウィンスロップは、一連の指針を定めたうえで、ハーヴァードで学んだ医師ジョージ・スターキー（一六二八〜六五）の実用的な錬金術は、邪悪な魔術とは異なる、と示したのだ。

　ジョージ・スターキー（ペンネームはフィラレテス）は、ヨーロッパ滞在中に、科学界の巨人であるアイザック・ニュートン（一六四二〜一七二七）や、ロバート・ボイル（一六二七〜九一）に影響を与えた人物だ。ロバート・ボイルは、近代化学の創始者であり、気体の体積はその圧力に反比例するという「ボイルの法則」で知られる。ボイルは、いくつかの著書で古来の錬金術に反駁《はんばく》した。錬金術師を俗悪と呼び、パラケルススについてもアリストテレスについても、その著作の大半を否定した。にもかかわらずロバート・ボイルは、物質の変成を（目にしたことがあると）信じていて、人間の血液の蒸留に関する書も著した。アイザック・ニュートンは、数学者、物理学者として、運動法則を示し、光学の研究に革命をもたらし、微分積分法《びぶんせきぶん》を確立した。そのような人物が、錬金術についても研究し、賢者の石を生む手順書まで所持していたのだ（スターキーの著作から書き写し、自ら考えた手法も書き込んでいた）。

時とともに、客観的な科学とは相容《あいい》れない錬金術の考えは否定され、賢者の石の探求も下火となった。化学と医学は、錬金術の変成作用とクインテッセンスという、古来の重荷を下ろして、前進したのだ。今日では、錬金術のなかから好ましい概念を借用し、神秘主義の分野や、植物・鉱物由来の薬やチンキ剤（薬効成分を浸出させた液体）の調合に活かそうとする各種の団体がある。たとえば、パラケルスス・カレッジは、「意識改革に貢献した、生きた口頭伝承と実体験の伝統である、錬金術に捧げる」活動を行う。錬金術研究協会は、「西洋の秘伝を研究し実践」するという。錬金術ギルドは、「古代の錬金術の法則と知恵を保持し発展させ、その技法を現代人の精神的、心理的、身体的幸福のために活用する」ことを目指している。

◆金属成分を含む強壮ドリンク

貧血予防用に鉄分を補強した乳飲料があることを思えば、ソーダ水や酒に鉄を加えてもおかしくはないだろう。「アイアン・ブルー[14]（Irn-Bru）」は、A・G・バー社が一九〇一年に販売を始めたオレンジ色のソーダ水の商品名である。スコットランドで、ウイスキーに次ぐ「もう一つの国民的飲料」と宣伝される（なお、本書〈原著〉ではウイスキーをwhiskeyと「e」を含む綴りかたで揃えている。ただし、引用部ではwhiskyの綴りも用いる）（スコットランドのウイスキーには、普通「e」をつけない）。アイアン・ブルーはカフェインを含むノンアルコール飲料であり、仕事中にビールを飲みすぎるグラスゴーの鉄鋼産業の労働者向けに、代替えとして生産された。当初は〝Iron Brew《アイアン・ブルー》（鉄の醸造ドリンク）〟の名称で「活力と健康回復のための強壮飲料《トニック》」として売り出した。だが、一九四六年の法案による改正で、製品の商標は「ありのままの事実」であるべきとされた。このソーダ水は鉄を含むのは確かだが、醸造飲料（brew）ではなかったため、製品名を、スコットランド風の発音を表音した〝Irn-Bru〟に改めた。カフェイン、キニーネ、そして鉄の強化のためのクエン酸鉄アンモニウムをソーダ水に加え、栄養価を高めた商品である。

アイアン・ブルーの缶は、当初、スコットランドの有名アスリートの姿を表したデザインだった。初期の広告には、別のスポーツ選手が商品の効果を推奨する言葉もあった。後になって遅ればせながら、低カロリーのダイエット版と、健康ドリンクも発売された。そして二〇一八年、アイアン・ブルーが、代替甘味料の使用により砂糖の量を半減すると発表（英政府が打ち出した食品の砂糖削減策による）すると、抗議の声が上がった。それほどまでに愛飲されるアイアン・ブルーは、スコットランドではコカ・コーラより売れているそうだ。こうした人気は、長らくスコットランドで二日酔いを癒してきた、国民的飲料であるからに違いない。

フェッロ・キナ[15]（ferro chine または ferro-kina と綴る）も鉄分が入っている。イタリアの苦味のあるリキュール、アマーロの一種で、クエン酸鉄（ferro）とキニーネ（quena または kina ともいう）を含む。このフェッロ・キナというカテゴリーのアルコールの誕生は、一八八一年か一八九四年であり、当初、「バリヴァ」（エルネスト・バリヴァ博士が製造）と「ビスレリ」（フェリーチェ・ビスレリが起業し製造）という二つのブランドがあった。苦味のリキュールである各種アマーロについては後のページでさらに取り上げるが、金属成分を強化した製品は、フェッロ・キナだけだ。こうしたアマーロは昔も今もディジェスティフ（食後酒）とするほか、風邪対策や日常的な健康増進の強壮《トニック》ドリンクとなり、いわば飲むマルチビタミンとして摂取する。

フェッロ・キナは、消化促進と貧血予防の鉄分補給を売りにして、女性と子どもに適していると宣伝された。子どもには、眠る前のティースプーン一匙《ひとさじ》がおすすめで、時には溶き卵一個と合わせるのも身体によいという。

「ビスレリ」の製造元は、「エサノフェレ」という商品も発売した。キニーネ、鉄、さらにヒ素を加えた調合だった（マラリアへの対処として開発された）。これらの製品は一八〇〇年代末には好評だったが、その後は低迷し、一九七〇年代までにはいずれも忘れ去られてしまった。ビスレリは製造されなくなったが、もう一つのブランド、バリヴァのフェッロ・キナは、「リモンチェッロ」（イタリアのレモンリキュール）のメーカー、パリーニ社が引き継いで、今日も生産している。また、イタリアのビターズのメーカー、ラッツァローニ社も、フェッロ・キナを今日の商品として蘇らせた。さらに、ワシントンDCのドン・チッチョ＆フィグリ社は、家庭に伝わる一九六七年のレシピをもとに、鉄分を含むフェッロ・キナを製造する。金属成分を推したパラケルススは、きっと誇らしく思っていることだろう。

第三章
修道士と醸造
修道院が生んだリキュール、瘴気に満ちた中世

修道士はワインを一切飲んではならないとされるが、当世の修道士にそれを納得させるのは難しいであろうから、せめて適量をつつましく飲むことを認めよう。「ワインによって賢人すら道を踏み外すゆえ」（聖書外典「シラ書」、第十九章第二節）、過度にならない程度とする。とはいえ、ここに定めた量のワインが得られない土地、もしくはまったく手に入らない土地の場合、その地で修道生活を送る者は、不平をいわず神を讃えねばならない。不満を抱かぬよう、何をおいても、戒めねばならない。(1)

——聖ベネディクトの戒律

錬金術師《れんきんじゅつし》が、クインテッセンスと金属成分の薬について論じていた一方で、中世ヨーロッパで重病を患《わずら》った人々は、薬草をアルコールに漬け込んだ昔ながらの療法も、喜んで受け入れていたはずである。中世は、西暦五世紀の西ローマ帝国の終焉《しゅうえん》後、十五世紀にヨーロッパのルネサンスが始まるまでの時代であり、十二〜十四世紀には十字軍の遠征、一三〇〇年代にはヨーロッパ大陸の人口の三分の一を失った黒死病《ペスト》の流行があった。中世に続き、初期近代（近世）と今日呼ばれる数世紀（一五〇〇〜一八〇〇）は、海外との接触と外地の開発によって、新しい飲料や珍しい薬が手に入るようになる。

中世を通じて、ヨーロッパの人口は、五パーセントの支配階級の貴族と、九十パーセントの農民や労働者に大別されていた。残りの五パーセントが、聖職者として知識階級を形成した。中世に、読み書きを含む知識と教養、植物療法、農業科学の中心を担ったのは、キリスト教の修道院だったのである。

◆修道院の歴史

　修道会の起源は、隠修士《いんしゅうし》の共同体にある。隠修士は、聖書が示す理想にもとづき、人里から離れて孤独のなかで修行していた。単独で暮らしながらも、互いに行き来できる距離で共同体を営んだ。隠修士による修道生活のありかたは、西暦三四六年頃にエジプトの聖人、パコミオス（二九二頃～三四八。隠者生活の後、共住修道院を設立し、会則を定めた）が形式を整えた。修道士の共同体に属す僧侶は、祈り、働くことに時間を費やし、質素で穢《けが》れなく、師に従順であるべきと定めたのだ。こうした修道会は、病院、孤児院、学校も運営し、共同体を築いていた。

　西方教会の修道院生活について正式に規定したのが、聖ベネディクト（四八〇頃～五五〇頃）の戒律である。聖ベネディクトは、イタリアに十二の修道院を設立した（現在も活動する修道会、ベネディクト会に通じる）。戒律には、祈り、学び、労働を行う生活が定められている。食事は無言でとり、ワインは一日にボトル半量との決まりもある。しかし、聖ベネディクトが厳密に指定した摂取量は、修道士の渇きを満たすには少なすぎた。そこで、伝説によると、修道士たちはベネディクトの殺害を企て、ワインに毒を入れた。ベネディクトは、いつもどおり、飲む前に神の加護を祈る。その途端、ワインのグラスが粉々に割れ、毒入りのワインは床にこぼれたという。後にベネディクトは、修道士の求めをしぶしぶ聞き入れた。この章の冒頭に引用した言葉は、そのような事情による。

　ベネディクト会の修道院には図書館が必ずあり、修道士と尼僧《にそう》は、毎日の読書の時間も定められていた。貴族階級ですら教養のある者は限られていた時代に、聖職者たちは読み書きができた。修道院は、知性のオアシスとなり、ある集団から他の人々へと知識が伝播《でんぱ》していく場であった。書き写されるべき写本や書物が、修道院のあいだで行き交い、修道会によっては、知識を共有するために、母体となる教会で毎年会合を催した。

ベネディクト会の修道院では、聖遺物を拝む巡礼途中の旅人を歓迎することが義務だった。ほかにも信仰ある旅人が修道院に滞在し、目新しい話や聞き知った情報を語り伝える。多くの修道院に、旅行者用の宿泊施設と病人のための診療所があり、常駐か巡回の医師の指示のもとで、修道士と尼僧が働いていた(第二章で述べた、最古の医学の教育機関、サレルノ医学校やモンペリエ大学は、修道院ではないが、教師には聖職者が多い)。修道院には、薬草園も薬局もあり、香草を育てて植物薬を調剤した。

たいていの修道院は、地主である貴族が寄進した土地に建てられた。修道会の多くが、その地域の地主による継続的な庇護《ひご》のもとにあった。また、貴族は、長男が財産と爵位を受け継ぐため、追い出された次男と娘が、僧侶や尼僧になる例もある。修道僧は結婚が禁じられていたので、何らかの財産があれば、死亡時には修道会のものになる。こうして一部の修道会は富を成し、静謐《せいひつ》な祈りと内省の場という創設時の意図が失われていった。

そうした状況を受け、時に応じて新たな「改革派」の修道会が生じ、分裂していくことになる。本来の聖ベネディクトの戒律に回帰する励行を志し、別の組織をつくったのである。そうした修道会の一つがシトー会だ。シトー会の発展の始まりは一一一五年頃で、ベネディクト会のなかでも特に富を集めて堕落したクリュニー会とは、違う方向性をとろうとした(シトー会で重要な役割を担った聖ベルナルドは、クリュニー会に属す僧侶について、「ネコの毛の織物で暖をとり、派手な儀式で歌ってばかりいるから、多量のワインを必要とする」と批判した)。シトー会の修道士は、態勢を立て直して修行に励み、貴族の影響の及ばない遠隔地に拠点を移した。その結果、シトー会の修道士が、ヨーロッパ各地で農業の発展を導いた先駆者となったのである（英国の歴史研究者、デズモンド・スアードは、その著書『ワインと修道院』（邦訳・八坂書房二〇一一年）で、農地を開拓したシトー会の修道士を、「中世における湿地の排水の専門家」と呼ぶ）。その後、シトー会から、さらなる改革派修道会、トラピスト会（正式名は厳律シトー修道会）が分離した。今日も世界有数の優れたビールをつくっている修道会である。

一方、カルトゥジオ会（一〇八四年創設）は、さらに古い時代のエジプトの隠修士を理想とする僧たちの修道会だ。単に山奥に隠遁《いんとん》するだけでなく、一日のほとんどを小房で個別に過ごし、孤独のなかで修道生活を送った。シトー会の組織形態と同様に、カルトゥジオ会も、母体となる総本部に、個々の修道院が従属するかたちをとった。

過去に後援者による庇護が腐敗をもたらしたため、それを避けて、カルトゥジオ会などの修道会は自立することを決断した。修道院内で自給自足できないものの支払いには、修道院の製品を周辺地域で販売した金をあてた。手工芸品、パン、チーズ、ハチミツ、そしてもちろん、ビール、ワイン、蒸留酒を売ったのである。カルトゥジオ会の修道士が生み出したシャルトリューズというリキュール（本章で後述）は、今も生産されており、売り上げは修道会の活動資金になる。

ベネディクト会やシトー会のような修道会は、修道院があり、そこを拠点とする。しかし、フランシスコ会やドミニコ会など托鉢《たくはつ》修道会（施しを受ける托鉢を行う）は、一カ所にとどまらずに放浪する僧侶たちから成る。フランシスコ会とドミニコ会は、いずれも十三世紀に結成され、最小限の所持品で質素に暮らす者たちの修道会である。托鉢修道士は、教区を管理する司祭がいない町で務めを果たし、医薬に関する助言も提供したようだ。修道院の図書館に閉じこもるのではなく、総じて知識を広めようとしたはずである。そして当時の博学な者の常で、托鉢修道士は、植物や動物から薬剤をつくるために蒸留を行った。

一四二〇年頃のイングランドの文書が、托鉢修道士の活動を記録しており、そのなかに血液の蒸留に関する次のような記述がある。「いったん蒸留がはじまったら、その状態を保つ。そして蒸留した血液を同量の燃える水《アクア・アルデンス》（蒸留したアルコール。第二章参照）と混ぜる。その混合液を蒸留装置《アランビック》に入れて、再度蒸留する。こうして得た薬液は、世のいかなる水薬よりも傷の治療に効く(2)」

◆「黒死病」

黒死病《こくしびょう》（ペスト）(3)は、一三四七〜五一年のあいだにヨーロッパで推定二千五百万人の命を奪い、クマネズミを介した疫病《えきびょう》とみられていた。黒死病の起源は中国にあり、交易路を通じて西に運ばれ、中東に達してから地中海地域に広がった。そこからヨーロッパの北部に陸路を通じて拡散し、船の航行にともなってイングランドとスカンディナヴィアでも流行した。

当時の感染拡大は、黒死病の三回の大流行のうち、二回めにあたる。一回めは西暦五〇〇年代で、三回めは一八〇〇年代後半、主に中国とインドで流行した。そのほかにもたびたび地域的に流行の波が押し寄せた。ヨーロッパ各地の流行や、一六六五〜六六年のロンドンでの黒死病の蔓延《まんえん》は、比較的詳しい記録が残っている。たとえばダニエル・デフォー（『ロビンソン・クルーソー』の著者として有名）の『ペスト』には、当時のロンドンの状況が綴られた。腺《せん》ペスト（ペストのなかでもっとも多いタイプで、リンパ節が腫れる）は、完全には根絶されてはいない。現代でも、米国で毎年平均七名が野生の齧歯《げっし》類によって感染しているが、ほとんどが抗生物質で治療可能だ。

ペストは、クマネズミという黒いラットに嚙《か》まれること自体が原因ではなく、クマネズミの血を吸うノミに寄生する細菌、エルシニア・ペスティス（ペスト菌）による。ペストに感染したクマネズミが死ぬと、そのノミは人間に取りついて刺すようになる。ノミは、吸血しようとしても自らに寄生する細菌に妨げられ、ますます宿主の人を刺咬《しこう》する。そうしているうちに、ノミのペスト菌の一部が人間の血流に逆流入する。ペスト感染したクマネズミの血を吸っていたノミに刺咬された人は、細菌がリンパ節に集まり、その部分がひどく腫れる。この腫れを「横痃《おうげん》（bubo）」（リンパ節腫大）と呼ぶため、腺ペスト（bubonic plague）という名がある。

　黒死病の原因について、当時の説では、天罰であるとか、地球の位置関係が悪いせいで瘴気《ミアズマ》という有害な気体が地上にもたらされ、風によって拡散しているからだといわれた。悪臭を放つ穢れた瘴気が、ペスト、マラリア、コレラ、インフルエンザ、赤痢《せきり》など、今日でいう伝染病の原因だと古代から信じられていた。こうした考えは、一八〇〇年代後半に病原菌説が広まるまで続く。

　中世の大流行に続く時代、ペストが広まると、瘴気の臭気を避けるために、医師は特殊な服装をした。こうしたペスト医の姿は、今日ではハロウィンかスチームパンクのコスチュームとして目にする機会があるだろう。長いトレンチコートの表面に油か蠟《ろう》を引き、つばの広い帽子を被って、ゴーグルと、鳥のくちばしのような部分がついたマスクをつける。この装束は、それなりに効果的で、ノミ除《よ》けになるし、人から人への感染を予防した。黒死病のうち、肺ペストの場合は、人からの飛沫《ひまつ》で感染する可能性がある。

　医師は、瘴気を防ごうと、マスクのくちばし部分に、香りのよい薬草や花を入れた。死臭を和らげるにも役立ったに違いない。瘴気対策に用いた芳香性の植物は、クローヴ、シナモン、フェンネル、クローヴを刺したオレンジ（匂い玉になるとともに魔除けともいわれた）、白檀《びゃくだん》などで、麝香《ムスク》のような香りの植物も使った。サフランも、ペストの貴重な予防薬とみなされ、一三〇〇年代には「サフラン戦争」が起こったほどだ。スイスのバーゼルに向かう八百ポンド（約三百六十三キログラム）のサフランを積んだ貨物が乗っ取られたため、十四週間にわたって戦いが続いたのである。

　ジョン・コールという医師は、瘴気が原因のペストから身を守る方法として、別の見解を示した。悪臭にはさらなる悪臭で対抗すべきとの考えを広め、屋外の便所穴のまわりに集まって、不快な臭気を、一種の麻薬として吸い込むよう人々に勧めたそうだ。実際にその助言に従った人もいたという。

　もっとも、便所穴の臭気を吸おうと思った者は多くはなく、たいていの人々は家の燻蒸《くんじょう》消毒を行った。瘴気撃退に効きそうなあらゆるものを燃やして、その煙でいぶすのである。ジュニパーの枝、ローズマリー、スミレ、ラヴェンダー、タイム、オレガノ、セージ、マツなどを用いた。ジュニパーの枝木を燃やすと、目に見える煙はごくわずかだが、香りは強いといわれる。そのため春の大掃除にも、家の敷地内の魔除《まよ》けにも、ペスト対策の燻蒸にも最適だった（やはり煙が少ないという理由から、ジュニパーの枝木は、スコットランドのハイランド地方でウイスキーを蒸留する人々にも好まれたという。歴史上、違法な蒸留が行われた時代に、煙が少なければ、蒸留が発覚する可能性も低かったからだ）（政府の厳しい規定や重税の影響で一七〇〇年代に違法な蒸留が横行した）。

　ジュニパーの実、ジュニパーベリーは、古代から香辛料や保存料として用いられており、実際にペストの保菌者の治療に効果があったようだ。ジュニパーベリーは、天然の防虫剤であり、今でも天然成分によるノミ駆除剤として使われている。

Cocktail Recipe 13

サウス・ロンドン
South London

ジン……45ml
ティオ・ぺぺ（シェリー）……20ml
シンプルシロップ……20ml
レモンジュース……20ml
リーガンズ・オレンジ・ビターズ……三滴

シェイカーに氷を入れ、材料を加える。軽くシェイクして、氷で満たしたロックグラスに濾して注ぎ入れる。ミントの小枝を飾る。

対策として、家を煙でいぶすのに加え、酢など臭いの強い液体を散布した。尿まで撒いた。薬用の酢剤は、体臭の防止剤でもあった。部分的に塗布するための酢剤には、ワームウッド（ニガヨモギ）、セイヨウナツユキソウ、マジョラム、セージ、クローヴ、ローズマリー、ニガハッカを漬け込み、樟脳《しょうのう》も加えた。また人々は、手ごろな大きさで十分に熟した「匂いを放つリンゴ」を持ち歩いて、空気中の有害な臭気を避けようとした。第一章で述べた万能の抗毒薬、テリアカとミトリダーテも用いた。

ペストに関する薬のほとんどは、治療手段というより予防用だった。内服の処方よりも、外用薬による処置が主である。依然として古代からのガレノス医学の理論が主流なので、患者の血液を抜く瀉血《しゃけつ》も一般的だった。内服のためには、ペスト予防の特別なビールが醸造され、また「ペストウォーター」の蒸留も行われた。[4] ペストウォーターの調合法として、一六六七年のレシピが残っている。それによると、カノコソウ、アンジェリカ、ゲンチアナ、オオグルマ、ガジュツ、ガランガル、ルー（芸香《うんこう》）、ホアハウンド、オオアザミ、エルダーフラワー、ラヴェンダー、メース、ジュニパー、青いクルミ、アニス、そして抗毒薬のテリアカとミトリダーテ（それぞれ、すでに五十を超える成分を含有）が配合されている。これらを蒸留して、砂糖で甘味を加えるという。

フィレンツェなどトスカーナの各地では、中世を経て一六〇〇年代の一時的なペストの流行の際、酒場や店舗の建物の壁に「ワイン用の小窓」[5]が設けられた。小さな窓穴を通じ、最小限の接触で、飲みものと代金をやりとりできる。二〇二〇年の新型コロナウイルスの蔓延時、この窓穴を再利用した店もあった。現代版のペストウォーターは、ハーブを使ったイタリアのカクテル、アペロール・スプリッツだった。

ペストによる人口減少は、農民層の生活の質の向上につながったと考えられる。労働力不足の現実に直面する地主と、有利に交渉できたからだ。一方で社会の変化とともに、醸造の仕事において、女性が締め出される状況も生じる。

歴史を通じ、ビールの醸造は、家庭で女性が担う仕事だった。パンづくりもビール醸造も、同じ材料からできあがる。時に女性たちは、余分にビールをつくって売りに出し、自宅や隣接の敷地で、酒場や旅籠《はたご》を営んだ。しかし、こぢんまりと営んでいた醸造が、大規模な商業的なかたちに発展してくると、それを引き継ぐのは例外なく男性だった。自ら主導権を握る女性は、後ろ指をさされた（通説として、ビール酒場の女主人が魔術を使っていると糾弾《きゅうだん》されたことが、黒いとんがり帽子を被ってほうきに乗る魔女の原型になったというが、こうしたイメージは、後の子ども向け絵本が生み出したものだ）。

女性による商売としての醸造が立ち行かなくなったのは、一〇〇〇年以降、修道会がエールビールを醸造して地域で販売し始めた影響であり、続く一三〇〇年代の黒死病による人口減少が追い打ちをかけた。事業の拡大には多くの資金が必要だが、女性には手が届かず、また、醸造者のギルドが設定した長い見習い期間も女性の進出の妨げになったのである。

◆修道院で発展した酒造り

醸造事業の拡大のためには、製造するビールの保存性を高める必要があった。そのため防腐効果のあるホップ（つる性の植物で、雌株の成分をビールに用いる）が、重要な成分になる。すでに七〇〇年代かそれ以前には、一部でホップをビールに加えていたが、一般的になったのは一一〇〇年以降である。ビールは、そもそも昔から、ワイン同様、香りと保存性を高める材料が漬け込まれ、なかには薬効のある成分もあった。ホップの使用が広がる前は、他の防腐作用のある成分が知られていた。たとえば、カール大帝（七四二～八一四）（フランク王国の国王。西ヨーロッパの広い地域を統一）は、さまざまな薬草や香辛料を加えたグルートというビールを修道会が販売することを奨励した。グルートには、ボグマートル、ローズマリー、ノコギリソウ、ヨモギ、ヘザー、キャラウェイなどを用い、後の時代にはナツメグやシナモンなど海外から輸入した香辛料も加えた。こうした成分はいずれも抗菌作用があり、防腐剤として役立ったと考えられる。ほかにも安定剤となる薬草を、一種類、もしくは組み合わせてビールに加えた。ジュニパー、ワームウッド、ホアハウンド、イラクサ、ミツガシワ、トネリコの葉、常緑樹の新芽などである。いろいろあるが、こうした香味材料すべての代わりになるのが、ホップだといえる。

　歳月を通じて、ホップに関する文献は、修道院が伝える史料のなかに見つかる。北フランスのコルビーにあるベネディクト会の修道院では、八二二年の規律に、ホップを醸造と関連づけた言及が残っている。同じ時代の別の文献には、ホップを栽培する農園について記載がある。また、ドイツのベネディクト会の女子修道院長で、聖歌も作曲したヒルデガルト・フォン・ビンゲン（一〇九八〜一一七九。医学と薬草学に通じ、幻視体験でも知られる）は、一一〇〇年代の自然史に関する著書『聖なる自然学（Physica sacra）』で、ホップを用いた醸造について述べ、ホップを使うと、健康促進に加えて防腐効果もあると指摘している。

　一六九四年のジョン・ピチー（一六五五〜一七一六。英国の医師）の著作『草本誌《そうほんし》大全（The Compleat Herbal of Physical Plants）』には次の記述がある[6]。ホップは「ビールの保存性を高め、より衛生的、かつ、味わいをよくし、利尿効果ももたらす。ビールは血液を浄化し、黄疸《おうだん》、および心気症による症状に効く」。また、一六七〇年のジョン・イーヴリン（一六二〇〜一七〇六。英国の造園家。日記などの手稿が当時の様子を伝える）の著書『ポモナ（Pomona）』（果樹に関する書で、ポモナはローマ神話の果物栽培の女神）には、ホップは「栄養を含む（という以上に）薬となる植物だ」とある。さらに「効果は疑いようがなく、この一種類の材料を加えるだけで、ビールの長期保存が実現する。そのうえ、病気を撃退し寿命も延ばし、喜びをもたらしてくれるのだ」

修道院での醸造が大規模な事業になると、より衛生的な醸造法が考案され、その結果、さらなる生産拡大が可能になった。アルコール度の高いビールも開発され、これは、レント（復活祭を迎えるまでの四十日間。四旬節）の断食《だんじき》期間中の栄養補給源となった。たとえば、ドッペルボック（ドイツの修道会によって醸造が始まったビールの一種で、高アルコール、高カロリー）は、「飲むパン」と呼ばれた。また、トラピスト会のビールは、今日でもアルコール度の高さで知られる。

フランス革命に続く一八〇〇年代初頭、国を追われたフランスの修道士の多くが、オランダとベルギーに移り住んだ。こうした国には、現在もトラピスト会の名高い醸造所がある。修道士は従来どおり、自分たちの食料を栽培し、ビールを醸造し、手工芸品などの品々を民衆に売って、修道会を維持した。今日も、国際トラピスト会修道士協会の公式サイトでは、ビール、ワイン、リキュール、石鹼《せっけん》、オリーブオイル、チーズ、パン、キャンドル、イーストその他を、修道院の製品として一覧にして販売する。

国際トラピスト会修道士協会は、本書執筆時点で十四カ所の醸造所の製品について、修道院による製造を示す「トラピスト会認証（authentic Trappist product）」（ATP）の表示を認めている。(7) ベルギー、オランダ、米国、スペイン、オーストリア、フランス、イタリア、英国の各地の修道院の製品だ。ビールその他の製品にATPと表示するには、修道院のまさにその敷地で、修道士か尼僧の管理下で生産せねばならない（必ずしも修道士が製造を直接的に担う必要はなく、管理を行えばよい）。そして製品の利益は、「修道共同体内の必要を満たすために、トラピスト修道会内の結束のために、あるいは事業発展と慈善活動のために活かす」べきであるという。

トラピスト会のビールは、麦芽《ばくが》に糖を加えて発酵させたものが多く、それによってアルコール度が高くなる。修道院は、ダブル、トリプル、クアドルプルと段階を設けており、順々にアルコール度数が上がっていく。トラピスト会のビールで有名な銘柄としては、「シメイ」、「ラ・トラップ」、「ロシュフォール」、

「ウェストフレテレン」などがある。いずれも薬用とは謳《うた》っていない。

歴史研究者のなかには、ヨーロッパで中世前期にワイン製造を継承してきたのは、修道士にほかならないと断言する者もいる。ワインは、日常の飲料であるとともに、ミサの聖餐式《せいさんしき》に不可欠と考えられた。だから今でも、かつての修道院の周辺で、ブドウ栽培が発達している。ちなみに、栽培労働には、修道士だけが携わったわけではない。修道院は地主でもあり、その所有地で栽培を行う小作人に対し、「十分の一税」を課していた（教区内の農民は収穫物の十分の一を納める定めがあった）。多くの修道会がブドウ園を開拓し、その土壌と気候に最適な品種のブドウが育つまで試行錯誤を重ねた。こうして、今日知られるヨーロッパの名高いワイン産地が誕生したのである。イエズス会のように、伝道のためアメリカやメキシコなど新天地に旅立った修道士は、その地でブドウを栽培して用いた。

「ドン・ペリニヨン」といえば、シャンパンの銘柄として有名だが、これはベネディクト会の修道士の名前である。ドン・ペリニヨン（一六三八～一七一五）は、さまざまな面でワインの製造過程を進歩させた。たとえば、ブドウのつるを積極的に剪定《せんてい》すべきこと、ブドウの収穫は、気温が低く湿気がある朝早い時間帯がよいこと、ブドウの圧搾《あっさく》はまんべんなく優しく行うことなどだ。実際には、シャンパンを考案したのは、ドン・ペリニヨンではなく、それより前の修道士だったらしい。南フランスにあるベネディクト会のサンティレー

Cocktail Recipe 14

ミモザ
Mimosa

シャンパン……90ml
オレンジジュース……90ml

いずれもシャンパンフルートに注ぎ入れる。

ル修道院で、一五三一年に発泡した酒ができたのが、記録に残る最古のスパークリングワインである。

◆シャルトリューズの誕生

「シャルトリューズ」は、フランス南東部のアルプス山中でカルトゥジオ会の修道士がつくるリキュールの銘柄であり、年間百五十万本を売り上げる。秘伝のレシピによって配合された百三十種の成分を含み、もとは万能の霊薬として考案された。名高い銘酒であり、このリキュールの名と色にちなんで、黄緑色をシャルトリューズと呼ぶ。色の名称が先にあったわけではない。

カルトゥジオ修道会は、ケルンのブルーノ（一〇三〇頃～一一〇一。後の聖ブルーノ）が一〇八四年に創設した。ブルーノはフランス北部のランス大学の名の知れた教育者だったが、孤独のなかで修行する場を求め、六名の者をともなって旅立った。そして、フランス南東部のグルノーブルのはずれの山あいに隠遁の場（僧院）を設けた。この地が、現在グランド・シャルトリューズ山地にあり、この地名がカルトゥジオ修道会（Carthusians）の名（フランス語ではChartreux〈シャルトリュー〉と発音）の由来である。そしてリキュールの名となり、色の名にもなったのだ。

この質素な修道院を創設した六年後、ブルーノは、かつての教え子で時のローマ教皇であるウルバヌス二世に呼ばれ、その顧問となった。こうしてローマに赴いた後も、ブルーノはイタリア南部のカラブリア地方にとどまり、その地で生涯を終えた。フランスに戻らなかったにもかかわらず、ブルーノの「観想的な修道会」という考えかたが広まり、ほどなく各地にカルトゥジオ会の修道院ができていった。

シャルトリューズというリキュールの物語は一六〇五年のパリに遡り、ヴォヴェールのカルトゥジオ会の修道院から始まる。ヴォヴェールは、現在のリュクサンブール公園がある地域だが、当時は閑静な一帯だった。その修道院でフランス王アンリ四世（一五五三〜一六一〇）に仕える軍人、元帥《マレシャル》デストレが、すでに数百年を経たと思われる古い手稿を修道士に渡した。霊薬（エリキシル）の秘伝の調合が記された手稿だった。シャルトリューズは、かねてから「長寿のエリキシル」と称されて有名だが、製造元が徹底した調査により驚くほど誠実にその歴史を編纂《へんさん》した『リキュール、シャルトリューズ（Chartreuse the Liqueur）』によると、長寿の霊薬という言葉はもとの手稿にはない。

この刊行物が伝えるところでは、「手稿には題名を示した表紙すらない。複雑な調合がただ淡々と記されているため、このエリキシルの、未《いま》だ証明されていない効能を誇らしげに称賛する言葉が末尾になければ、目に留まることはなかっただろう」。ヴォヴェールの修道院は、菜園も果樹園も所有しており、敷地内に薬局もあった。秘伝の調合をいかに再現したのかは知られていないが、修道院は薬効のあるエリキシルを製造し販売して、やがて評判を呼ぶようになったのだ。

一七〇〇年代初頭、ヨーロッパ各国に百七十のカルトゥジオ会の修道院があり、このヴォヴェールの修道会は金銭的余裕があったが、創設時からの総本部である山中のグランド・シャルトリューズ修道院では出費がかさんでいた。この一七〇〇年に至るまでの数世紀、修道会は、自立した運営を維持できていた。助修士《じょしゅうし》（世俗の部分を担う修道士）が家畜を育てたり、地元の木炭や木材を燃料にして鋳鉄場《ちゅうてつじょう》を営んだりしたからだ。材木も販売し、まっすぐで長いものは船の帆柱になった。しかし、一六〇〇年代末から一七〇〇年初頭に、フランス国王が、産業で利益を上げるために燃料の木材を確保する必要から、自由な木の伐採を制限した。森林資源を活用した修道会の事業と鋳鉄は、立ち行かなくなってしまう。修道会は、新たな収入源を必要としていた。

こうしたなか、山中にある総本部のグランド・シャルトリューズの修道僧が、パリのヴォヴェールの修道院に、エリキシルのレシピを記した手稿の写しが欲しいと要請した。もとの手稿はすでに失われていたが、写しは残っていたので、調合法はグランド・シャルトリューズに伝わった。そのレシピを活用する取り組みを、グランド・シャルトリューズ修道院で一部の助修士が担い、この地でもエリキシルを製造して販売するようになった。ある時点の記録には、「やや緑がかった色で、苦味があり、香辛料が利き、味は強烈である」との描写があり、風味も効能もよくなるよう工夫を重ねている、と記されている。

薬剤師である助修士ジェローム・モベクが、一七五五年に工夫の成果を記録した手稿が残っている。手稿には植物の採取や、調剤時の配合が綴られたが、エリキシルの製造法のすべてを記録する前に、一七六二年、ジェローム・モベクはこの世を去った。その死後、後継者の助修士アントワンが、さらにレシピを工夫し、刺激を抑えた味わいにするとともに、「エリキシルの抗毒作用と、色味」を改善した。抗毒というと、古代からの万能の解毒薬、テリアカに近づいてきたような印象だ。

こうしたレシピのベースとして用いるのは、良質のワインを蒸留して得た「オードヴィー」（ブランデーのこと）と定められていた。蒸留装置の冷却には、標高の高い産地から得た氷や雪を溶かすように、との指示もあった。リキュールの色は、偶然の産物ではない。ジェローム・モベクは、「若草色で、やや黄色味がかった色」であるべきと指定し、後継者のアントワンは、その色の忠実な再現を試みた実験について記録している。アントワンはこれを成し遂げ、六ページにわたる手稿に「シャルトリューズのエリキシルの配合」というレシピを書き残した。一七六四年のことであった。

できあがったレシピはグランド・シャルトリューズで工夫と改善を重ねてきたものにほかならず、完成したエリキシルが一六〇五年に入手した手稿のレシピどおりだと主張する修道士はいない。先に挙げた『リキュール、シャルトリューズ』にはこうある。「カルトゥジオ会の修道士は、レシピをただ受け身に引き継いだのではない。むしろ、もとの不十分だった調合を改めていったのだ。継承したうえで発展させ、国王に仕える元帥から得た手稿に蓄積されていた長い伝統に、自分たちの知識を加えた……。カルトゥジオ会が当初受け取ったレシピは、百三十もの薬草を用いてはいなかった。その半数強にすぎない」。修道会によると、完成品は、もとの手稿に記載された成分を、一種類を除きすべて含む。何を除いたのかは明らかにされていない。実のところ修道会は、シャルトリューズが含む植物由来成分の公表を拒み、一切開示していない。

一七八九年のフランス革命によって、国内のカトリック教会は打撃を被った。教会は十分の一税を徴収する権限を失い、修道生活に入るための請願も、政府によって差し止められた。革命の翌年、フランスではすべてのキリスト教修道会が完全に閉鎖される。ほどなくカルトゥジオ会の修道士も、多くが国を追われた。その後、一八一六年に追放が解かれ、修道士が帰国したときには、修道院は略奪され荒れ果てていた（ただし、修道院内の薬局はほとんどが存続していた）。修道会には何の資金もなかった。この時点で、修道士による万能薬、エリキシルの販売が本格化する。

こうして商品化されたのが、「グランド・シャルトリューズ修道院の植物万能薬《エリキシル・ヴェジェタル》（Elixir Vegetal de la Grande-Chartreuse）」である。「医師の到着を待てない緊急のショック状態、病気、事故時の治療薬」と推奨された。「深刻な内出血、失神、窒息、動悸、消化不良、難産にともなう卒倒と衰弱に最適である。その他、体力と気力を取り戻すために即刻助けを要する、あらゆる状況に効果的」と、修道会は売り込んだ。

今日でも、この「エリキシル・ヴェジェタル」は、フランスの薬局で販売されている。小瓶に入って、さらに木製の筒で梱包《こんぽう》されたこのエリキシルを、体調全般を整える毎日の予防薬とする人が少なくない。スプーンに角砂糖を載せてエリキシルを注ぎ、舌で溶かしながら摂取するのが一般的だ。この方法は、刺激の強さ（アルコール含有量六十九パーセント）を楽しむためにうってつけのようで、消化不良も癒し、ひどい風邪にも効く。また、皮膚の発疹や、痛み、かゆみを和らげるなど、外用薬にする人もいる。シャルトリューズの貴重な古い広告には、一九〇〇年代初頭のコレラの流行時に、「エリキシル・ヴェジェタル」を患者の治療に用いる修道女が描かれている。一九五〇年代には、シャルトリューズが乗り物酔いを和らげるとも宣伝された。

この「エリキシル・ヴェジェタル」は、一回にスプーン一《ひと》匙《さじ》の「健康のためのエリキシル」だが、修道士たちは同じ植物成分を用い、三種類の薬草リキュールを販売した。今日、「シャルトリューズ・ヴェール」として知られる緑色《ヴェール》のリキュールは、「食卓のためのエリキシル」として修道院が開発した製品であり、もとのエリキシルよりも甘味があってアルコール度が低い。レモンバームを主にした白《ブランシェ》いリキュール「シャルトリューズ・ブランシェ」は、一時期生産された後、姿を消したが、黄色《ジョーヌ》のリキュール「シャルトリューズ・ジョーヌ」は今もある。一八七四年の時点では、以上三種類のすべてが生産されていた。時代の流れとともに、修道士たちは各種のリキュールを売り出し、一九七〇年代、酒の飲みかたも趣味がよいとはいえない爛熟《らんじゅく》の時代には、オレンジ、ラズベリー、ブルーベリーのヴァリエーションのシャルトリューズもあった。また、このカルトゥジオ修道会は、歯磨き粉や鉄分補給剤などの製造と販売も、早くから手がけていた。

Cocktail Recipe 15

アラスカ
Alaska

ジン……45ml
シャルトリューズ・ジョーヌ……15ml
オレンジビターズ……一滴

氷を入れたミキシンググラスに、材料をすべて加える。ステアして、濾しながらカクテルグラスに注ぐ。レモンツイストを飾る。

『科学による全米レシピ事典(The Scientific American Cyclopedia of Formulas)』(一九一一)は、「シャルトリューズ・ヴェール」を真似てつくるためのレシピを紹介している。アンジェリカの種と根、アルニカフラワー、バルサム樹脂系のもの(バルサムの葉か、似た香りのアレコスト、コストマリーなどのタンジーの仲間)、シナモン、ジェネピ、ヒソップ、レモンバーム、メース、ペパーミント、バルサムポプラの芽、タイムを材料とする。分量は、バルサムとアンジェリカがもっとも多く、シナモンとメースがそれに続く。本物のシャルトリューズの百三十種類には、ほど遠い。しかし、香りが強く身体を温める香辛料と、清涼感をもたらす緑のハーブを組み合わせており、印象としては目指すものにかなり近い。同レシピ事典によると、もう一種の「シャルトリューズ・ジョーヌ」は、以上の材料からペパーミント、タイム、バルサム樹脂系、バルサムポプラの芽を抜いて、代わりに、アロエの苦味、カルダモン、クローヴ、コリアンダーを利かせる。

一八〇〇年代半ばまで、エリキシルを生産していたのは、レシピを入手したパリのヴォヴェールの修道院と、調合を改良した総本部のグランド・シャルトリューズ修道院の二カ所だけだった。その後、カルトゥジオ修道会の激動の歴史のなかで、以下に述べるように、ほかに五カ所の蒸留所でシャルトリューズを生産する展開となる。薬用のエリキシルも、リキュールのシャルトリューズも、いずれも評判は高く、修道会の財政の健全化につながった。しかし、それを打ちのめす脅威にもさらされ、他の場所での蒸留所の開設を余儀なくされたのだ。まず一八六四年に、修道会の経済活動を宗教と切り離す必要から、リキュールの製造を、総本部のグランド・シャルトリューズから、近隣のフルヴォワリという町の蒸留所に全面的に移転した。そこで一九〇三年まで製造していたが、その年、フランス政府(政教分離を進め、カトリック教会の力を排除しようとしていた)によって、この蒸留所およびシャルトリューズという商標が差し押さえられたため、カルトゥジオの修道士は、かつての革命時に続き、再び国外に逃れた。新しい蒸留所をスペインのタラゴナに設立して、一九〇三年から一九八九年までそこでシャルトリューズを生産する（僧のフランス帰還後も、タラゴナでの生産は続いた）。ただし、シャルトリューズという商標は使えなかったため、製品を「リキュール・ペレス・シャルトリュー・タラゴン」と呼んだ。タラゴナに続き、マルセイユでも一九二一年から蒸留所（アブサンを製造していて閉鎖された蒸留所）を操業するようになる。マルセイユでは一九三〇年代初頭まで、フランス市場向けのリキュールを製造した。けれども修道士たちは、アルプスの山間部にある、かつての蒸留所に戻りたいと願っていた。

そうこうしているうちに、フランス政府は、シャルトリューズの商標権を売却した。修道会がグランド・シャルトリューズの商標を失った後、本物のシャルトリューズにはとても及ばない類似品を蒸留していた業者がいて、その新興の蒸留会社が商標権を獲得する。もともと修道院が手がけていた歯磨き粉や鉄分補給剤の製造は、この会社によって廃止されるか他社に売り渡された。だが、結局のところ、この会社は一九二九年に破綻してしまった。そしてようやく、シャルトリューズの商標は、修道士の手に戻ることになる。

カルトゥジオ会の修道士は、フランスの山中にあるフルヴォワリの蒸留所についに帰還して、一九三二年までには操業再開にこぎつけた。ところが、三年後、山が地滑りを起こし、蒸留所全体が破壊された。そこで、近くのヴォワロンに設けた蒸留所に移り、一九三六年からリキュールを製造し、生産が追い付かないほど成長した二〇一七年まで続いた。二〇一八年、新しい蒸留所を、やはり山あいのエグノワールにオープンする。それまで蒸留所だったヴォワロンの敷地は、観光資源として活用することになった。

今日でも、リキュール製造の要の部分は、わずか二名の修道士が担っている。二人は、総本部であるグランド・シャルトリューズ修道院で、秘密を盗み見ようとする人目を避け、蒸留所とは別の作業場所で、植物成分を粉にして調合する。毎年修道院には、約二十トンの材料が届けられる。二人の修道士は、乾燥させた植物を、計量してグループごとに分類し、番号をつけた袋に詰め、これが蒸留所に運ばれる。蒸留所では、それぞれ違う調合の薬草が入った袋ごとに、アルコールに漬け込んで浸出させ、種類別に蒸留する。得られた蒸留酒に、シュガーシロップを合わせ、シャルトリューズの特徴である緑と黄色を生み出す植物をさらに漬け込む。こうしてできたリキュールを、オークの大樽でしばらく熟成させ（他と同様、熟成期間も秘伝だが、推定で三〜五年）、その後、ボトル詰めする。

一六〇五年の手稿入手以来、四百年の波乱に満ちた歴史をもつシャルトリューズは、文学の世界でも好まれるリキュールとなっている。英国の作家、サキ（一八七〇〜一九一六）は、短編のなかでこう綴る。「キリスト教の腐敗について、人々はこう考えるだろう。緑色のシャルトリューズを生み出した宗教だから、決して滅びることはない」。ほかに、F・スコット・フィッツジェラルドの『グレート・ギャツビー』、イーヴリン・ウォーの『回想のブライズヘッド』、ウィリアム・ワーズワースの詩にも、このリキュールが現れる。ワーズワースはグランド・シャルトリューズ修道院を訪れた経験がある。また、ロックスターにも好まれ、アルコール度数五十五度の「シャルトリューズ・ヴェール」がパーティーの評判に一役買うのは間違いない。ロックバンドのZZ《ジージー》トップは、シャルトリューズから着想を得た曲（歌詞に、リキュールの名とともに「君のまとう色が、俺を解放してくれる」とある）をつくり、トム・ウェイツもこのリキュールの名に触れた。さらに、型破りなジャーナリストにして作家のハンター・S・トンプソンは、私生活でも著作中でも、シャルトリューズが気に入っていた。一九九三年に刊行されたトンプソンについてのドキュメントに、彼の日常を綴った部分がある。真夜中から午前六時までのあいだに消費したものとして、

「シャルトリューズ、コカイン、マリファナ、シーバス、コーヒー、ハイネケン、クローヴ入りのタバコ、グレープフルーツ、ダンヒル、オレンジジュース、ジン、そして延々と続くポルノ映画」とある。二〇〇七年のクエンティン・タランティーノ監督の映画、『デス・プルーフ in グラインドハウス』では、出演者でもある監督と俳優が飲み交わす場面で、「シャルトリューズ！　色の名前にもなるなんて、このすごいリキュールだけだ！」というセリフがある。

　この銘柄の熱烈なファンは、ただコレクションするためにボトルを買う。コレクターは、シャルトリューズの閉鎖された蒸留所の、なるべく古いボトルを探し求め、その購入に数千ドルを支払う。ボトルハンターたちは、一九九〇年以前に製造されたボトルについては、ラベルのさまざまな手がかりから製造年を見極める。蒸留所の名称と、出荷先の国での輸入業者を確かめ、「シャルトリューズ・ジョーヌ」のアルコール度（一九七二年に度数を変更）、バーコードの有無（一九七七年に導入）を調べるのだ。

　一九九〇年頃からのボトルには、ネック部分に、大文字のLに六桁《けた》の数字が続く、シャルトリューズの年月日コードが表示される。ボトリングの年を知るためには、最初の三桁の数字に、修道会の創設年である一〇八四を足す。そして残りの三桁は、その年の初日から三百六十五日めの、いずれかを示す。たとえば「L933006」という表示のボトルは、最初の三桁、九三三に一〇八四を足すと二〇一七で、残りの三桁

Cocktail Recipe 16

ラスト・ワード
The Last Word

シャルトリューズ・ヴェール……30ml
マラスキーノリキュール（マラスカチェリーのリキュール）……30ml
ジン……30ml
ライムジュース……30ml

氷を満たしたシェイカーに材料を入れる。シェイクして、カクテルグラスに濾して注ぎ入れる。

からその年の六日めとわかるので、二〇一七年一月六日である。

世界各地には、年代物のシャルトリューズを、グラスで提供するバーがある。修道院から最初に移転したフルヴォワリの蒸留所で一八〇〇年代後半につくられた「シャルトリューズ・ヴェール」は、特に価値ある希少品であり、サンフランシスコのレストラン、「スプルース」では、シングルオンス（三十ミリリットル）が千二百五十ドルだ。

◆修道院リキュールのいろいろ

シャルトリューズが商品化されると、すぐに類似品が出回り、清貧な修道士も金目当ての僧も、そろって真似た製品をつくった。どれも、オリジナルのカルトゥジオ会のものほど由緒ある歴史はないが、いくつかの銘柄は長続きし、年月とともに信頼に足る商品となっていった。そのようなリキュールは今も（もしくは近年まで）製造されており、ベネディクト会は、バイエルンのエッタール修道院、スペインのサモス修道院、イスラエルのアブ・ゴッシュで、シトー会は、フランス南部のラ・グラス・デューとノートルダム・ドゥ・リランで生産し、また他の修道院からもリキュールが生まれた[8]。

伝えられているところでは、「チェンテルバ（Centerbe）」（「百のハーブ」の意味）というリキュール[9]は、中世にイタリア半島中部のアブルッツォ地方で、ベネディクト会のサン・クレメンテ修道院によって、地元の山地で採った香草から生み出された。チェンテルバは、旅の途中で立ち寄った巡礼者によって有名になった。この修道院が閉鎖されてからも、地元の人々がこの地でリキュールの生産を続けた。

「チェンテルバ・トロ」は、一八一七年にベニアミーノ・トロという薬剤師がつくり始めた製品で、当初自分の薬局で販売した。鮮やかな緑色で、アルコール度数七十度で瓶詰めされていた。一八六五年にダブリンで開催された国際的な展示会のカタログに、このチェンテルバ・トロについて記載がある。「実によく効くチェンテルバは、申し分のない健胃薬として、内服で薬効が得られるのに加え、切り傷や外傷のための外用薬としても役立つ」。薬となるチェンテルバは、ナポリで一八〇〇年代前期にコレラが流行したときに、特に需要が高かったという。

今日チェンテルバは、消化を助けるディジェスティフ（食後酒）とするほか、コーヒー、ホットチョコレート、ミルクに混ぜて飲む（シャルトリューズも同じように使える）。インターネットには自家製のチェンテルバのレシピがあり、成分は次のとおりだ。バジル、セージ、ローレル、ペパーミント、マジョラム、タンジェリン、オレンジ、レモン、レモンバーベナ（香水木《こうすいぼく》）、ラヴェンダー、イラクサ、モーヴ（紫色の花をつける植物）、菩提樹《ぼだいじゅ》、タイム、ローズマリー、ライムフラワー、カモミール、バラの花弁、クローヴ、焙煎《ばいせん》したコーヒー豆、ジュニパーベリー、アニスかフェンネル、シナモン、サフラン、茶葉、ナツメグである。

チェンテルバ・トロのボトルには、（当然ながら）「秘伝である昔ながらのレシピで今もつくっている」とある。水差しのように把手《とって》がついた小型のボトルは、胴部にわらを巻いており、二百年の伝統を際立たせる。あるウェブサイトのテイスティングでは、チェンテルバ・トロをこう評する。このリキュールは「輝きのあるライムグリーンの色で、少し甘味のある魅力的な香りは、タイム、オレガノ、スペアミント、

Cocktail Recipe 17

ヴェール・ショー
Vert Chaud
（「温かい緑」の意味）

チェンテルバまたはシャルトリューズ・ヴェール……45 ～ 60ml
ホットチョコレート……180ml

耐熱性のカップかグラスに材料を入れ、マシュマロかホイップクリームを載せる。

シャクジョウソウ、乾燥前のリコリス（甘草《かんぞう》）の茎などの香草による」そのほかに、「ステリーナ」[10]という製品があり、シャルトリューズとよく似た黄色《ジョーヌ》と緑色《ヴェール》の二種類を展開する。秘伝のレシピにもとづき聖家族修道会が生産していて、その製造場所は、あのシャルトリューズの蒸留所があるエグノワールから二十五マイル（約四十キロ）ほどのところだ。ステリーナ・ヴェールは、十二種類の植物成分を含み、アルコール度は五十度で、ステリーナ・ジョーヌは、二十四種類の植物を用いアルコール度は四十二度である。

この修道会は、一八二九年に創設された。人里を避けたカルトゥジオ会と異なり、聖家族修道会の者たちは外界と交わり、学校建設や農業技術の指導、各地の貧困地域における送水ポンプの設置に、修道会の収益を投じた。とはいえカルトゥジオ会と同様、一九〇三年にはフランスから追放される。国を出た聖家族修道会の修道士は、イタリアで、ピエモンテ地方のトリノの南に拠点を構え、ブドウ栽培に取りかかった。植物学に習熟した助修士アンリ＝マリー・ベルジ＝ビヨンが、その地でステリーナのレシピを考案した。ベルジ＝ビヨンは「飲みやすく身体によい」リキュールづくりを目指し、一九〇四年にレシピが完成した。一九三九年に修道士たちはフランスに帰還し、一九五〇年代にこの製品の商品化に至る。

◆〝霊薬〟ベネディクティン

修道院のリキュールとして「シャルトリューズ」と並び称される最たるものは、「ベネディクティン」である。[11]ただし、修道士によって生産されているというわけではなく、修道院伝来の霊薬《エリキシル》に着想を得た製品だ。その誕生の地、フランスのフェカンは、パリの北西の英仏海峡沿いに位置する。六五八年に設立された尼僧院が聖遺物を秘めていたため、巡礼の地として知られるようになった。海岸で波に洗われるイチジクの木が、キリストの聖血を湛《たた》えているという。尼僧院は、八四二年にヴァイキングの襲撃で壊滅した。その後、一一七五〜一二二〇年に再建され、ベネディクト会のフェカン修道院となった。

ベネディクティンの製造元によると、一五一〇年にフェカンでベネディクト会の修道士、ドン・ベルナルド・ヴィンチェリが、薬効のあるエリキシルをつくった。現存する記録によると、修道院の「多額の金を費やして、この薬剤師が調合した薬液」だという。当時、エリキシルは販売品ではなく、修道士用だった。製造はフランス革命まで続いたが、革命後、修道士は追放される。革命の最中、一人の修道士が、エリキシルの調合レシピが記載された本を保持していて、それを友人に渡した。受け取った人物の孫、アレクサンドル・ル・グラン（一八三〇〜九八）が、ベネディクティンというリキュールに貢献することになる。

「アレクサンドル・ル・グランは、当世の好みに合わせて、かつての治療薬をリキュールとして楽しめるものにした。二十七種類の薬草と香辛料をそのまま受け継ぎ、同じ製造工程に従いながら、もとのレシピを一八六三年という時代に蘇らせたのだ」。これは、バカルディ社の伝統遺産部門の博物館キュレーター、セバスチャン・ロンサンの言葉であり、ベネディクティンという銘柄は、現在バカルディ社の傘下にある。

アレクサンドル・ル・グランは、このリキュールを生産するために、華麗な宮殿のような建物をフェカンに築いた。このベネディクティン・パレスは、現在も健在で、観光客を惹きつけている（ル・グランが集めた美術品も収蔵されている）。ここで冬の庭を訪ね、「ベネディクティンの霊妙な芳香と、そのカクテルを味わう」のだ。このリキュールを使ったカクテルとしては、ボビー・バーンズ、シンガポール・スリング、そしてニューオーリンズ生まれの古典的なカクテル、ヴュー・カレ（「古い街」の意味で、植民地時代からの地区名である）が特に有名である。ベネディクティンは、コニャック（フランスのコニャック地方のグレープブランデー）と混ぜることが多い。そのため、この二つを合わせ、ベネディクティン（Bénédictine）とブランデー（Brandy）の頭文字からB&Bと名づけられた商品が、一九三八年に登場した。

ベネディクティンは、ベーキングスパイス（焼き菓子向きの香辛料）の風味とハチミツの甘味のリキュールである。ベネディクティンの成分は、製造元以外で推定したところ、アンジェリカ、ヒソップ、ジュニパー、ミルラ、サフラン、メース、モミの球果、アロエ、レモンバーム、茶葉、タイム、コリアンダー、クローヴ、レモン、ヴァニラ、ハチミツ、シナモン、ナツメグとのことだ。以上のリストに、アプリコット、ジェネピ、カルダモン、ホウライシダまたはオレンジピール、そしてアルニカを加えたとする推測もある。『科学による全米レシピ事典』によると、ベネディクティンの類似品をつくるには、クローヴ、ナツメグ、シナモン、レモンバーム、ペパーミント、アンジェリカ、ジェネピ、カラムス（ショウブ）、カルダモン、アルニカフラワーをアルコールに漬け込んでから、蒸留して、甘味を加える。

今日でもなお、ベネディクティンは伝統医療で用いられる。その中心となっているのがシンガポールとマレーシアの中国系コミュニティだ。[12] このリキュールは、「出産後の滋養強壮薬《トニック》」、つまり分娩《ぶんべん》後三十～四十日の産褥《さんじょく》期に体調を整えるための薬剤とみなされる。これをスープに加えたり、そのまま少し飲んだりする。産褥期内にベネディクティンを一瓶飲み切るのがよいと考える人もいる。

かつて、ベネディクティンは薬として宣伝されていたこと

Cocktail Recipe 18

ヴュー・カレ
Vieux Carré

ライウイスキー……30ml
コニャック……30ml
スイートヴェルモット……30ml
ベネディクティン……8ml
ペイショーズ・ビターズ……二滴
アンゴスチュラ・ビターズ……二滴

氷を入れたミキシンググラスに材料を加えて、ステアする。別の氷を入れたロックグラスに濾しながら注ぎ入れる。

がある。一八六六年のシンガポールの新聞広告は次のとおりだ。このリキュールは「強壮薬《トニック》、卒中の治療薬、消化薬であり、香りがすばらしい……、流行の伝染病予防に特に有効である。近頃ではフランスの医師は、胃腸に異常が生じコレラや熱病に罹《かか》ったとみえる患者に、例外なくこれを与えている」

　その後一九五〇年代を迎える頃になると、海外で働く中間層の中国人で、過酷な気候のなか屋外で仕事する労働者向けに、ベネディクティンを宣伝した。このリキュールは女性のあいだでも流行し、アンジェリカ（女性に特有の症状に効くとされる）を配合していることが人気の理由らしい。ただし、リキュールに含まれるアンジェリカは、おそらくセイヨウトウキ（Angelica archangelica）であり、中国の伝統医療で「朝鮮人参《にんじん》の女性版」として知られる「当帰《とうき》」、すなわちカラトウキ（Angelica sinensis）とは種類が異なる。現在も、ベネディクティンと当帰を摂取する効果が期待されているようで、たとえばインターネット上の「ベネディクティンＤＯＭ入りチキンエキス」のレシピでは、このリキュールを入れたチキンブロスに、当帰のスライスを少量加えている（「ベネディクティンＤＯＭ」というリキュール名は、〝Deo Optimo Maximo〟〈至善至高の神に捧ぐ〉の頭文字を用いて、修道会に由来することを強調したとされる）。また、一九六四年の広告には、「出産後のお母さんの血液と身体を活性化するために、二十七種類の選び抜かれた薬草を配合したベネディクティンＤＯＭを」とある。そして一九八〇年代に至っても、シンガポールでは出産祝いとして、ベネディクティンと、ベビー用パウダー、ベビーソープ二個をギフトセットにして宣伝していた（昨今クリスマスの時期に見かける、リキュールと、ブランドの意匠をあしらったグラスをセットにした、ギフトボックスみたいなものだ）。

　中国系コミュニティで、同様の用途に用いられるのが、日本の〝生薬《しょうやく》による滋養強壮剤《トニック》〟、「養命酒《ようめいしゅ》」である。アルコール度は十四度で、十四種類の薬草を含む。紅花《べにばな》、丁子《ちょうじ》、朝鮮人参、地黄《じおう》、鬱金《うこん》、桂皮《けいひ》、芍薬《しゃくやく》、その他の効きめのある生薬を成分とする。おまけに毒ヘビ（マムシからとれる反鼻（はんぴ）という成分）まで入っている。養命酒のウェブサイト（シンガポール版）には「富貴鶏」、「エビの養命酒漬煮」といったメニューのレシピもある。

◆スコットランドのトニックワイン

バックファスト・トニックワイン[13]は、「バッキー」とか「獣の病も撃退する強力ドリンク」の名でも知られ、「破壊的な魔力を帯びた酒」、「英国版のフォー・ロコ」（フォー・ロコは、炭酸を加えた米国のアルコール飲料。意味は、「普通の四杯分のクレイジーな強さ」）とも呼ばれる。バックファストは、カフェインで強化した低価格のワインとして、スコットランドでは、無鉄砲な若者たちと切り離せないものとなっている。スタンダードのボトルでも、「コカ・コーラ」八本分に相当するカフェインを含むといわれ、「ベリー風味のコーラと咳止め薬を、ほどよく混ぜたような」味わいだそうだ。

バックファストは、実はワインがベースではない。ミステル、つまり、発酵の進んでいないブドウ果汁にアルコールを加えて強化した酒である。似たものとして、コニャック地方のピノー・デ・シャラント（発酵を終えていないブドウ果汁にコニャックを加えた酒精強化ワイン）、アルマニャック地方のフロック・ド・ガスコーニュ（発酵前のブドウ果汁にアルマニャックを加えた酒精強化ワイン）、ノルマンディー地方のポモー（未発酵のリンゴ果汁にカルヴァドスを加えた酒精強化ワイン）などが、フランスで生産されている。バックファストは、アルコール度が十五度あって、スコットランドのグラスゴーでは、「ごろつき」（要するに、フーリガン）好みの酒となっている。二〇一七年の『テレグラフ』紙の記事によると、バックファストが、「わずか二年間で六千五百件の反社会的行為と暴力に関連」していた。[14]

バックファストの名は、イングランド南部、デヴォン州の地名であり、その地にある一〇一八年に遡る修道院に由来する。かつては、修道士が羊を飼いながら暮らしていた場所だ。しかし一八八二年に、修道院が売却され、フランスのディジョンから迫害を逃れてやってきた、ベネディクト会の修道士たちの手に渡った。修道士は収入のために、塗り薬や薬品を売り、その一つである気つけ薬として、バックファストが生まれた（他の修道会も、かねてから強壮作用のあるトニックワインを製造しており、ストーンヘンジで知られるウィルトシャーの一二四一年の記録は、クリュニー修道会の鉄分を加えたワインに触れている）。ベネディクト会の修道士が販売したバックファストは、服用量について「健康と血液の活性化のために、一日に小グラス三杯」との指示だった。新聞広告には、「風邪とインフルエンザの予防にバックファスト・トニックワインを」と堂々と大文字で記してある。

バックファストの修道院は、ワイン販売の継続に必要とされる免許取得に問題が生じていたため、一九二七年に、ワイン業者の「J・チャンドラー・アンド・カンパニー・リミテッド」と契約を結んだ。トニックワインの製造はバックファスト修道院で引きつづき修道士が行い（ベースとなるミステルは、フランスから輸入）、販売はチャンドラー社が担うことになった。この取り決めが成立したとき、調合法も変わった。起源となるレシピは紛れもなく薬用だったが、より広い消費者向けの商品に改良したと、製造元は認めている。

それにしても、イングランドで生まれた飲料が、なぜスコットランドの若者のあいだでとりわけ人気となったのだろう。その理由について、グラスゴーではアルコールの販売時間に関する法律が厳しいため（平日は午後十時まで、日曜日は販売不可）、薬局で売られる「薬用」ワインが、ビール代わりとして魅力的だったという説がある。バッキーことバックファストの売り上げは、二〇一七年に四千三百二十万ポンドに達した。また、修道院のため非課税となることでバックファスト側がためこんだ金額は、二〇一六年に約九百万ポンドとされる[15]。スコットランドでは犯罪とバックファストの関連性から、各種団体がバックファストの禁止に向けて動き、あるいは免税資格を修道院から取り上げることを求めている。だが、成果は上がっていない。

中世ヨーロッパの修道士と尼僧は、医薬、農業栽培、錬金術の知識を継承しつつ世に広め、ビール、ワイン、薬用リキュールの発展に貢献してきた。しかし、そうした時代は終わりに近づく。次章でみるように科学者によるアルコールについての研究が、医薬分野の発見につながり、世界を変えていくことになる。

第四章 科学と酒

プリーストリーと炭酸、パスツールと酵母菌わたしは命を除去した。命とは病原菌のことだ。細菌は、生命なのである。
——ルイ・パスツール

修道士が薬草による万能薬の調合に励んでいた時代、古代ギリシア・ローマの世界観から脱して、より近代的な科学による考えに移行する知識人も現れた。十六～十七世紀に科学革命が進んだ背景には、印刷機の発明による情報の伝播《でんぱ》や、商業（続いて製造業）に携わる新興階層の科学に対する興味の高まりがあった。科学革命の推進は、古代の知識では理解の及ばない新大陸の知見や品々、そして病気が、ヨーロッパにもたらされたためでもある。

天文学、物理学、光学、数学が結びつくと、力学的な仕組みの理解につながる。ニコラス・コペルニクス（一四七三～一五四三）は、地動説、つまり太陽を宇宙の中心とする説を唱えた。ヨハネス・ケプラー（一五七一～一六三〇）は、惑星の運動について三つの法則（ケプラーの法則）を発見した。ガリレオ・ガリレイ（一五六四～一六四二）は望遠鏡を活用して天体運動の研究の発展に貢献する。アイザック・ニュートン（一六四二～一七二七）は、微分積分学《びぶんせきぶん》を発展させ、万有引力の法則を発見した。こうして世界は、普遍的な法則に従って動く力学的な機械として理解されるようになる。そのため、フランスの哲学者、ルネ・デカルト（一五九六～一六五〇）は、人間を含むすべての物体を、力学的な原理によって作動する機械とみなす理論を展開した。

一方、純粋な科学であるべき化学は、十六世紀半ばまで、錬金術《れんきんじゅつ》という黎明《れいめい》期の科学に留まり未熟なままだった。医学もまた、引きつづき無意味な治療を行っていて、緑のトカゲを入れて加熱したオリーブオイルで傷口をふさぐ、ワインで洗ったミミズ入りの樹脂で傷を治療する、といった具合だった。とはいえ、第二章で述べたパラケルススによる医化学は、象徴的な意味だけで具体的な効果の乏しい療法だったにもかかわらず、合理的な面もあった。病気の原因を、古くからいわれるような気質のせいとか、地球の位置関係が悪いせいとするのではなく、身体の症状を見極めて診断する方法をとったからだ。かつてガレノスは、病気を四体液のバランスの問題と考えたが、パラケルススは病気の症状そのものを改善する治療を行おうとしたのである。

パラケルススは、ガレノスの論考を否定して（実際にその書物を燃やしたほどだ）、医学を前進させたが、体液説を完全に葬り去ったわけではない。体液説の崩壊は、人体構造の解明によるところが大きい。ガレノスの考えでは、血液は肝臓でつくられて体内を流れ、血液の枯渇した部位に送られる。解剖は、ガレノスの時代（ガレノスは人体ではなくサルなどを解剖した）以降何世紀ものあいだ、時には禁止され、また時には医師のあいだで奨励された。それでも、ガレノスの説を疑う者は、ほとんどいなかった。

フランドルの医師、アンドレアス・ヴェサリウス（一五一四～六四）は、一五四三年に『人体の構造（De humani corporis fabrica）』（邦訳題『ファブリカ』うぶすな書院　二〇〇七年）を出版した。ヴェサリウスは多くの遺体を調査したうえで、ガレノスが考えた血液の流れは、人体の仕組みには当てはまらないようだと示した。さらに、英国の医師、ウィリアム・ハーヴェイ（一五七八～一六五七）が、一六二八年に血液の循環について明らかにした（もっとも、アラブの医師、イブン・ナフィスが一二〇〇年代にすでに同様の結論に達していたのだが）。ハーヴェイは血液循環説を、聴衆の前で重大なこととして説き明かし、反論を寄せつけなかった。体内のどこかで造血したり枯渇したりするのではなく、血液はループ状に循環していると判明し、となれば、体内には限られた一定量の血液があることは間違いない。したがって医者は、「過剰」な体液として患者の血液を抜くことに時間を費やすべきではない、といえるはずである。

とはいっても、他の事象でもままあるように、医師の考えは一夜にして変わるわけではなく、一世紀かかっても従来の方法に固執しがちだった。瀉血《しゃけつ》の習慣は、さまざまな理由で正当化され、一八〇〇年代末まで続くのである。

◆気体とフロギストン

ビールとワインがきっかけとなって、一七〇〇年代の化学、微生物学、医学の分野は、大きく発展した。発酵の過程では、酵母が糖を分解して、アルコール、および二酸化炭素を生成する。このうちアルコールについては、先に述べたように、それ自体が医術で用いられたほか、植物と組み合わせて使った。二酸化炭素については、その発見が、広く気体についての理解につながり、ガスを利用して炭酸飲料や医療用麻酔が生まれることになる。酵母については、その研究によって微生物の存在が知られ、病原菌説、感染経路、無菌手術と消毒に関する理解が進む。

英国の科学者、ロバート・ボイル（一六二七〜九一）は、アリストテレスの四元素説について懐疑的だった。たった四つの要素（火、水、土、空気）がさまざまな量で存在して万物を構成しているとは思えない。ボイルは、鉱泉水の分析を行い、海水を蒸留して脱塩する方法を船乗りのために示し（これはボイルが初めてではない）、さらに空気の物質的な特性を研究した。その結果、気体の体積と圧力が反比例する関係を示す、ボイルの法則が生まれたのである。これに続く科学者たちは、空気中に混在する気体の種類の判別に取り組んだ。

気体に関する一七〇〇年代の実験の多くは、ガラスの球体や、ドーム状のベル型をしたガラス器内で行った。ちょうど、レストランで陳列するケーキのカバーや、テラリウム（透明な容器内で動植物を飼育する）の丸いガラス器みたいなものである。ベル型のガラス器の開口部を水に浸し、そのドーム内の空間で実験を行った。このガラス球内でロウソクを灯《とも》し、密閉された空間内の酸素を使い切ると、下面の水位が上昇する。燃焼によって空気を消費したので、ドーム内の気体の容積が減ったのだ。

だが、ガラス球内に何らかの空気がまだ残っていても、ロウソクはいずれ消えてしまう。かつてはこの現象を、フロギストンのためだと説明していた。[1] フロギストンとは、一七〇三年にゲオルク・エルンスト・シュタール（一六六〇〜一七三四）（ドイツの医師、化学者、哲学者）が錬金術の流れを受けて確立した概念である。フロギストンは、炎そのものではない。当時の考えでは、フロギストンとは、物質内にある可燃性をもつ要素である（フロギストンは、炎を意味するギリシア語に由来する。「燃素」ともいう。可燃性物質は、燃えるとフロギストンを放出し、残りは灰になる、といわれていた）。

それ以上燃えないもの、たとえば木灰は、フロギストンを放出し切ったのだと考えられた。一方、ガラス球のなかで燃えていたロウソクが自然に消えるのは、フロギストンを放出し切ったというより、燃焼中に放出したフロギストンがガラス球内に充満したため、と説明された。燃える水、アクア・ヴィタエ（命の水、つまり引火しやすい蒸留酒のこと）は、水とフロギストンの合成物と考えられていた時期がある。

しかし、フロギストンですべてを説明できるわけではなかった（種明かしをしてしまうと、そんなものは存在しない）。シュタールは、酸化（金属のさびなど）も燃焼と結びつけてとらえた（金属灰は、金属の酸化物であることが多い）。だが、金属を焼くことでフロギストンが放出されるなら質量は減るはずなのに、金属が酸化すると質量は増えるので、矛盾する。辻褄を合わせる唯一の説明が、フロギストンは「負の質量」をもつ、という考えだった。このあり得ないと思われる仮説は、誤りだと証明されるまで一世紀近く要することになる。

　別の実験では、ガラス球の外に拡大鏡を置いて太陽光を集め、球内の基台に置いた物質に火をつけて、燃焼後の気体と燃え滓《かす》の質量を測定し分析する。そして燃焼後の気体のなかにマウスを入れて、いつまで呼吸が続くかを観察した。気体のなかに、まず植物を入れ、植物が枯れてからマウスなど齧歯《げっし》類を入れる実験もあった。さらに今度は、先にマウスを入れて、息絶えたら植物を入れる、という順で実験を繰り返す（一七〇〇年代の気体化学の科学者によって、多くのマウスが窒息死した）。科学者は気体の性質を分類し、空気中には二種類の気体があり、そのうちの一種類に燃焼性があると示した。

　スコットランドの化学者、ジョゼフ・ブラック（一七二八～九九）が一七五〇年代に行った実験は、今日、子どもたちが火山噴火の発泡現象を学ぶために行う、重曹《じゅうそう》に酢を加えたときの泡の観察と同じだ。ブラックは石灰石に酸を加えると泡立って、「固定空気」と呼ばれるものを放出する現象を研究したのだ。実験前と実験後の質量を測定し、また実験の手順を入れ替えて確かめた。こうした特定の作用で生じた空気は、普通の大気とは性質が異なることを明らかにしたのである。ブラックの「固定空気」は、後に「二酸化炭素」として知られることになる。

　牧師であるジョゼフ・プリーストリー（一七三三～一八〇四）（化学者としても多くの業績を残した）は、気体の研究を始めた。醸造所の隣に移り住んだところ、発酵中のビールの樽から、ブラックが述べたのと同じ性質の空気が生じていると気づいたのがきっかけだ。ビール樽からの空気について、その気体内にマウスを閉じ込めると死ぬことがわかった。発酵中の樽から放出される気体も、固定空気とされた。

　プリーストリーは、おそらく史上初の、人工の炭酸水をつくった。ビール樽からはマウスを殺す固定空気が生じている。その樽の上で、器に入れた水を、もう一つの器とのあいだで何度も行き来させると、放出されているこの気体が溶け込んで、泡立つ水になったのだ。そして、この発泡水を実験室内でつくれる装置を開発した。プリーストリーが人工的な炭酸水のつくりかたを示した著作が、『水を固定空気で満たす方法：ピルモントの泉や他の鉱泉水のような特別な力と効能を備えた水にするために（Directions for Impregnating Water with Fixed Air: In Order to Communicate to It the Peculiar Spirit and Virtues of Pyrmont Water, and Other Mineral Waters of a Similar Nature)』（一七七二）である。

プリーストリーは、各種の器具を設計して、気体の実験を行った。そのなかから、一七七四年に「炭酸水製造器」が完成した。これは、コンテナ内で、今でいうベーキングパウダー（酒石酸《しゅせきさん》と重炭酸ナトリウム）を水と反応させ、炭酸水をつくる装置だ。この炭酸水製造器を進化させたものが、今日見かける手軽なソーダサイフォンである。同じ仕組みを発展させて、麻酔のガスを送る機械も生まれる。

プリーストリーの書名にある「ピルモント」（北ドイツの温泉地）は、泡立つ天然の鉱泉として有名である。固定空気を含む水にミネラルを加えるとピルモントの温泉水のようになるが、「特別な力と効能」は水の発泡性によって生じる、とプリーストリーは記した。

この二酸化炭素が充満した水について、プリーストリーは、発熱や壊血病《かいけつびょう》の治療によいと考えた。「医師の見立てに口出しするつもりはないが、固定空気で満たした水が薬用になる、という私自身と友人の思いつきを、この機会にぜひとも提案したい……固定空気が充満した水が特に役立ちそうな病は、船乗りの壊血病など、腐敗性の症状である[2]（壊血病は皮膚や歯肉の症状からみて、身体の腐敗と考えられていた）」という。また、この泡立つ水の使いかたとして、浣腸《かんちょう》に適しており（ぷぷっ！）、肺の膿瘍《のうよう》を治療し、悪性の腫瘍《しゅよう》を鎮静化させるなど、「腐敗性の病気」によいだろうと記した。

人々は、壊血病の予防と治療に柑橘《かんきつ》類が有効だという事実を、数世紀にわたり、経験的に学んでは、また忘れていくことを繰り返した。その過程で、治療法を確立する試みとして、一七〇〇年代後半にかなり組織だった一連の実験が行われた。今日ではビタミンの欠乏症として知られる壊血病だが、当時の考えで治療効果が期待できそうな、さまざまなものが提案された。なかには発酵食品と発酵飲料もあり、特に酸味を含むものが効くといわれた。壊血病は、身体の内部の腐敗と考えられていたので（症状として、ほどなく歯茎の腫れや歯の抜け落ちが生じたため）、発酵しているが腐ってはいない状態の野菜（キャベツを発酵させたザワークラウトなど）を通じて、その腐敗防止の性質を船乗りに獲得させようとしたのだ。こうした発想により、アイルランドの医師のデイヴィッド・マクブライド（一七二六〜七八）は、大麦の麦芽《ばくが》を濃縮して船に持ち込むよう勧め、船乗りがそれを摂取すれば体内で発酵して効きめを発揮すると提唱した。発酵中のビールからは二酸化炭素（固定空気）が生じる。それと同じで、体内で麦芽汁《ばくがじゅう》が固定空気を十分に生成すれば、身体の腐敗に対抗できると考えたのだ。

固定空気を研究したプリーストリーは、コプリ・メダル（科学の業績に対して贈られる英国王立学会の賞）を受賞した。王立学会の会長は、一七七三年にこう述べた。

> これまでにジョゼフ・ブラック氏から、希釈した硫酸《りゅうさん》を石灰石に加えると、固定空気、すなわち毒性もある空気を生成できると学んだ。デイヴィッド・マクブライド氏は、固定空気を含む液体の注目すべき殺菌作用を明らかにし、ヘンリー・キャヴェンディッシュ氏は、固定空気は水に溶け込みやすいことを示した。また、ウィリアム・ブラウンリッグ氏は、温泉やピルモントの水の主要な効能と爽快感は、この固定空気によるものにほかならないという。そして、ここで申し上げたいのは、ジョゼフ・プリーストリー氏から学んだことだ。通常の水を固定空気で満たしたものが、長い船旅をする乗組員の壊血病

の予防と治療に、とりわけ効果的な薬となり得るとの見解である(3)。

残念だが、コプリ・メダルの授与は、時期尚早だったといえる。当然ながら、炭酸水で壊血病は治らないからだ（壊血病の具体的な治療については第六章で）。とはいえ、気泡で満たした水の有用性を指摘した点では、プリーストリーには先見の明があった。「こうした方法で、固定空気を、ワイン、ビール、その他のあらゆる酒に加えることができる。また、ビールの泡が抜けて消えてしまったら、同様にして気泡を復活できる。ただし、固定空気が醸し出すほのかな芳香や酸味は、水のなかでは明らかだが、ワインその他の味がはっきりした酒においては感じにくい(4)」

プリーストリーは、ほかにも新たな気体を発見した。亜酸化窒素、アンモニア、二酸化硫黄《いおう》、窒素（窒素は「フロギストン空気」として知られた）、酸素（「脱フロギストン空気」または「生命の気体」と呼ばれた）などである。また、カール・ヴィルヘルム・シェーレ（一七四二〜八六。スウェーデンの化学者）も、独自に酸素を発見し、「火の空気」と名づけていた（酸素に引火させる実験を行った）。

プリーストリーは、人間と動物が呼吸した後の空気を、植物が回復させることに気づいていた。「多量の生物の呼吸により空気が悪くなった場合……植物が生じさせるものによって、ある程度まで回復できる」と記した。さらに、実験で酸素を用いると、同量の普通の空気よりも、マウスが窒息する

Cocktail Recipe 19

ジン・リッキー
Gin Rickey

ジン……60ml
ライムジュース……15ml
クラブソーダ（炭酸水）……150ml

氷を入れたハイボールグラスに、すべての材料を注ぐ。

までの寿命が二倍になることを示した。プリーストリーは、酸素が、医療にも役立つ可能性があると判断し、「いずれこの純粋なる気体は、もてはやされる贅沢品になるだろう。今のところ、この気体を吸う恩恵にあずかったのは、二匹のマウスとわたしだけだ」と述べた。

◆ラヴォアジエ

歴史上、プリーストリーは、慎ましく机に向かって実験に勤《いそ》しんだ科学者という印象だが、それと対照的な性格がうかがえるのが、同時代のアントワーヌ・ラヴォアジエ（一七四三〜九四）である。ラヴォアジエは裕福な資産家であり、フランス国王の下で徴税請負の仕事もしていた。ラヴォアジエが取り組んだ実験には、独自の発見といえるものは少ない。プリーストリーや他の学者の実験を、知らなかったように装いながら、財力に任せて、より優れた装置で再現した例が多かった。しかし、そうした実験が、他者が思いもつかなかった成果につながる。

ラヴォアジエの妻マリー＝アンヌ（一七五八〜一八三六）は、実験のスケッチを描き、科学論文を翻訳するなど、夫の研究のパートナーであった。当時では数少ない、科学への貢献で知られた女性といえる。ニューヨークのメトロポリタン美術館にある夫妻の肖像画には、テーブルで実験ノートを記すアントワーヌと、その傍らで夫の肩に手を添えるマリー＝アンヌが描かれ、夫人の背後には作画のためのイーゼルがある。

ラヴォアジエは、化学反応において、物質全体の質量は増えたり減ったりしないと考えた（これ自体が、きわめて重要な発想である）。ラヴォアジエはこの原則を、ワインの発酵の化学的なプロセスに関する書物のなかで、余談として、初めて明記した。この見解を裏づけるために、ラヴォアジエの実験では、化学反応の前後のあらゆる成分を採取して質量を測定した。質量の不変性（質量保存の法則）を示すとともに、たとえば通常の空気内の酸素に対する窒素の割合といった含有量も明らかにした。

ラヴォアジエは、酸素を、元素という構成要素として認識していた。当時、燃焼のために必要であるとされていたフロギストンではなく、空気中の酸素によって燃焼を説明できると考えたのである。先述のように「負の質量」をもつと考えないと矛盾するフロギストンよりも、通常の正の質量をともなう酸素のほうが、燃焼の説明になるはずだった。こうした点を主張した刊行物が『フロギストン説とそれによる水の組成に対する反論（Doctrine of Phlogiston Established, and That of the Composition of Water Refuted）』である。

ラヴォアジエは、ヘンリー・キャヴェンディッシュ（一七三一〜一八一〇）が行った実験を再現して、水素と酸素を合わせて火花を散らした（爆発音とともに水が生成される）。キャヴェンディッシュは、水素にも酸素にもフロギストンが含まれると信じていたが、ラヴォアジエは、この化学反応をフロギストンなしで説明できると考えた。

ラヴォアジェは、『フロギストンについての考察（Reflections on Phlogiston）』にこう記した。「この論考において、読者には、できるだけ先入観を捨て、事実として明示されることのみに目を向けていただきたい。推論による仮定をすべて捨て去り、（フロギストンを定義した）シュタール以前の時代に戻って、フロギストン説の存在を、可能なら、しばし忘れてほしい」。そしてそれは、可能だと判明する。ほどなく、フロギストンは科学の文献から消え去り、そうした理論があったこともほぼ忘れられた。

ラヴォアジエは、今日「酸素」と呼ばれる気体の名づけ親であるのに加え、現在でも使われている化学物質の命名法の確立に携わり、当時提唱されていた三十三の元素を一覧にした。ラヴォアジエは、酸素の役割は、燃焼および呼吸に関係がある、という解釈を示していた。ほどなく、他の科学者が、植物が光を浴びると二酸化炭素を取り入れて酸素に変えることを明らかにした。こうして一七〇〇年代末に至るまでに、実験に取り組んだ偉大な人々は、空気について、古代から考えられていた四元素の一つではなく、気体の混合物であり元素から成ると理解するようになった。人間と動物の呼吸、燃焼、光合成に関わるものとして、空気をとらえるようになったのだ。実りの多い世紀であった。

　ラヴォアジエは、その才能にもかかわらず、フランス王国政府の徴税の仕事に携わっていたために命を落とした。フランス革命中の一七九四年、投獄されギロチンで処刑されたのだ。妻マリー＝アンヌの父（やはり徴税請負人だったという）の死と同じ日だった。その後、マリー＝アンヌは、ラヴォアジエの遺稿の刊行に携わった。

　気体については、ガスを医療に利用しようとする研究が、イングランド南西部、ブリストルの気体研究所など各地で行われた。この研究所で、ハンフリー・デービー（一七七八〜一八二九）という若い科学者が、気体の実験の仕事に就いた（デービーは、二個の氷をこすり合わせると、摩擦熱が生じて氷が溶解することを示し、ちょっとした評判を得ていた）。デービーは、気体の実験で、自ら一酸化炭素を吸って死にかけたことがある。好んで用いたのは亜酸化窒素で、これにより笑っているような状態になる。この笑気ガスは、彼の仲間内で好評で、デービーはその優れた研究を一八〇〇年に刊行した。

Cocktail Recipe 20

ウオッカ・ソーダ
Vodka Soda

ウオッカ……60ml
ソーダ水……120ml

氷を満たしたグラスに入れて、輪切りのライムを飾る。

この研究は、亜酸化窒素を麻酔用のガスとして使える可能性を示しており、こうした考えに米国の医師たちが注目した。一八四六年、ボストンの歯科医、ウィリアム・モートン（一八一九〜六八）は、アルコールと硫酸の混合液から成る吸入式の液体エーテル（亜酸化窒素と似た効果がある）を麻酔として利用する実演を行った。エーテルに続き、クロロホルムも麻酔用として広まった。クロロホルムは、エーテルと違い、引火する危険がないこともあって好まれた。エーテルは、科学者の世界で一時は評価が高かったが、医療現場では「安全性の面で劣る」とされ、使用して患者が命を落とす例も少なくなかったので、他の麻酔薬に取って代わられることとなった。

今日の医療では、さまざまな方法で気体を活用している。患者の呼吸障害を補う酸素、麻酔に用いる亜酸化窒素、手術時に腹腔《ふくこう》を膨らませたり検査時に腸内に送気したりする二酸化炭素などだ。ドライアイス（固体化した二酸化炭素）と液体窒素も、分子の結合状態の研究のためだけではなく、医療分野で利用されている。また、飲料については、ほとんどの製品が二酸化炭素を用いて炭酸ガスを入れており、「ギネスビール」に特徴的な消えにくい泡は、窒素ガスによって生まれる。窒素ガスもアルゴンガスも、ボトルを開けて飲み残したワインの保存に利用でき、窒素とアルゴンを組み合わせた保存用ガスもある。

◆〝身体によい〟水を求めて

英国の医師、アンドリュー・ボード（一四九〇頃〜一五四九）は、一五四二年に初のヨーロッパ旅行ガイドを英国人向けに著した。それによると「そのままの水は、英国人の健康に好ましくない」。人口の集まる地域の周辺は、どこも水は衛生的ではなく、よほど貧しい人でない限り飲まなかった。

一方、人里離れた環境のよい土地の鉱泉は、魅力的だった。第二章に登場したパラケルススは、鉱泉の研究を行っており、それが鉱物成分を重視した治療方法につながったのかもしれない。天然の湧き水《わみず》周辺の温泉は、古代ローマ以前から知られていた。ローマ時代には、自分たちの土地にも征服したヨーロッパ各地にも、ローマ人は好んで浴場をつくった。イングランド西部にあるバースの温泉では、西暦一世紀にローマ人が公共浴場を築いた。この温泉には次のような伝説が残る。紀元前八六三年、ハンセン病のため追放されていた王子が、バースの温かい泥に浸かって転げまわるブタを見て自分も同じようにしたところ病が快復、その治癒力が明らかになったというものである。

バースと同じように、ドイツではアポリナリスやゼルタース（この地名から炭酸水を示す「セルツァー」の語が生まれた）、フランスではバドワ、ベルギーではスパといった、効能が期待できる水が湧いていた。こうした「よい水を得る」風習は、瘴気《ミアズマ》に汚染されていない清潔な空気を吸える地で、衛生的な水を飲むことにつながった。ミネラルを含む湧き水にはいくつかの種類があった。井戸水は、治癒力があるとされる飲用水であり、温泉は、健康回復のための入浴ができる保養地となり、鉱泉は、その湧き水を飲むと効果があり、望むなら泳いでもよい。

温泉を訪れる上流階級の習慣が、一七〇〇年代には、新興の富裕な貿易商人層にも広まった。温泉地での長期滞在は、今日でいえば夏のリゾートとして家族をキャッツキル（ニューヨーク州の山地にある保養所）に連れていくようなものだ。何らかの症状のためにも健康全般にも、身体によい鉱泉の水を飲むことが流行した。

ドイツの医学者であるフリードリヒ・ホフマン（一六六〇〜一七四二）は、一六〇〇年代末期に、鉱泉水のうち、発泡している水だけに治癒力が備わっていると記した。そして、鉄分が豊富な水（四肢を丈夫にし、潰瘍《かいよう》を治す）と、酸性でもアルカリ性でもない中性塩の水（マラリアなど周期性の発熱に効く）に分けて論じた。また、多くの医者が、鉄泉は「虚弱な血液」によいと勧めた。鉄不足による貧血は、世界人口のかなりの割合で生じていて、特に妊娠中の女性、子ども、高齢者に多い。ただし鉤虫《こうちゅう》の寄生による感染症で貧血になる場合もある。鉄分の豊富な鉱泉は、貧血を癒す自然療法となった。

　マグネシウムが豊富な水もある。たとえばエプソムソルトは、今日でも使われる硫酸マグネシウムであり、これを含む水は、外用として患部の症状を緩和するとともに、内服すれば便秘薬にもなる。そのほかに重炭酸塩が豊富な水もあり、胃を整えるために用いた。甲状腺腫《こうじょうせんしゅ》（首の甲状腺の腫れ）に効くとされた水もあったが、実際にはこの症状は、ヨウ素添加塩が普及する前の時代の、ヨウ素欠乏が原因である。

　一八七五年の『温泉と水の治癒効果：ヨーロッパの鉱泉ハンドブック（On the Curative Effects of Baths and Waters: Being a Handbook to the Spas of Europe)』で、著者のジュリアス・ブラウンは、食事、運動、田舎の新鮮な空気、土地の標高の影響に関する健康全般の問題を考察したうえで、温浴と冷水浴による療養法を論じた。そして、塩分、硫黄、海水、泥湯、アルカリ性、鉄泉、その他、各種の鉱泉の特性を記した。この書物は、アポリナリス（ドイツ南西部のバート・ノイエンアールの温泉名で、そのミネラルウォーターのブランド名となる）の水について、次のように記した。「慢性になりがちな気管支炎（粘液の滲出《しんしゅつ》）に効果的で、胆石《たんせき》、痛風《つうふう》、尿酸結石が生じやすい体質（疾病素因）によく効く。アポリナリスの水など、ガスの多いアルカリ性の水は、薬を飲みやすく効きめをよくする。こうした水を、便通を促す（下剤である）硫苦水《りゅうくすい》に加えると、多くの場合、効果はてきめんであり、緩下《かんげ》剤《ざい》の摂取量を減らせるうえ、摂取による消耗を防ぐことができる」

　特に名高い鉱泉のミネラルウォーターは、瓶詰めにして、薬効のある飲料水として販売された。そしてカクテルに用いる水として、レシピにもその名が載るようになる。アポリナリスは、今でいう「ペリエ」のような銘柄で、「飲料水の女王」（一八九五年から用いられた宣伝文句）と自称していた。スコッチウイスキーとアポリナリスの炭酸水を合わせた「スコッチ・アンド・ポリー」という飲みかたが、この名を冠した戯《ざ》れ歌《うた》のおかげもあって、一九〇〇年以降人気となった。ジェリー・トーマス（一八三〇〜八五）（米国のバーテンダーの草分け的存在）による一八六二年の著『バーテンダーの手引き〈The Bar-Tender's Guide〉』（『カクテルのつくりかた、美食家の必携書〈How to Mix Drinks, or the Bon-Vivant's Companion〉』としても知られる）では、レシピのなかでゼルタースのミネラルウォーターとの指定があり、後のレシピではアポリナリスの水と明記するようになる。ハリー・ジョンソンによる一八八二年の『革新的バーテンダー・マニュアル』では、フランスのヴィシーの水との指定だ。

「ペリエ」は、南フランスのヴェルジェーズ近くの湧き水が水源である[5]。紀元前二〇〇年頃、カルタゴの将軍ハンニバルが、ローマへの侵攻の途上、この地で軍馬と戦闘用の象を休ませたという。時代は下って一八六三年には、ナポレオン三世が天然のミネラルウォーターとして正式に承認し、健康によい温泉地と認められた。その後、この水源を医師であるペリエ氏が買い取り、温泉水の効能を広めた。続いて、とある実業家が水源を買収し、温泉を閉鎖して、一九〇〇年以降ソフトドリンク業界に打って出た。ペリエのボトルは、（健康な身体と商品を結びつける狙いで）古来のエクササイズ用具であるインディアンクラブ（棍棒の一種）のかたちをしている。今日、曲芸師がジャグリングで投げる棒のような外形だ。

「バドワ」というフランスのブランド水も、古代ローマ以前から知られていたという。一七七八年には、ルイ十六世の医師がバドワの天然発泡水を「食欲を増進し、消化を促し、快活な気分になる」よう処方したと、メーカーのホームページにある。一八四一年に、「家庭でできる水治療法《ハイドロセラピー》」として、ボトル入りを売り出した。一九三〇年代の広告は、「人生を謳歌する健康な博士」の目を引くイラストを掲げ、飲むと爽快になると紹介している。

「エビアン」は、メーカーによると、一七八九年にエビアン＝レ＝バンの町で、その土地のフランス貴族、マルキ・ド・レッセルが発見した湧き水である。それを地元で売るようになり、一八〇六年には健康のための温泉施設がその地に開設された。続いて一八二六年に最初のボトリング工場ができる。米国向けの初めての輸出は一九七八年で、ファッションデザイナーによる特製ボトルに詰められ、高級品として出荷された。

米国でも、現在ボトルで売られている水の水源の多くは（少なくとも商品名は）、身体によいという温泉に由来する歴史がある。先住民であるイロコイやモホークの人々は、サラトガ・スプリングズ（ニューヨーク州サラトガ郡の同名の町にある、薬効が伝えられている泉）をよく利用していて、この泉の名が炭酸水の商品名となった。カリフォルニアでは、ナパ・ヴァレーのワッポ族が訪れる間欠泉が知られるようになり、「カリストガ」という水のブランドが生まれた。メイン州には、「ポーランド・スプリング」の名で販売される水の水源がある。この泉は、一八四〇年代初期に農夫の腎臓結石を癒したそうで、水蒸気浴と水治療の静養所になった。こうした名称を冠した水は、その恩恵に浴した人々によって有名になったが、今日ではかつての泉そのものというより、より広範な水系《すいけい》から採取されている可能性がある。

テキサスには、ミネラル・ウェルズという町があり、一九〇〇年には年間十五万人が来訪するほど有名になった。その地の「クレイジー・ウォーター」（現在もこれをブランド名とする水がある）が、正気の人を狂わせ、逆に狂っている人を癒すといわれたためだ（後に、町の一部の泉が、双極性障害の気分安定薬にも使われるリチウムを、高いレベルで含むと判明する）。一八〇〇年代末、リチウム成分入りのボトル水を飲むという健康法に、人々が熱狂《クレイズ》したのだ。

「トポ・チコ」は、メキシコのモンテレイのミネラルウォーターであり、炭酸が強い。一八九五年からボトル詰めされ、現在はコカ・コーラ社の傘下にある。ホームページに、一四〇〇年代の「美しいアステカの王女」の伝説が掲載されたことがある。「モクテスマ一世の病める娘は、その泉で過ごし、水を浴びたり飲んだりした。すると、王女も、神官や長官たちも、心明るく力に満ち、幸せで元気になって、アナワクの地に帰還した。王女の快復の知らせは、王国中に広まり、世代から世代へと語り継がれて現代に至る」

トポ・チコは、ランチ・ウォーター（Ranch Water）というテキサスのカクテルをつくるときに好まれる炭酸水になった。このカクテルは、もとは炭酸を加えたマルガリータのようなものだったらしい。昨今では、缶入りのカクテルやハードセルツァー（アルコール入り炭酸水）のメーカーが、あらかじめカクテルにしたランチ・ウォーターを販売していて、自分でつくらなくても楽しめる。

今日では、健康増進よりも、水の純粋さが世界各地の酒造メーカーのマーケティングの鍵となり、特にウイスキーの蒸留所がこれを重視している。テネシーウイスキー「ジャック ダニエル」の蒸留所を見学するツアーでは、ガイドが、石灰層から水が湧き出る洞窟《どうくつ》に案内してくれる。サントリーの山崎《やまざき》蒸留所は、桂川《かつらがわ》、宇治川《うじがわ》、木津川《きづがわ》が合流する地形が、特有の湿潤な気候と、日本でも有数の優れた軟水《なんすい》を生む地に位置している。スコットランドのグレンモーレンジィ蒸留所では、取材に行くと、水の湧き出るターロギー

Cocktail Recipe 21

ランチ・ウォーター
Ranch Water

アガベ100％のテキーラブランコ（アガベはテキーラの原料の植物〈第六章参照〉。ブランコは熟成期間が短いテキーラ）……60ml
冷やしたトポ・チコ炭酸水……360ml入り一瓶
くし形にカットしたライム……一切れ

トポ・チコのボトルから90mlほど飲んで、ボトルの空いたところにテキーラを注ぐ。ライムの果汁を搾り入れる。

の泉に案内される。

とはいえ通常、蒸留所で説明してくれた特別な水は、基本原料のモルトなどと混ぜて発酵させる工程で利用するだけだ。蒸留後、抽出された原酒のアルコール度を希釈してボトル詰めする段階では、ミネラル分を含まない一般の水道水を逆浸透膜フィルターで浄化して加水するのが普通である。

◆〝泡立つ水〟の量産

ミネラルを含む鉱泉水が、健康によいとなると、そうした水を販売しようとする起業家が現れる。テムズ川など汚染された地域の水源から、賢明にも水を飲まないことにしている人のためだ。人工的なミネラルウォーターをつくる最初の試みは、有名な天然の鉱泉に似せて、それと同様のミネラル成分を用いて製造するものだった。ロバート・ボイルは、一六八五年に『鉱泉水の自然実験記録の覚書(Short Memoirs for the Natural Experimental History of Mineral Waters)』を刊行し、鉱泉水を分析して、含有するミネラルとその医学的な効果を見極める、各種の方法について説いた。

天然の鉱泉の炭酸水は、地下深くにあるマグマの火山ガスが、その上部の地下水脈に流入するために、泡立って湧き出す。こうした水はとりわけ珍重されたので、ジョゼフ・プリーストリーが人工的に水を泡立たせる方法を世に示して以来、天然の炭酸水をいかに再現するかという競争が始まった。

英国のノーフォークの薬剤師、ウィリアム・ビューリー(一七二六〜八二)は、「ビューリー製、地中のガス臭気のジュレップ」と称するレシピを発表した。ジュレップといってもカクテルではなく、重炭酸ナトリウム(重曹)を加えて炭酸を発生させた水である。もともと「ジュレップ」の語は、薬用の飲料を示すアラビア語が起源といわれ、後に清涼感を楽しむ飲料の意味で知られるようになる(後述のミント・ジュレップなど)。ビユーリーのレシピによる炭酸水を、医師は「チフス、壊血病《かいけつびょう》、赤痢《せきり》、胆汁嘔吐《たんじゅうおうと》など」の治療に処方した。

また、トーマス・ヘンリー（一七三四〜一八一六）という英国の薬剤師は、ビューリーのジュレップも参考に、ジョゼフ・プリーストリーが広めた方法を発展させて、鉱泉を真似た泡立つ水の大量生産を試みた。そして、人工炭酸水を最初に商品化して販売した人物となる。プリーストリーの助言に従い、トーマス・ヘンリーは、ガスを充満させるためのポンプとしてブタの膀胱《ぼうこう》でできた袋を使った。ありがたいことに、家庭で火起こしに使うふいごを利用すればよいと誰かが教えてくれて、ブタの膀胱はいらなくなった。できあがった炭酸水の味も、かなりよくなっただろう。

ジュネーブの科学愛好家、ヤコブ・シュウェップ（一七四〇〜一八二一）は、水にガスを充満させるこうした新しい方法を書物で知り、自宅で再現実験を行ってさらに発展させた。一七八三年には設備を商業規模に整えて、発泡水を、まず地元の医師に提供し始めた（こうしてシュウェップス社が創業を開始した）。後に事業を拡大し、ピルモント、ゼルタース、スパなどの鉱泉を真似たミネラルを含む水や、一般に「酸味入りソーダ水」と呼ぶ水を販売した。含有するミネラルの量によって、シングル、ダブル、トリプルを選ぶことができる商品もあった。シュウェップス社の炭酸水は、「しゃべり疲れたとき、踊って火照《ほて》ったとき、満員の会場や暑い部屋から出たときに」飲むと清涼感が得られると宣伝された。

◆微生物とビール

ジョゼフ・プリーストリーによる発酵中のビールの観察は、気体についての理解につながったが、そのほかにも、酒に着目して成果を上げた研究者がいた。フランスの科学者で微生物学者のルイ・パスツール（一八二二〜九五）が行ったワインとビールの研究を契機として、病気は微生物によるものだとする病原菌説が導かれたのだ。病原菌説を最初に提唱したのは、パスツールではなく、一般にはイタリアの医師、ジローラモ・フラカストロ（一四七八頃～一五五三）とされる。フラカストロは、一五三〇年にラテン語の韻文による古典、『梅毒《ばいどく》、あるいはフランス病（Syphilis, or the French Disease）』を著した。その後の著作『伝染病《コンタギオン》について（On Contagion）』（一五四六）で、瘴気《ミアズマ》によって「病気の微粒子」が運ばれるのではなく、感染者との直接的な接触や、患者の衣類など身の回り品を介して広がると説いた。だが、それを証明する顕微鏡は、残念ながらフラカストロの時代にはなかった。

　顕微鏡は一六〇〇年代から使われたが、大幅に改良が進んだ一八〇〇年代に、パスツールはこの先端技術を大いに活用した。パスツールは一八四七年に科学分野で博士号を取得した後、一八四八年に世界の見かたを変えることになる数々の発見の一つめを刊行した。ワインの酒石酸塩《しゅせきさんえん》（ワインの発酵と熟成の過程でたまる、結晶となった沈殿物）を調査して、分子構造の不斉《ふせい》性（分子に、ある形状とその鏡像の形状があり、互いに重なり合わないこと）を見いだしたのだ。左の靴の上に右の靴がぴったり重ならないようなもので、分子を構成する要素は同じであっても、その配置の構造が異なっているのである。これが、分子を三次元でとらえる立体化学の分野の基盤となる。

　続いてパスツールは、発酵について研究した。発酵が、化学的な作用というよりも生物学的な変化であることを示すのが狙いだった。先述の火山の発泡現象の実験のように、石灰

Cocktail Recipe 22

ミチェラーダ
Michelada

メキシコのラガービール……一瓶
ライムジュース……15ml
タバスコ……二滴
タパティオ（ホットソース）……一滴
塩　少々

氷を入れたパイントグラスに材料をすべて加える。

石などのアルカリ性物質に酢など酸性の液体を合わせると、泡立って二酸化炭素が放出されることを思えば、これ自体は化学反応である。だとすると、同じように泡立って二酸化炭素を放出する発酵についても、化学的な作用とせざるを得なくなる。

しかし、パスツールは、酒石酸塩の研究における結晶の観察を通じて、自然に生息しているものだけが、不斉性の分子構造を生じ、光学活性（偏光が物質を通過すると、その偏光面が違う角度に回転する性質）を示すことを知っていた（人工的に合成したものでは偏光面が回転せず、つまり天然物と人工物では性質が異なる）。研究を進めれば、発酵が生物学的な作用であると示せるはずだとパスツールは考え、それを証明する最初の成果を、先の結晶学に関する発見から約十年を経て発表した。その論考は、乳酸発酵についてだった。つまり、牛乳を酸っぱくしてヨーグルトにし、ピクルスやザワークラウトを発酵させ、サワービールに酸味をもたらすもののことである。パスツールは、糖から乳酸が生成されるタイプの発酵を発見したと記し、これは微生物が生息しているからだと主張した。さらに、ブドウの皮の外側に一切触れないように搾汁《さくじゅう》すると、果汁は発酵しないことを観察した。パスツールは、こうした実験が示すように、発酵は生命体による作用であり、発酵（そして腐敗）のためには生物の生息が必要なのだと考えた。生物が存在しなければ、発酵は起こらないのである。とすると、当時、有力な理論とされていた自然発生説は、間違っていることになる。

自然発生説とは、命のない物質から生物が生まれるという考えだ。たとえば残った肉の切れ端にウジが自然に「湧く」。スープをカウンターに長く置きっぱなしにすれば、カビ（菌類）という生物が自然に生えて「繁殖する」。以前から自然発生説に疑問を抱く者はいたが、パスツールの研究は、この説の誤りを証明するために役立った。パスツールは、生命（微生物）の存在がなければ、ウジもカビも発生しないと実演してみせたのである。

その実験でパスツールは、複数のフラスコに、糖を加えた酵母の溶液を入れて煮沸《しゃふつ》した。この液体は、外気に触れれば、すぐに発酵を始める。パスツールは、空気が自然に入るフラスコのほかに、首を長くしてS字に折り曲げたフラスコも用いた。煮沸して内部の空気を追い出した後は、外気に含まれる浮遊物の侵入を、長い首の途中で防ぐことができる仕組みだ。予想どおり、この微生物が混入しない無菌状態のフラスコでは、細菌が繁殖せず腐敗は生じなかった。パスツールは、生物は必ず生物から発生する、と示し、こう断言した。「この明快な実験結果によって致命的な打撃を与えたので、自然発生説の理論の再燃は、もはやあり得ない」

しかし、当時の科学に自然発生説は深く根づいていたので、その全面否定が支持されるには何年もかかった。パスツールの発見は、致命的な打撃というよりは、長引く傷を負わせたかたちに近い。パスツールは、他の液体でも実験を重ね、たとえば尿や乳（混ぜ合わせたわけではなく、それぞれ）を用いて、一定の温度での加熱により、腐敗を防止できることも示した。食品の加熱により微生物を殺菌し保存性を高める方法は、「パスツリゼーション」（百度より低い温度で加熱する低温殺菌法のこと）として知られるようになった。

パスツールは二十年以上にわたって、腐敗防止の研究を続けた（ただし、五年間の中断があり、そのあいだはカイコの病である軟化病の解明に取り組み、フランス全土の養蚕《ようさん》業を救った）。ビールとワインが、発酵、貯蔵、運送の過程で腐敗するさまざまな状況を明らかにして、こうした飲料の腐敗を防ぎ保存性を高める標準的手法を考案したのである。パスツールが理解していたとおり、働くべき酵母菌株よりも他の微生物のほうが活発になると、腐敗につながったり、風味を損ねたりする。そのため、現代のアルコール飲料の製造では、ブドウや穀物に、目的に合った酵母菌株を、自然に含まれている酵母よりもはるかに多く加えることで腐敗を防ぐのが普通だ。また、発酵中の温度管理も必要で、働くべき酵母が活発になる温度にすることで、競合する細菌が勢いづかないようにする。パスツールは、一八六六年に『ワインの研究（Études sur le vin)』を刊行し、ワインの病（劣化し酸味が出ること）について論じた後、一八七六年の『ビールの研究（Études sur la bière)』をもって、この時期の一連の研究を締めくくった。それからは、動物と人間の感染症の研究に移行し、またも世界を変える成果を上げることになる。

さて、天然痘《てんねんとう》といえば、二十世紀だけでも推定三億人の命を奪った病である。一七〇〇年代初頭、メアリー・ウォートリー・モンタギュー夫人（一六八九〜一七六二）（英国の貴族で夫は外交官）は夫とともにトルコへ渡り、その地で人痘接種（人工的な植え付け）というものを知った。以前天然痘に罹《り》患《かん》し、治癒したものの醜い痘痕が残ってしまった夫人は、トルコで息子に人痘を接種させ、他の子どもたちの接種も帰国後に行った。人痘は、感染者から天然痘の腫れの膿《うみ》を採取して、未感染者の腕か足に傷をつけて植え付け、通常は害のない軽度の感染を誘発する。メアリー夫人は、これを広めようとしたが、医学界の抵抗に遭い、民間療法にすぎないといわれた。それでも夫人は、支配階級の人々とその子どもに接種の効果を確信させ、一七六八年にはロシア皇帝エカチェリーナ二世も夫人の説に従った[6]。

トルコのやりかたは、人痘接種、つまり、危険な病原体を管理下で意図的に植え付ける方法だ。一方、ワクチン接種はそれと異なり、病原菌を弱めたものを取り込ませる。一八世紀末までには、医師のエドワード・ジェンナー（一七四九〜一八二三）が、天然痘そのものではなく牛痘を用いて予防するワクチン接種法を考案して成功した。天然痘は、ワクチンによって制御可能になった最初の病気だったといえる。ただし、これを成し遂げた時点では、まだ感染をもたらす微生物についての理解は進んでいなかった。

続く十九世紀、パスツールは天然痘以外の病気のためのワクチンの開発に貢献した。ドイツの医学者、ロベルト・コッホ（一八四三〜一九一〇）は、一八七六年に炭疽《たんそ》菌《きん》の純粋培養を行い、コッホとパスツールの両名が、病気は細菌によって起こることを確かめた人物となった。こうした病原菌説の確立は、発酵は細菌（微生物）によって生じるという論の延長線上にあったといえる。病原菌説に関する功績は、パスツールとコッホとともに、次節で取り上げるように、消毒法を広めたジョゼフ・リスターにも認められる。さらにパスツールは狂犬病のワクチンを開発し、一八八五年に初めての人への接種を行った。

◆「リステリン」の由来となった外科医

病原菌説以前に唱えられていた瘴気《ミアズマ》説は、悪臭を放つ空気が病気をもたらすという考えだ。田舎では沼地のよどんだ水が、過密な貧困地区など人口の多い地域では人間の汚物が、臭気の原因となる。一八〇〇年代の病院も、その例外ではなく、過密状態にあり、患部の腐敗や体液による悪臭が漂った。看護学の礎《いしずえ》を築いたフローレンス・ナイチンゲール（一八二〇〜一九一〇）は、クリミア戦争（一八五三〜五六）中に、衛生的な環境により負傷兵の生存率が改善することを明らかにした。病院の設計が見直され、できるだけ患者間の距離を設け、換気をよくして瘴気による病気を防ぐようになる。

しかし、病の原因は空気にあるとするだけで、設備や器具の消毒は求められていなかった。外科医は、教育を受けた医師とは異なり、徒弟制度のように、見よう見まねで仕事を覚える職業だった。歴史を通じて、外科医は医学とは無縁で、理髪や髭剃《ひげそ》りのほか瀉血や抜歯といった一般的な外科的処置を行う理容外科医と変わらなかった。大多数は一八〇〇年代になっても大学教育を受けておらず、その世紀の後半に至っても、大学で病原菌説を学べるわけではなかっただろう。

外科医は、次々と患者への処置を行い、相手が変わっても、器具や衣類、ベッドのシーツやカバーを交換してはいなかった。当然ながら、病院という場は恐れられていて、人々はよほどの症状でないかぎり、受診しようとしない。病院での手術は、できれば避けたい最終手段であって、手術を受けると知ると逃げ出す者もいた。外科手術でまずは一命をとりとめても、その後の感染による死亡率が実に高かった。

　瘴気説ではうまく説明できない困った病気が、コレラだった。実際のコレラは、細菌が小腸に達して引き起こされる感染症で、ひどい下痢を発症し、体液が急速に失われる。人の集まるところにコレラが発生するのは明らかで、たびたび流行が起きるが、特に悪臭がない場合でも出現したのだ。コレラの下痢を治療する試みとしては、酢、樟脳《しょうのう》、ワイン、セイヨウワサビ、ミント、からし軟膏《なんこう》、ヒル、瀉血、アヘンチンキ、甘汞《かんこう》（塩化第一水銀）などを用い、蒸気浴も行われた。

　一八五四年に英国の外科医、ジョン・スノウ（一八一三～五八）は、ロンドンのコレラ流行による死亡者の大半が、もっぱらブロード・ストリートのポンプから給水していたと発表した。ブロード・ストリートには、ビール醸造所が一軒あったが、そこで働く者に死者は出ていなかった。醸造所では、専用の井戸から給水していたのだ。醸造所のそばにある別の事業所では、従業員がコレラに罹《かか》っている。どちらの事業所も呼吸していた空気は同じで、違いは飲んでいる水だった。つまり、瘴気が原因ではないはずだ。後に、ブロード・ストリートのポンプのすぐ近くにある汚水管が感染源だったと判明する。ジョン・スノウは、感染症の原因を追跡した業績により、疫学《えきがく》の父、として知られている。

Cocktail Recipe 23

ワイン・スプリッツァー
Wine Spritzer

白ワイン、またはドライヴェルモット
ソーダ水

氷を入れたワイングラスに、ワインとソーダを３対１の割合で注ぐ。スライスしたレモンを飾る。

ほかにも、瘴気説に当てはまらないと論じる声が同時期に上がった。一八五八年の夏、テムズ川の沿岸に、人の排泄物《はいせつぶつ》が流れ込んで堆積《たいせき》し、ロンドン中に「大悪臭（Great Stink）」が漂った。空気が汚染されたので、続いて蔓延《まんえん》するに違いないコレラを避けて、人々はこぞってロンドンから逃げ出した。だが結局、流行は起こらなかったのだ。

その後、ウィーンのアロイス・ピック（一八五九～一九四五）という医学の教授が、水にワインを加えると、水のなかのコレラ菌と腸チフス菌を殺菌でき、ワインの量が多いほど、効果が速く得られると示した。この研究結果が発表された一八九二年、コレラ禍に襲われたハンブルクの人々は、水にワインを加えて数時間経ってから飲むように、という助言に従った。

ジョゼフ・リスター（一八二七～一九一二）は、英国の外科医だが、同業者に比べて実践的な医学の知識を備え、顕微鏡を用いた研究にも精通していた。ワイン商である父親は科学愛好家で、顕微鏡のレンズなどに関わる重要な発展に貢献した。リスターは、酵母菌によって発酵が起こると論じたパスツールの微生物学の研究を、熱心に学んだ。そして、つぶしたブドウに酵母が作用するように、手術の創傷《そうしょう》にも細菌が作用するのではないかと考えた。

パスツールの研究は、加熱、濾過《ろか》、防腐剤によって滅菌が可能であることを示したが、リスターはそれらの方法のなかで、人の皮膚での防腐作用に焦点を当てた。リスターは次のように記した。「パスツールの論文を読んで、自分にこう言い聞かせた。シラミの卵がはびこる子どもの頭には、殺虫剤の毒性物質を用いれば、頭皮を傷つけずシラミを駆除できる。ならば、患者の傷口にも、菌に対する毒性物質を用いて、患部のやわらかい組織の部分を傷つけることなく細菌を殺せばよいはずだ(7)」

殺菌剤として、他の外科医（病原菌説の支持者ではない者）が考えて推奨したものもあったが、リスターは石炭酸がよいと判断した。石炭酸はコールタールから抽出できる。コールタールからの抽出物は、トニックウォーターの歴史においても、また梅毒の歴史においても重要な役割を果たしたが、この件については第八章で取り上げる。

石炭酸は、下水管の浄化や、牧場などに溜まる汚物の消臭に使われていた。一八六五年から、リスターは石炭酸を傷の消毒に使い始めた。これを手術医にも器具にも用い、執刀中に手術室の空気を除菌するためにも使った。だが、石炭酸は、皮膚への刺激が強い。そこでリスターは水で希釈して用い、後にオリーブオイルも混ぜて、患者の肌への負荷を和らげた。こうした消毒法は、すぐに劇的な成果を上げ、手術後の患者の死亡率を低下させた。それでもまだ、細菌が原因だから、それを殺す消毒が効果を上げているのだと、説明を続ける必要があった。そしてリスターは、米国など外国を歴訪して、この新しい消毒法を披露する。

リスターがフィラデルフィアで行った講演を聴いた者のなかに、ロバート・ウッド・ジョンソン（一八四五〜一九一〇）がいた。ジョンソンは感銘を受け、兄弟とともに滅菌ガーゼと縫合糸を製造するビジネスに着手した。こうして、「ジョンソン・エンド・ジョンソン」と名づけられた会社が誕生する。

医師のジョゼフ・ジョシュア・ローレンスも、フィラデルフィアの会場にいた。ローレンスは、一八七

Cocktail Recipe 24

グリーン・ビースト
Green Beast

皮をむいて種を取ったキュウリ……三切れ
シンプルシロップ……30ml
ペルノ・アブサン……30ml
ライムジュース……30ml
冷水……120ml

シェイカーのなかでキュウリとシンプルシロップを混ぜ合わせる。氷と他の材料を加えてシェイクする。氷を入れたハイボールグラスに、濾して注ぎ入れる、キュウリのスライスを一切れ飾る。このカクテルは、シャール・ヴィクセナー（ミクソロジストとして知られるバーテンダー）が考案。マウスウォッシュの色と似ていなくもない。

九年、リスターに敬意を表して「リステリン」と名づけた消毒薬を「手術での使用と、傷口の清浄のために」発売した(8)。当初は、アルコールを基剤とした調合で、万能の殺菌剤との宣伝だった。体臭防止剤にもなり、アスリートの足の手当や、ふけ取り剤、床掃除にも使える。天然痘、淋病《りんびょう》、その他の病気の予防にもなった。このリステリンは、特に歯科医向けの販売が多く、後に、米国初の市販のマウスウォッシュとなる。

酒と薬の表裏一体の歴史は、薬用としてのアルコールの用途に関心が集まる。しかし、ビール、ワイン、泡立つ鉱泉水をヒントとして、医学が大きく進歩した経緯も、実に興味深い。科学者は、自然のなかで炭酸や発酵が生じるプロセスを研究し再現することで、気体の性質を理解し、目に見えない微生物の存在を知るようになったのだ。そこから着想を得て、病原に関する新たな理論と、効果的な殺菌方法が生まれた。もとよりアルコールは、それ自体で殺菌に使える。こうした道のりを経てきたおかげで、ビールは長持ちするようになり、吐く息は爽快なミントの香りになっている。

第五章
苦さと甘さ

アペリティフ、アブサン、アマーロの〝実用性〟

ロンドン、四月二十四日。強烈なキックがあるカクテル、つまりアブサンをそのまま少量加えた酒は、フランス、ドイツ、イタリアでは販売が禁じられているが、ロンドンのパブでは制限なく提供される。そのため、こうした酒の影響について、医学雑誌『ランセット』は重大な警告を発した。
『ランセット』の論文によると、アブサンは幻覚と錯乱を引き起こしやすく、モルヒネやコカイン中毒者が陥るのと同等の耽溺《たんでき》性が懸念される。他の酒はともかく、アブサンは即刻禁止すべきだとしている。

――『ニューヨーク・タイムズ』一九三〇年四月二十五日

人間の鼻には、約四百の嗅覚《きゅうかく》受容体があり、近年の研究によると、識別できるにおいの種類は一兆に及ぶという。[1]従来の一万種という推定を大きく上回る数だ。それに比べると、舌という器官は鈍い。舌が認識できる味として、甘味、塩味、酸味、苦味、うま味の「基本五味」が、目下のところ知られている。舌は、ある種の探査機であり、飲食物を受け入れるか拒絶するかを判断する最終チェックポイントだ。前もって、別の感覚を使って探りを入れる。まずは目で見て、色に異変がなく食べられそうか、確かめる。次に、においを嗅《か》いだり触れたりして、熟しているか、腐っているのか推測する。そのうえで口に入れて、飲み込むか吐き出すか決める。

砂糖やハチミツのような甘味を知覚すると、蔗糖《しょとう》など炭水化物を含む食べものだと、経験的に察知する。舌にあるグルタミン酸受容体は、肉や魚介類、しょうゆなど発酵食品のコクのあるうま味も感じ取る。こうしたうま味と甘味を組み合わせた味わいは、とりわけおいしく感じられ、口に含んだものがカロリーもたんぱく質も豊富な食材だとわかる。

酸味の知覚は、爽《さわ》やかで快い場合と非常に不快な場合がある。酸味からは、熟れていない果物や、腐った肉だという警告を、わたしたちは受け取る。酸っぱいキャンディーを口にすると、顔をしかめて口をすぼませる。これは、見た目やにおいからは予期しなかった強い酸味を拒絶するための反応だ。酸味と甘味のバランスから、果物が食べ頃か、ダイキリのライムと砂糖の加減がちょうどよいか、判断する。塩もまた、少量なら美味だが、多すぎると差し障りがある。人間は体内の水分と塩分のバランスをとる必要があるから、塩気のあるポテトチップスを一袋全部食べてしまったら、喉が渇くようにできている。

苦味は、食べものに毒があるという警告をわたしたちに発している。たとえば、マチンという植物の種子に含まれるストリキニーネ（微量では神経の興奮剤等になるが、毒性が強い）を口にすると、吐き気を催す。苦味は、好ましい副作用もあり、それに慣れてくると快いものになる。たとえばお茶やコーヒーで頭が冴えるし、ワームウッド（ニガヨモギ）やゲンチアナを漬け込んだ酒には活性化の作用がある。苦いものを飲食すると、自然に唾液《だえき》が出て、胃液の分泌が促される。とはいえ苦味のあるものばかり摂取すると、下痢になったり流産を誘発したりする。つまり、唾液の分泌も下痢も、身体が毒物を処理して排除しようとする作用として生じるのだ。

人間や動物は、苦味をうまく活かした食習慣に適応してきた。アルコール飲料に用いる主な苦味の植物は、ワームウッド、ゲンチアナ、キニーネ、ルバーブの根だが、ほかにも数十種類の植物由来成分を使う。

ほのかな苦味のあるヴェルモットや他のアペリティフ（食前酒）は、食事の前に食欲を増進し、「味覚を開く」（本章で後述されるようにアペリティフの語源でもある）ために飲む。苦味のリキュールであるアマーロや他のディジェスティフ（食後酒）は、食後に消化を促し食べ過ぎによる腹痛を和らげる。苦味のある酒は、実用的なのである。

◆糖分とカフェイン

さて、苦味の前に、まず甘味について話そう。砂糖とハチミツは、どちらも薬として使っていたもので、今でも薬に通じる用途がある。ハチミツは抗菌作用があり、かつては傷口をふさぎ治癒を促すために用いた。現代でも、薬用ハチミツの「傷・やけど保護軟膏《なんこう》」が、商品として販売されている。筋肉痛やヘビの咬傷《こうしょう》にも、ハチミツを外用薬とした。

ハチミツをワインに混ぜたものは、「ムルスム」と呼ばれ、古代ローマで知られていた。特にムルスムを推奨したのはプリニウスで、食欲を増し、黄疸《おうだん》を治療し、強心剤になり、発熱と咳に効くと述べた。毒を飲んでしまったとき（昔はよくあることだったらしい）の下剤にもなるという。ハチミツと酢と水を合わせたものは「オキシメル」と呼ばれ、医療用で、特に天然痘《てんねんとう》の治療に使った。一八〇〇年代に創業したベイク社の「ホアハウンド入りオキシメル」という名の製品は、「咳、ぜんそく、百日咳によく効く」と宣伝していた。

サトウキビは、ニューギニア原産とみられ、そこから広まったようだ。アレクサンドロス大王が率いる東方遠征軍の武将、ネアルコスは、紀元前三二五年の年代記にインドのサトウキビについてこう記した。「インドにあるこのアシのような植物は、ミツバチによらずとも蜜を産出する。その植物は実をつけないが、搾《しぼ》った汁で、酔いのまわる飲料ができる」。またプリニウスは砂糖について次のように述べた。「アシのような植物からとれる蜜であり、ゴムの樹液のような白濁色だ。その塊は砕くことができ、大きいものではヘーゼルナッツくらいの粒状である。これをもっぱら薬として用いる」

サトウキビの栽培は、インドから、さらに西方の中東、北アフリカ、シチリア、南スペインに伝わった。イスラーム黄金時代のアッバース朝の版図《はんと》である。この時代、砂糖は贅沢品の一つとなった。現代ならトリュフとか、金の被膜のステーキといったところだ。砂糖は各種の料理に用い、祝宴や祭事には、砂糖を型に入れて固めた彫像までつくった。アラブ世界で広まった後、カナリア諸島とマデイラ諸島（いずれもアフリカの北西岸の北大西洋に位置する）に伝わり、そこを領土とするスペインとポルトガルが新大陸に持ち込むと、ブラジルとカリブ海地域でも栽培が始まった。

薬用だった砂糖は、呼吸器系の症状の治療に、必ずとはいえないが、広く用いられた。十一世紀にサレルノ医学校でアラビア語文書をラテン語に訳したコンスタンティヌス・アフリカヌスは、内服薬および外用薬として砂糖の利用に言及している。当時は、咳、胸の病、胃の病に砂糖を処方したという。一七四八年にフランス語から英語に訳された『薬全史（A Complete History of Drugs）』（フランス国王にも仕えた薬剤師、ピエール・ポメの著書）には、砂糖が、肺、咳、ぜんそく、腎臓、膀胱《ぼうこう》によいとある。

十三世紀の神学者、トマス・アクィナスは、香辛料としての砂糖の摂取は、キリスト教の断食《だんじき》に違反しないと判断した。理由は、「食べものという意図はなく、消化を促す役割であるため、他の薬の摂取と同様、断食破りにはならない」からだ。また、アルナルドゥス・デ・ウィラノウァは、砂糖を薬として各種の食材とともに調理するよう勧め、ほどなく砂糖は、ペストのための薬に一般的な成分となった。中世もそれ以降も、砂糖は薬局で販売されていたし、料理本の砂糖を使ったレシピの多くは、病人の療養食にほかならない。今日、調子がすぐれないときにチキンスープを滋養食とするのと同じだ。

砂糖がヨーロッパで入手しやすくなると、香辛料や保存料としての利用が進み、食料品とみなされるようになった。かつては砂糖を新大陸に伝えたが、一五〇〇年代以降は、新大陸からヨーロッパに輸入した。ほどなく、カカオ、紅茶、コーヒーも、海外から運ばれてヨーロッパ大陸とイングランドに届くようになる。いずれも、産出国では甘味を加えずに消費するのが普通だったが、ヨーロッパではこれらを砂糖と組み合わせた。カフェインを含むこうした飲料は、薬としての性質も備え、アルコールの代用にもなった。

　チョコレートの原料であるカカオは、アステカの人々のあいだで知られていたものだ。カカオ豆は飲用だけでなく、通貨としても用いられた。ヨーロッパ人による一五〇〇年代の各種の記録に、南米ではカカオを、体力の増強と、狭心症、便秘、赤痢《せきり》、消化不良、疲労、痛風《つうふう》、痔《じ》、腎臓障害の治療に使ったとある。ヨーロッパに広まると、チョコレートの性質は体液説のなかで位置づけられ（「冷」の性質とみなされた）、薬用としてさまざまな目的で用いられた。

　コーヒーは、エチオピアからもたらされて、アラブ世界で一般的な飲みものになり、一五〇〇年代半ばにコーヒーを提供するカフェが登場した。続く一六〇〇年代に、ヨーロッパでコーヒーの流行に火がつき、一七〇〇年代にはヨーロッパの大国が自らの支配地でコーヒー栽培を始める。イングランドにコーヒーが最初に入ってきたときは、薬用とみなされていた。目の痛み、頭痛、咳、浮腫《ふしゅ》、痛風、壊血病《かいけつびょう》、流産に処

Cocktail Recipe 25

エスプレッソ・マティーニ
Espresso Martini

ウオッカ……60ml
コーヒーリキュール……20ml
エスプレッソ……30ml

氷を満たしたシェイカーに材料をすべて入れる。シェイクして、カクテルグラスに濾しながら注ぐ。

方され、そしてもちろん眠気の解消になった。

紅茶の茶葉は、もともとヒマラヤの山地で栽培されていた。傷口に擦《す》り込んだり、爽快感のために噛《か》んだり、中国の薬膳粥《やくぜんがゆ》に入れたりした。殺菌作用があり、コレラ、腸チフス、赤痢の原因となる細菌を殺す。茶葉のおかげで、水はそのまま飲むより衛生的になり、またビールにも茶葉を用いていたようだ。そのうえ、紅茶を淹《い》れるには普通、煮沸《しゃふつ》した水を使うから、より多くの有害物を駆除できる。産業革命期のイングランドでは、紅茶を飲む習慣のおかげで、水が引き起こす病気の発生率が、労働者のあいだでかなり抑えられたのである。

◆「ヴェルモットの時間」

「アルテミシア・アブシンティウム（Artemisia absinthium）」（グランドワームウッドまたはアブシント）（和名はニガヨモギ）は、非常に苦味の強い植物で、この名はおそらく、ギリシア語で「飲用不可」を意味する〝apsinthion〟という語に由来する。このグランドワームウッドが主流だが、アルテミシア、すなわちヨモギ属には何百もの種があり、たとえば、アルテミシア・ポンティカ（ローマンワームウッドまたはスモールワームウッド）、アルテミシア・ウルガリス（マグワートまたはコモンワームウッド）、アルテミシア・ジェネピ（スパイクトワームウッドまたはマウンテンセージ、単にジェネピともいう）などである。これら各種の植物は、アルコール飲料の成分としてグランドワームウッドに加えて用いたり、その代用にしたりするが、苦味はグランドワームウッドに比べて少なく、抽出されるツヨン（ワームウッドなどの精油に含まれさまざまな作用を引き起こす成分）の含有濃度も通常は低い。こうした各種の植物は、香りづけとともに、蒸留酒の色づけにも使うことがある。これらの種のなかでアルテミシア・ポンティカは、主にヴェルモットに用いるワームウッドだ。またアルテミシア・ジェネピは、その生息地であるピレネーやアルプス付近で、スキーの後に飲むジェネピ（génépi または génépy）というリキュールの香りづけに使う。

「ヴェルモット（Vermouth）」は、ワームウッドを意味するドイツ語、〝Wermut〟に由来する。今日、ヴェルモットとは、通常何種類かのワームウッド（米国では特に法的な規定はない）と他の植物を漬け込んだ酒精《しゅせい》強化ワインのことだ。ワームウッドを用いたワインはローマ時代に好まれ、薬用とするほか、気晴らしの嗜好品《しこうひん》としてもよいとされた。西暦一世紀にプリニウスは、ワームウッドのワインについて「人為的に」香りを付加したものと称し、他の香りづけのワインとともに論じた。

こうした古代のワインは、ワームウッドの強い苦味を和らげて飲みやすくするために、他の香辛料や甘味を加える。一五五五年の書物は、ワームウッドのワインに合わせたものとして、ナード（スパイクナード、甘松《かんしょう》）、シナモン、桂皮《けいひ》、カラムス（ショウブ）、生姜《しょうが》の葉、ナツメヤシのつぶした種を挙げている。他のレシピでは、さらにローズマリー、生姜、シナモンといった植物成分を効かせて、デーツや砂糖などで甘味を加えた。

ワームウッドとこれを用いたワインの薬効は、他の苦味の植物と同様、主に胃と、消化、排泄《はいせつ》に関係する。ワームウッドは、食欲増進、胃痛や吐き気の治癒、下剤として用い、利尿と月経を促し、また堕胎の誘発にも使用した。一五六〇年のドイツ語の医学書は、「ワームウッドのワイン」について、「老齢期に非常に適しており、熱の体質の者にも冷の体質の者にも使える……胃の不調による口臭を解消し、肝臓と脾《ひ》臓《ぞう》の働きを助ける。肌と顔色も改善する。食前食後に飲むとよい(2)」と記す。腸内の寄生虫を駆除する虫下《むしくだ》し薬にもなった。

英国の薬草医、ニコラス・カルペパー（一六一六～五四）は、とりわけワームウッドを好んだ。カルペパーが一六五二年に発表した研究書は、後に『ハーブ事典』と呼ばれ、現在も出版されている（邦訳題『カルペパー ハーブ事典』パンローリング 二〇一五年）。カルペパーの書物は、医者に診てもらえる金持ちだけではなく、大衆に植物療法を届けようとする意図もあり、ワームウッドで治療できる膨大な数の症状を挙げている。一八〇〇年代に刊行された版のほうが、抑制が効いて（読みやすくなって）おり、浮腫、黄疸、間欠熱《かんけつねつ》、壊疽《えそ》へのワームウッドの利用を説き、また酢と混ぜると「キノコとヒヨスの毒に効き、トガリネズミに噛まれたときの解毒にもなる」(3)という。

ワームウッドを、ビールのホップの代わりに使っていたこともある。一六九二年にW・P・ワースという学者は『醸造技法の新事実（On the New and True Art of Brewing）』にこう記した。「（ビールに加えるホップは）ワームウッドと同じような働きが期待できるが、ワームウッドのほうが、いろいろな意味で優れている。ワームウッドの効能は幅広く、胃を丈夫にし、腐敗を妨げ、むかつきを予防し、保存性と汎用性《はんよう》を高めるなど、さまざまな点で有益だ。どの薬草もそうだろうが、ホップにしても、効能はせいぜい半分ほどで、ワームウッドには及ばない」(4)

ワームウッドの風味を加えた「パール」と呼ばれるビールは、一六〇〇年代にイングランドで好まれた。シェイクスピアの喜劇『ウィンザーの陽気な女房』にも、パールについて言及がある。パールは、ワームウッド以外にも香辛料を含み、一般的には朝、胃を整えるために温めて飲む（後の一八〇〇年代に「パール」の語は、ビールにジン、砂糖、生姜を加えたカクテルを指すようになった）。「パール・ロイヤル」という、パールといっても、シェリーをベースにしたワームウッド風味のカクテルもあった。歴史研究者で、カクテルに関する著書も多いデイヴィッド・ワンドゥリッチは「パール・ロイヤルを再現して今日味わったなら、迷うことなく、ヴェルモットの同類と思うはずだ」と記した。

ヴェルモットは、香りづけした酒精強化ワインである。ワインに度数の高いアルコールを加えて強化することは、アルナルドゥス・デ・ウィラノウァの時代から行われていた。アルナルドゥスは、蒸留したアルコールを発酵中のブドウ果汁に加えると記した。それにより発酵が止まるので、ブドウの自然な甘味を残しながら、アルコールの強いワインができあがる。このような製法のワインは、今日では「自然の甘味の酒精強化ワイン《ヴァン・ドゥ・ナチュレル》」として知られる。類似のものを、よくある手頃な方法でつくるには、ワインを十分に発酵させてから、蒸留したアルコールで強化し、甘くしたければ砂糖を加える。昔と違って、今では砂糖が簡単に手に入るからだ。

ほかの酒精強化ワインとしては、スペインのシェリー、イタリアのマルサラ、ポルトガルのポートワイン、アフリカ北西岸のポルトガル領マデイラ諸島のマデイラワインがある。[5] だがヴェルモットと違って、植物由来成分の「香りづけ」はしていない。強化する理由は、搬送中の腐敗を防ぐためであり、ワインの生産国ではないが消費の多い英国への輸送が主な目的だった。今日のポートワイン製造所の多くは、一六〇〇〜一七〇〇年代に英国によって創設された歴史があり、一八〇〇年代半ばには、強化した製品が標準となった。また、シェリーは、かつてはスペインからイングランドへの搬送直前にアルコールを強化してワインの保存性を高めたが、やがてソレラシステムという熟成方法が開発された。これは、ワインを強化

Cocktail Recipe 26

バンブー
Bamboo

アモンティリャードシェリー（酸化熟成を特徴とするシェリー）……45ml
ドライヴェルモット……45ml
アンゴスチュラ・ビターズ……一滴
オレンジビターズ……一滴

ミキシンググラスに氷とすべての材料を入れて混ぜる。濾しながらカクテルグラスに注ぎ入れる。レモンツイストを飾る。

するにあたり、若いほうのワイン樽から熟成が何年か進んだ樽へと、段階的に順次ブレンドしていく方法である（こうしたつぎ足しにより、一定の品質のものを継続的に出荷できる）。

マデイラワインは、ボトルを開けて一年たっても劣化しないことが特徴で、海を渡る長旅にも都合がよい。今日ポルトガルの自治州であるマデイラ諸島は、スエズ運河が開通（一八六九年に地中海と紅海を結んだ）するまでは、ヨーロッパからアフリカを経てアジアに向かう航路に位置していた。マデイラワインは一七〇〇年代初頭に酒精強化するようになった。当初は、シェリー同様、船積みする直前にアルコール度を高めていたが、今日では、発酵のプロセスが終わる前に酒精強化する。また、イタリアのマルサラワインは、このマデイラをヒントに、英国の商人が考案し、シチリアで製造するようになった。

ヴェルモットの場合、酒精強化は船積みのためではなく、消化を促す意図だった。十七〜十八世紀になると、ワームウッドで香りづけしたワインはドイツで「フェルムートヴァイン（Wermutwein）」（ワームウッドワイン）と呼ばれて一般的になった。すでに十六世紀のパラケルススが、こうしたワインを、前述のパールというビール同様に万能薬として朝飲む、と述べている。しかし、今日のようなヴェルモットは、ドイツで生まれたわけではなく、現在のフランスとイタリアにあたる一部地域（南フランスや、トリノを中心とした北イタリア）で、おおむね一八〇〇年代初頭の数十年に開発されたものだ。

先ほど、ヴェルモットの名は、〝Wermut〟、つまりドイツ語のワームウッドに由来すると書いたが、この苦い薬草が、酒が醸し出す風味の主役というわけではない。少なくとも、ローマ時代から薬用ワインに用いた、ヨモギ属のなかで特に苦いグランドワームウッドそのものの味わいの酒ではない。ヴェルモットは一七〇〇年代末に誕生したと考えられ、当時のイタリアの記録には、授乳を行う乳母や病人向けの瓶入りの薬液として言及がある。他の手がかりからも、当時は何らかの健康への効果が期待される薬だったのは間違いない。とはいえ、他の各種のワインや蒸留酒と同様、要は消化を助ける薬用の酒として、ヴェルモットは進化していった。

こうして生まれたヴェルモットは、蒸留酒で強化され、ベースのワインは、薬用成分の単なる溶剤ではなく、含有する三十種もの植物の風味が調和したものだった。ヴェルモットに加えるワームウッド以外の植物としては、シナモン、クローヴ、コリアンダー、エリキャンペーン、カラムス（ショウブ）、オオアザミ、セントーリー、アンジェリカ、ゲンチアナ、オレンジピール、ナツメグなどが一般的だが、ほかにも幅広く無限に組み合わせられる。近年では、各国でヴェルモットの製造に参入するメーカーおよびジンの生産者が、その土地の植物成分を積極的にブレンドしてアピールしている。

イタリア北西部のトリノでは、一八〇〇年代後半、ランチやディナーの一時間前に、胃液の分泌を促すアペリティフ（食前酒）として、小さなグラスに一杯ヴェルモットを飲むことが、日常のなかに定着した。一八七三年のトリノの様子は、『トリノのヴェルモット大全（The Grand Book of Vermouth di Torino）』で次のように伝えられている。「トリノでは、菓子店が、リキュールなどの酒（ヴェルモットという、トリノで考案された名高い酒）を提供している。日中、一息つきたくなったとき、菓子店に入って立ったままペストリーを（特に温かい焼きたてを）つまむ習慣もある。若い婦人まで、同伴者もなしで、このような自由を享受して

Cocktail Recipe 27

クリサンセマム
Chrysanthemum

ドライヴェルモット……60ml
ベネディクティン……30ml
アブサン……三滴

ミキシンググラスに氷とすべての材料を入れて、ステアする。濾してクープグラスに注ぎ入れる。オレンジツイストを飾る。

いる。トリノの日常生活の一部となっており、作法やしきたりに反する心配は無用で、こうした習慣に親しんでいるのだ」

食事前の味覚を目覚めさせるヴェルモットを飲む伝統は、スペインにも生きていて、「ヴェルモットの時間（la hora del vermut）」として知られる。ランチ前かディナー前か、その習慣は人それぞれで、必ずしも一時間前に一杯とは限らない。イタリアの各地でも、こうしたアペリティフの時間は、仕事を終えてから夕食までの午後七〜九時にあたり、誰もがカフェに詰めかけて、ヴェルモットをちょっと一杯やったり、食前のカクテルを一〜二杯楽しんだりする。酒の値段を払えば、無料の軽いつまみもつくし、ディナーに出かける前に、その日を振り返って誰かと語り合う時間になる。

◆危ないアブサン

一八〇〇年代半ばのフランスでは、ディナーの前にカフェで過ごす習慣を、「緑の時間（l'heure verte）」と呼んだ。この名は、ワームウッドを使った、たいていは緑色の酒であるアブサンから来ている。アブサンは、フィンセント・ファン・ゴッホやアンリ・ド・トゥールーズ＝ロートレックのような画家、シャルル・ボードレールやアルチュール・ランボーといった詩人にインスピレーションを与えた。幻覚をもたらすといわれ、そのせいで画家が自分の耳を切ったとか、家族殺しの犯人がアブサンを飲んでいたという話が広まった。そのため一世紀近くにわたり、いくつかの国でアブサンが禁止された。

あまり知られていないが、アブサンは、もともと薬用としていた歴史から評判を得るようになった。この章で述べてきたとおり、アブサンに含まれるワームウッドは、以前からビールやシェリー、ワインに漬け込んでいた薬草である。一六三九年に蒸留業者が、『ロンドンの蒸留所（The Distiller of London）』を刊行し、医師向けにワームウッドウォーターのレシピを掲載した。第二章にも登場した医師のジョン・フレンチは、このワームウッドウォーターを、腸内のガスを解消し、寄生虫を殺し、吐き気を抑え、食欲を増し、胃を丈夫にする薬とみなした。この刊行物にあるワームウッドウォーターの調合は、要は、コモンワームウッドとアニスを蒸留して砂糖で甘味を加えたもので、アブサンのレシピにかなり近い。だが実際には、蒸留酒としてのアブサンの誕生は、一七〇〇年代半ばか、終わりになってからである。

当時のアブサンの誕生を伝える、それらしい物語もある。スイス西部のヴァル＝ド＝トラヴェールで、アンリオ家の姉妹が考案し、その地に亡命していたフランス人医師のピエール・オーディネールが開発を進めたという話だ。オーディネールはこれを薬用の強壮剤《トニック》として処方し、寄生虫病から痛風や腎臓結石まで、何でも治療した。「ワームウッドを含む万能薬《エリキシル》であり、香草の配合は医師のみが知る秘密だ。服用した多くの人がすっかりよくなったと明言し、医師は喜びを隠せず満足気に処方している」。アブサンを商品化したペルノ社の、一八九六年の英語版冊子の言葉である。

この話と少し違い、フランス人医師のオーディネールが調合法を考案し、アンリオ姉妹が製造したとして、アブサンの起源をスイスではなくフランスとする説もある。いずれにせよ、このレシピは一七九七年に土地の名士であるデュビエ氏の手に渡り、生産規模を拡大し商品化された。デュビエ氏の義理の息子、アンリ＝ルイ・ペルノ（一七七六～一八五一）がともに事業を担い、ペルノは一八〇五年に国境を越えてフランスのポンタルリエに新しい蒸留所を建設した。これが、ペルノというブランドの始まりとされる。

アブサンの名は、グランドワームウッドの学名、アルテミシア・アブシンティウム（Artemisia absinthium）による。しかし、アブサンの味わいの主役は、アニスの香りだ。アニシード（種にも見えるアニス果のこと）[6]を用いるほか、スターアニス（八角《はっかく》）やフェンネルでも、似た香りになり、これらを組み合わせてもよい。フエンネルは、消化を促し腹部膨張を解消し（砂糖でコーティングしたフェンネルシードが、よくインド料理店のレジの横に口直しとして置いてある）、授乳中の母親の母乳量も増やす。アニスは、やはり腹部膨張の解消に使われ、咳や、その他の呼吸や気管支炎の症状にも用いた。八角は、消化を助け、咳の症状に去痰薬《きょたんやく》として利用し、鎮痛剤にもなった。現代の医学でも、八角の成分の化合物は、その有効性が認められ、季節性インフルエンザや鳥インフルエンザの治療薬であるタミフルの製造に用いる。

メリッサ（レモンバーム）も、アブサンに加えることが一般的で、柑橘《かんきつ》系のミントの香りを添える。ヒソップもまた、ミントの香りで、植物療法では去痰薬と咳止め薬になる。ヒソップは、アブサンに香りを添えるとともに、蒸留後の着色にも用いる。ヒソップが、スモールワームウッド、学名アルテミシア・ポンティカとともに、アブサンの緑色を生むのである。

フランスが、北アフリカのアルジェリアへ侵攻し植民地化を進めた一八三〇～四〇年代、フランス軍兵士にはアブサンが配給されていた。このアルコール度の高い酒は、水の浄化に役立ち、赤痢に効果がありマラリアの予防にもなった。赤痢は、感染者の排泄物中のバクテリアや赤痢アメーバが、食べものや水を介して運ばれて感染する。アブサンのアルコールは飲用水の病原生物の殺菌に役立ったはずで、ワームウッドの摂取は寄生虫を消化器官から排除する効果があった。

一方、マラリアは、蚊《か》に寄生する原虫が、蚊に刺された人間の血液に入ると感染する。アルテミシア属の植物の成分は、マラリアに効果的な化合物（アルテミシニン）を含むが、これはアジアの種であるスイートワームウッドに多く、アブサンに使うグランドワームウッドには少ない。フランス軍兵士のアブサンが含むアルテミシニンは、抗マラリアの作用を十分に発揮できる量ではなかったかもしれないが、幸いにも、別の効果的な方法があった。

抗マラリア薬として確かな有効性が世界に認められていたのは、キニーネだった。キナノキ樹皮に含まれる成分で、詳しくは第八章で取り上げる。キニーネを用いたワイン、デュボネは、一八四六年に生まれたと考えられる。その年、北アフリカのフランス軍兵士のために味のよい薬用酒をつくろうと、政府が開催した品評会に出品されたのだ。後の一八九八年に米国市場に参入した際は、「医療用専売薬」と銘打っていた。今日、デュボネは、アペリティフに適したワインとなり、英国のエリザベス二世が好んだといわれる。女王のカクテルは、デュボネとジンを二対一で合わせる。通常のカクテルのレシピは、もう少し強く、デュボネとジンが同量である。

ほかにもキニーネを用いた酒として、アメール・ピコンというリキュールがある。一八三七年に、フランス軍兵士であり以前は蒸留所で働いていたガエタン・ピコンが、アルジェリアでオレンジの香りのリキュールをつくったのが始まりだ。アルジェで、当初このリキュールは、アメール・アフリカンと呼ばれた。その蒸留所は後にマルセイユに移転した。フランスでは、アメール・ピコンをビールで割るのが一般的である。また、ピコン・パンチという古典的なカクテルでは、このリキュールにコニャックとグレナデンを合わせる。

Cocktail Recipe 28

デュボネ・カクテル
Dubonnet Cocktail

デュボネ……45ml
ジン……45ml

ミキシンググラスに氷と材料を入れてステアする。濾してカクテルグラスに注ぐ。飾りにオレンジツイストを添える。

フランス軍は、アルジェリア以外の地域へ進軍するときもアブサンを持参し、兵士はこのアニス風味の酒を好むようになった。そして帰国後は、マルセイユやパリのカフェで緑色のアブサンをディナーの前に飲み、「緑の時間」を過ごす習慣が生まれたのだ。こうした風習を、ブルジョワの中産階級も受け入れ、さらには芸術家たちが、アブサンがもたらすという覚醒《かくせい》作用とひらめきに満ちた興奮を求めた。

歴史上、軍人が遠征先で新たな酒を発見し、その愛着を帰還後も抱き続けることがある。一六〇〇年代の三十年戦争（プロテスタント側の各国勢力が、ドイツのカトリック勢力である神聖ローマ帝国と戦った）で、オランダ側について戦った英国兵は、ジンの起源であるオランダのイェネーヴァを好むようになり、帰国後、それに倣《なら》って独自につくり始めた。時代は下って第一次世界大戦中、イングランドのランカシャー出身の英国兵士が、フランスのフェカンにある、ベネディクティンのリキュール蒸留所近くに駐屯《ちゅうとん》した。後に兵士が帰還したランカシャーでは、バーンリーの炭田の労働者が集《つど》うバーンリー・マイナーズ・ソーシャル・クラブが、世界最大量のベネディクティンを売り上げる場となった。また、第二次世界大戦中、フランスで戦った多くのアフリカ系アメリカ人兵士がコニャックを好むようになり、この蒸留酒は、現在に至るまで黒人コミュニティと結びついている。けれども、アブサンについては、兵士が遠征用に国外に持参した後、帰国してからも飲み続けたわけで、生まれ故郷に深く根差した酒といえる。

アブサンの評判と味の品質は、一八〇〇年代半ばから末期にかけて劇的に変化した。一八〇〇年代初頭に開発された連続式蒸留機《コラム・スチル》が、にわかに状況を変え、アルコール度の高い蒸留酒を速やかに安価に製造できるようになったのだ。連続式蒸留機なら、発酵した液体さえ投入すれば、後は順次アルコール度を高めていける。かつての基本的な単式蒸留器《アランビック》は、蒸留を一回行っては清浄して、また次の蒸留を行う必要があるが、それよりも効率的である。もう一つの変化は、一八〇〇年代初頭にナポレオンがビート（甜菜《てんさい》）の栽培を奨励したことによる影響だ。もともとアブサンは、ブドウ果汁のワインを蒸留したオードヴィー（命の水）、つまりブランデーをベースとしていた。しかし、ナポレオンが栽培を奨励したことにより、ビートがそれに取って代わった。モラセス（精糖時に生じる糖蜜）や穀物とともにビートを蒸留したものを、アブサンのベースとするようになったのである。今日でもヨーロッパでは、ビートを蒸留してリキュールのベースとする。

ブドウをベースに用いないこうしたアブサンは、従来の製法に比べ、品質が劣るとみなされた。それどころか、悪質な蒸留業者が現れ、本物のアブサンのような味と見た目にするため、有害な混ぜものを加えた。緑色の人工着色料として銅塩を用いたり、水を加えると白濁する「自然乳化（ウーゾ効果）」を生むために三塩化アンチモンを加えたりしたのだ。悪質な製品は、本来のように、ワインやオードヴィーにワームウッドを漬け込んで単式蒸留器で再蒸留する方法ではなく、単にアルコール度の高い蒸留酒にワームウッドのオイルや精油を加えただけだった。

一八六〇〜七〇年代、フィロキセラ（ブドウネアブラムシ）というワインの害虫が、フランス中のブドウ園を台無しにして、ほぼ全土のワイン産業を壊滅させた。これによって、アブサンの生産者はますますブドウ以外の蒸留酒をベースにするようになった。フィロキセラによる危機のあいだ、ワインの値段は跳ね上がり、アブサンのほうが価格は安く、ワインよりも手頃な酒になった（フィロキセラによって、ヨーロッパでは蒸留酒の消費が全体的に増加した。たとえばスコッチウイスキーも、ワイン不足によって売り上げが伸びた）。

アブサンは、安価でありながら酔いがまわる強い酒なので、人気があった。アブサンは、通常はアルコール度数六十〜七十でボトル詰めされていて（コニャックやたいていの蒸留酒の四十度より強い）、そのせいもあり五倍の冷水で希釈してアペリティフにする。ワインより低価格となった当時、アブサンは下層階級の人々の酒となり、アルコール依存症につながった。つまり、よく知られた「アブサン中毒」である。

禁酒運動を当初主導した人々は、アブサンなど蒸留酒の禁止を求めただけで、ビールは含まなかったし、もちろんフランスではワインは対象外だった。ワインは身体によいと考えられ、一人一日一リットルが、標準的な摂取量だった。アルコール依存の治療に、実のところワインが処方されたくらいだ。

ワイン醸造者は、アブサンは人為的に製造されるが、ワインは自然の産物だという考えを広めた。ワイン産業がフィロキセラ禍から立ち直ると、ワイン醸造者は、アルコール依存の原因は、アブサンのような人工的に量産される蒸留酒の品質が問題なのであって、昔ながらの健康的で良質なブドウのワインの摂取量は、問題ではないとの見解を示した。一八八六年の『ニューヨーク・タイムズ』紙の記事に、フランスを訪れた米国人の言葉がある。「飲酒は、これまでフランスで問題になったことはなかった。ところが今や、フィロキセラによるブドウの壊滅のせいで、ビートの根やジャガイモを使ったブランデーがあふれ、モルトやホップの味わいのないビールがカフェに出回り、ワインには有害物が入っている。街の無法者が競って怪しい酒を売っているのだ[7]」

アブサン中毒者の症状として、けいれん、認知症、めまい、幻覚、暴力行為、結核、人体の自然発火現象、自殺、てんかんやその他の精神疾患（脳の疾患であるてんかんを、当時は精神病とみなした）が知られていた。保護施設は、気の毒な貧しい中毒者であふれかえったという。ある統計報告書は、ワインではなくアブサンを飲む人は、正気を失う可能性が二百四十六倍になると示した。アブサンは人々の健康を損ね、その有害性は子どもにも遺伝的に受け継がれたので、国民全体に悪影響が及んだ。当然ながら、ここに挙げた症状はほぼすべて、重度のアルコール依存症にも当てはまる。さらに、内在する精神面の問題の表面化や、胎児性アルコール依存症（母親のアルコール摂取の影響による胎児の異常）の発症といった問題にもつながる。

アブサン反対を訴えて、公開実験も行われた。モルモットにワームウッドの抽出液を注入し、見るも恐ろしい発作に苦しみながら死ぬさまを示した。後に、経済学者が計算し推定したところ、あるモルモットは、人間なら市販のアブサン七百三十リットルに相当する量の成分を注入されていて、発作が激しくなるように過剰な演出をしたとみえる。

反アブサン運動は、二十世紀を迎えようとする頃に勢いを増した。当時、蒸留酒の消費の割合が全体的に上昇し（フィロキセラの影響もある）、特にアブサンの消費が増加していた。対策として、アブサンに税金を課し価格を上げて、低価格で低品質なものとして下層階級が入手するのを防ごうとした。

結局、ある事件がアブサンを破滅させる。一九〇五年、スイスの労働者ジャン・ランフリー（一八七三頃〜一九〇六）が、アブサンを二杯飲んだ後、妻と子どもたちを射殺したのだ。弁護士は、ランフリーがアブサンによって錯乱していたと抗弁し、殺人を犯したことを本人は覚えていないと主張した。この事件はメディアで騒がれ、家庭でも国際的にも波紋を呼んだ。スイスは、一九〇八年にアブサン反対の国民投票を行い、一九一〇年には禁止する法令を施行した。オランダは一九〇九年に、アブサンを、つまりその製造、輸入、販売を禁止し、一九一二年には米国がそれに続いた。そして一九一五年、ついにフランスでも禁止となった。

問題となる作用を引き起こす成分は、ワームウッドに含まれるツヨンであると、一九〇〇年代に入って間もなく特定された。とはいえ、ツヨンのおかげでワームウッドには抗菌効果が備わっている。ヴェルモ

Cocktail Recipe 29

デス・イン・ジ・アフタヌーン
Death in the Afternoon
（ヘミングウェイの短編「午後の死」に因む）

アブサン……30ml
冷やした辛口のシャンパン……120ml

シャンパンフルートにアブサンを入れ、シャンパンで満たす。レモンツイストを飾る。

ットやパールのように、ワインやビールにワームウッドを用いると保存性が高くなる。一八五五年の報告書は、アブサンが二百六十PPM《パーツ・パー・ミリオン》の濃度のツヨンを含むと推定し、この数値が近年まで、ツヨンを含む酒に対する低い評価につながっていた。しかし、二〇〇〇年以降、古いアブサンを現代の装置で分析したところ、大半は、二十五PPMという、ほとんど影響のない濃度に近いツヨンしか含んでいなかった。

だからといって、ツヨンが有害でないという意味ではない。解禁後の合法のアブサンに含まれる程度の微量なら、危険でないというだけだ。ツヨンの多量の摂取は、モルモットで見たとおり、てんかんに似たけいれんに加え、腎臓の機能障害を引き起こし、死を招く。一九九七年の医学報告書は、ワームウッドの精油（つまり純度の高いツヨン）をアブサンだと思って少量飲んだ男性について記している(8)。「家で父親に発見されたとき、興奮し支離滅裂《しりめつれつ》で、混乱した状態だった。救急隊員によると、強直間代《きょうちょくかんたい》発作（身体を硬直させた後、震えが続く）が起きて、除皮質《じょひしつ》硬直姿勢（手首と肘を屈曲させ、膝を伸ばす）を呈した。緊急治療室で、患者は無気力状態にもかかわらず攻撃的だった」。そして、鬱血性《うっけつせい》心不全を起こしていたため、退院まで約一週間かかった。

解禁後のアブサンも、ツヨンの含有量はかなり低くて合法的とはいうものの、アルコール度は極端に高い。アルコールの強さによって、溶液中のワームウッドや他の精油の成分を保持している。これは、ウーゾ（ギリシアの蒸留酒で、アニスなどの香りをつけたリキュール）や現代のジンでも同じである。

アブサンがもたらす興奮状態はどれも、ワームウッドに含まれるツヨンのためではなく、アルコール自体に真の問題があるはずで、スイスで殺人事件を起こした先述のジャン・ランフリーの場合もそうだろう。事件前にアブサンを二杯飲んだというが、これは彼が目覚めた朝四時半のことだ。続いてクレーム・ド・マント（ミント風味のリキュール）とブランデーを飲み、昼食時にワイン六杯ほど、それからさらにワイン一リットルと、ブランデー入りのコーヒーを二杯飲んだ。その直後に、家族を殺害する。ランフリーは日頃からアルコールを過剰に摂取していたが、アブサンだけが責めを負ったのだ。

正気を失わせる可能性があるとしてアブサンが禁止されても、特にフランスでは、人々がその風味を求め続けた。ワームウッド抜きでアニスの香りを楽しめる代替品、「パスティス」というリキュールとともに、夕方の「緑の時間」を過ごすことにしたのだ。また、アブサンを製造していたペルノ社も、製品の調合を変えて、アニス風味の蒸留酒をつくった。一九七五年、ペルノ社は競合相手のリカール社（パスティスの生産者）と合併した。今日、ペルノ・リカール社は、国際的な酒造業の企業体として世界最大規模である。

アブサンの審美性の愛好家は、グラス内で緑から乳白色に移ろいながら幻覚に誘うような危険な魅力に惹かれ、禁断の酒を求め続けた。一九九〇年代には、ボヘミア地方のプラハを訪れると、その地でつくられる「ボヘミアン」スタイルのアブサンを試すことができた。こうしたチェコ産のアブサンは、英国にも輸出された。英国では、そもそもアブサンが流行《はや》らなかったので、禁止された時代もない。

ほかにも後追いのさまざまなアブサンがあり、グリーンに限らず、ブルー、イエロー、レッド、ブラックなど人工着色料によって目を引く色に染められたが、正統なアブサンとはみなされず、品質も劣ると考えられた。自家製のアブサンを飲む者も現れ、たいていはアルコール度の高いエヴァークリア（アルコール度数九十五）などの蒸留酒にワームウッドを漬け込む簡単なものだった。アブサンをふるまうバーは、「バーニング・マン」という、ネヴァダの荒野で開催されるカウンターカルチャーのイベントで毎年恒例だ（バーニング・マンは、人里離れた地で、参加者が表現活動を行いながら一週間の共同生活を営む催し）。

本物のアブサンが市場に復帰する扉を開いたのは、新たに編成された欧州連合（一九九三年に欧州共同体から生まれ変わった）による、加盟国すべてに共通で適用する飲食品規制の導入だった。ツヨンの含有が、現代の科学的見地にもとづき法的に問題ないと判断されるレベルなら、アブサンの販売が各国で許可されたのだ。そして、近年、古いアブサンの分析を行ったところ、この危険のないレベルに近い数値を示していた。というわけで、ヴィンテージのアブサンも、現代に合法的に蘇ったのである。

ただし米国では、酒類タバコ税通商管理局の了承が必要で、二〇〇七年にようやく解禁となる。神経に重大な影響を及ぼすようなものでなければ、ボトルに「アブサン」と銘打つ酒が認められた。スイスの「キュブラー」という銘柄が、米国市場に復活した最初のアブサンだった。

米国の酒造業者としては、サンフランシスコ近郊のアラメダにあるセントジョージ・スピリッツが、最初に市場に加わり、二〇〇七年十二月にアブサンの発売を開始した。発売日には、駐車場の長蛇《ちょうだ》の列を、報道番組のヘリコプターが撮影した。その場で在庫の約千八百ボトルが、六時間で完売となった。年が明けて二月には、次に生産した千ボトルも一日で売り切れた。これはほかでもないスーパーボウル・サンデー（フットボール・リーグの決勝戦がある祭典の日）のことだった。

しかし結局のところ、概して米国人は、アブサンの魅力には惹かれたものの、アニスの風味を好まないと判明する。お菓子のジェリービーンズの「ブラック・リコリス」味や、グッド&プレンティのリコリスキャンディみたいな味だと思ったのだ。初めて手に入れたアブサンのボトルの多くは、今も各家庭で飲み残されたまま、酒を並べた棚の後ろで埃《ほこり》を被っているだろう。数々のブランドがアブサンを発売し、米国市場に参入したが、行きつくところは棚の奥である。アブサン再来は、一過性の熱狂だった。

とはいえアニスが、米国を除き世界的にリキュールの香りとして好まれたのは確かである。[9] いくつか挙げると、レバノンのアラック酒、スペインのチンチョン産のアニス酒、ギリシアのウーゾ、トルコのラク、イタリアのサンブーカ、メキシコのシュタベントゥンは、いずれもアニスの風味だ。

もちろん、アブサンはいまだ健在で、アブサンが欠かせないカクテルとして、サゼラック、カクテル・

ア・ラ・ルイジアーヌ、コープス・リヴァイヴァーNo・2がある。どれも、必要なのは、たった数滴のアブサンだ。ごく少量で絶大な効果が生まれる。たっぷりとアブサンを使うデス・イン・ジ・アフタヌーン（164ページのレシピ〈Cocktail Recipe 29〉参照）は、ヘミングウェイが好んだ飲みかたをもとにしたカクテルで、シャンパンにアブサンを合わせる。アルコール度数がきわめて高く、一度試したら、再び注文する人はまずいない。

◆ゲンチアナの苦味

アペリティフに適した酒精強化ワイン、ヴェルモットは、先述のようにワームウッドを主な苦味の成分とする。一方、キンキナとは、主にキニーネによって苦味を加えたアペリティフワインだ。また、アメリカーノというアペリティフワインは、ワームウッドとともにゲンチアナを苦味成分とする。こうした定義をすべて覚える必要はないと思うが、何を主な苦味の成分とするかによって、アペリティフを分類している点に着目してほしい。

キニーネを成分とするアルコール強化ワインの銘柄が、すべて「キンキナ」と名乗っているわけではなく、より広く「アペリティフ」と称する場合が少なくない。その明らかな例としては、もともと「キナ・リレ」と呼んでいたが、今はただ「リレ」というフランスの銘柄がある。リレは、ヴェスパーというカクテルに使う。ほかにも、キニーネを含む強化ワインとして、先述のデュボネ、フランスのビイル、南アフリカのカペリティフなどがある。

ワームウッドとゲンチアナのアペリティフワイン、アメリカーノの銘柄には、「コッキ・アメリカーノ」、「コントラット・アメリカーノ・ロッソ」、「カペレッティ・アペリティーヴォ・アメリカーノ・ロッソ」

などがあり、ソーダ水で割るのが一般的だ。アメリカーノという名のカクテルもあり、スイートヴェルモットとカンパリ（ゲンチアナを含むのは間違いない）を合わせ、ソーダ水を加える。つまりこのカクテルは、アペリティフワインのアメリカーノと同じ要素でできている。

アルコール飲料全般の苦味づけとして、ゲンチアナほどよく使われるものはない。おそらくキニーネよりも一般的なはずだ。ワインをベースとした前述のアペリティフワインはもちろん、蒸留酒をベースとしたイタリアのリキュールであるアマーロにも含まれる。「アマーロ・ルカーノ」、「アメール・ピコン」、「アヴェーズ」、「ボナール・ジェンティアン・キーナ」、「フェルネット・ブランカ」、「ナルディーニ・アマーロ」、「ラマゾッティ」、「サレール・ジェンティアン」、「スーズ」などだ（こうした銘柄については、成分が公開されており、ゲンチアナを含むとわかる）。また、やはりイタリアのリキュールであるアペロールとカンパリの秘伝のレシピにも、ゲンチアナが使われていると考えてよいだろう。アンゴスチュラやリーガンズなどカクテル用のビターズも、ゲンチアナが主要な苦味成分だ。実に広く用いられているのである。

ゲンチアナ、つまりリンドウ科リンドウ属の植物には、約四百の種があるが、ビターズやリキュールで用いるのは、グレート・イエロー・ゲンチアナ（Gentiana lutea）だ。茎を伸ばさずに青い花を咲かせる、無茎ゲンチアナ（Gentiana acaulis）を使う場合もある。ゲンチアナは、根と花を別々に

Cocktail Recipe 30

ヴェスパー
Vesper

ウオッカ……90ml
ジン……30ml
リレ・ブラン（アペリティフワイン）……15ml

氷で満たしたシェイカーに、すべての材料を入れ、シェイクする。濾しながらカクテルグラスに注ぎ入れ、レモンツイストを飾る。

用い、それぞれがわずかに異なる香りを醸し出す。この植物の生息には、山地の牧草地や高地が適していて、多くはアルプス山脈、ピレネー山脈、ジュラ山脈で採取される。

消化を助けるディジェスティフ（食後酒）である、ドイツのリキュール、「イエーガーマイスター」に、五十六種の秘伝の植物由来成分が含まれると伝えられ、その一つがリンドウ科のゲンチアナの仲間である。スウェルティア・シライタ（Swertia chirayita）（リンドウ科センブリ属の植物）といい、他のゲンチアナと同様に苦味の化合物を含む。アーユル・ヴェーダ医学で発熱やマラリアの治療に用いたため、「インドのゲンチアナ」としても知られる。

ゲンチアナも、ワームウッドと同じで非常に苦味が強く（辛いダイコンのようにツンとするという）、医術に用いられた長い歴史がある。古くはギリシア人医師、ディオスコリデス（四〇頃～九〇頃）が『薬物誌』（邦訳題『ディオスコリデス薬物誌』八坂書房 二〇二二年）で取り上げ、プリニウスもゲンチアナに言及した。

ゲンチアナは、香辛料として、食欲の刺激と増進、消化不良の治療など、消化器系の症状に効果的で、便秘を解消するほか、利尿作用、胆汁《たんじゅう》の排出、月経のトラブルの解消にもよいとされた。ほかにも、臓器の腫脹《しゅちょう》を抑え、リウマチを治し、肝臓と脾臓の機能改善によく使われたようだ。解熱剤、抗マラリア薬にもなった。外用には、湿布として傷の炎症を抑え患部を冷やし、喉の痛みを癒し、毒性のある生物による

Cocktail Recipe 31

アメリカーノ
Americano

カンパリ……45ml
スイートヴェルモット……45ml
ソーダ水……90ml

ダブル用のロックグラス、またはハイボールグラスに氷を満たして、材料を加える。飾りにオレンジツイストを添える。

咬傷を治療した。医術の歴史におけるこうしたゲンチアナの用途を、今日の科学者が最新の設備と実験方法で検証したところ、その多くに有効性が認められた。[10]

◆アペリティフとディジェスティフ

アペリティフ（食前酒）を意味するイタリア語〝aperitivo（アペリティーヴォ）〟という語は、〝open（開く）〟という意味のラテン語、〝aperire〟に由来し、食欲を刺激する（つまり「味覚を開く」）薬液のことだった。この言葉が、後に、アペリティーヴォの時間、つまり仕事が終わって食事をとる前に一杯やる習慣と結びついたのである。アペリティフのための酒は、食事の前に飲むなら実際には何でもかまわないが、一般にはアルコール度が低めで、ほのかな苦味か、苦味と甘味のあるものが、この習慣にふさわしい。

アペリティフにするカクテルは、国によってさまざまだ。スペインでは、ジン・トニックが長らく人気である。イタリアでは、ほろ苦いアペロール・スプリッツ、アメリカーノ、ネグローニが、食前のカクテルとしてよく知られる。また、ヴェルモットのほか、フィノやアモンティリャードなどのシェリー、ホワイトポートといった辛口の酒精強化ワイン、そしてシャンパンもアペリティフとしてよく飲む。

ネグローニのほか、マティーニやマンハッタンなど、アルコール含有量の多いアペリティフを、ディナーの前に飲む人も少なくない。アルコール自体は食欲を刺激し胃の機能を向上させるので、一定量までは効果的だが、それを超えると逆効果になる。食前のマティーニの飲みかたを心得ている人は、限度を把握しており、バーでのカクテルは一杯だけにして、ディナーのテーブルにつくものだ。

ディジェスティフは、アペリティフと同様、通常は苦味のある植物由来成分を含み、消化を促す。違いとしては、ディジェスティフのほうが概してアルコール度が高く、飲む量は少ない。食事の前には、ソーダで割ったヴェルモットで舌と胃を整えるが、腹を満たした後は、少量のアマーロがふさわしい。アペリティフと同じく、ディジェスティフの範疇《はんちゅう》をどう解釈するかは自由である。食事の締めくくりに、苦味のある酒よりも、コニャックやスコッチウイスキーなどをストレートで飲む人も多い。甘味のあるリキュールやデザートワインを楽しむ人もいる。甘いデザートと同じで糖分によって食欲が収まるため、甘味のある酒を食後に飲むと、満腹のサインを胃に送ることができる。

アマーロとは、イタリアの苦味のある酒を一括《ひとくく》りにしたカテゴリーであり、通常は蒸留酒をベースにしたものをいう。ほぼどれも、苦味とのバランスをとるために砂糖か甘味となるものを加えているから、リキュールとみなしてよい。イタリア以外に、ドイツの「イエーガーマイスター」や、シカゴの「ジャプソンズ・マロート」もアマーロといえる。要するに、甘味のリキュールの対照にある苦味のディジェスティフを簡潔に呼ぶ言葉である。さまざまなアマーロは、主に植物由来成分の配合によって、いくつかのカテゴリーにさらに分類でき、アルプスのアマーロ、ルバーバロウ、フェルネット、そして第二章で触れたフェッロ・キナなどがある。[11]

市場に出ているアマーロの多くは、その土地の薬用酒であった歴史をもち、広く販売されるようになったのは、一八〇〇年代半ばから末期である。銘柄と商品化の年を挙げておくと、「アヴェルナ」(一八六八)、「ビガレ・キナ・キナ・アメル」(一八七五)、「ブラウリオ」(一八七五)、「チョチャロ」(一八七三)、「フェルネット・ブランカ」(一八四五)、「ルカーノ」(一八九四)、「ルクサルド・フェルネット・アマーロ」(一八八九)、「モンテネグロ」(一八八五)、「ラマゾッティ」(一八一五)、「サンタ・マリア・アル・モンテ」(一八九二)、「シビッラ」(一八六八)などである。

◆フェルネット・ブランカ

アマーロのなかで、フェルネットは、特に辛口で苦味が際立ち、通常、アルコール度は四十に近い。他のディジェスティフに比べて、フェルネットのほうが酔いも香りも強いのだ。フェルネットというカテゴリーの中心的存在が、「フェルネット・ブランカ」である。年間四百万箱を売り上げるほどなので、フェルネット・ブランカ以外に、フェルネットというカテゴリーが存在することに多くの人が気づいていない。フェルネット・ブランカは、製造元の冊子によると、二十七種の材料を配合し、南アフリカのアロエ、チャイニーズルバーブの根、フランスのゲンチアナに加え、キナノキ、ガジュツ、ビターオレンジ、サフラン、ミルラ、その他の植物由来成分を含む。

製造元のフェルネット・ブランカ社は、ベルナルディーノ・ブランカが一八四五年にイタリアで創業し、それと同時にフェルネットというカテゴリーも生まれたといえる。フェルネット・ブランカの起源については、当初はフェルネットという医師のレシピとされ、その後、アルプスの山奥の修道士たちによるレシピだということになったが、どうやら、どちらも正確な事実ではなさそうだ。しかし、薬用としての歴史があるのは確かである。

フェルネット・ブランカの広告は、「苦味のある気つけ薬、抗菌剤、アペリティフ、ディジェスティフ」であり「すべての家庭の必需品」と宣伝した。気つけ薬として「緊張を和らげ、神経性の症状を抑え、食欲を大いに刺激する……脾臓に生じる障害を実に素早く癒し、不安症、腹痛、頭痛の治療薬になる」という。脾臓の肥大はマラリアの主要な症状で、この病がイタリアの湿地帯で大きな問題になっていたことが背景にある。そうしたなか、一八〇〇年代に商品化を進めたアマーロのブランドの多くは、抗マラリア成分としてキナノキ樹皮や抽出したキニーネを加えた。キナノキは、当時、何にでも効く万能薬として、イタリア内外で使われていた成分だった。

フェルネット・ブランカが誕生して間もなく、コレラが流行し、この薬用のアマーロを患者に試験的に投与した。その効果を調査した医師は、フェルネット・ブランカ社がコレラを治療する「新しい万能薬《テリアカ》」を開発したと、感謝の意を示したそうだ。一九〇〇年のポスターは、フェルネット・ブランカを、水、炭酸水、ワイン、コーヒーに混ぜて摂取することが有効な症状を、長いリストにして掲げている。それによると、この製品は、胃腸に負担をかけずに消化不良を解消し、肝臓や脾臓の肥大などの疾患に役立ち、長引く痔に苦しむ人への効果が認められるという。水で希釈すれば、喉の渇きを癒し、船酔いにも効く。コレラが流行すると、イタリアの複数の都市で、当局がフェルネット・ブランカを利用し、これを推奨した。この一九〇〇年のポスターには、〝ANTICOLERICO（抗コレラ）〟と大きな文字で綴られている。

こうして「フェルネット・ブランカ」の名は広まり、国外でも新たに蒸留所の設立が必要になった。米国では禁酒法時代（一九二〇～三三）に、フェルネット・ブランカを別の調合の薬として販売した。アルコール度を下げ、アロエの苦味を増やし、便秘薬としての効果を高めたのだ。フェルネット・ブランカ社は、一九三四年に米国内の蒸留所をブルックリンに開設し、一九七〇年代末までこの調合で製造した。

苦味とミントが際立つフェルネット・ブランカは、カクテルに使うには目立ちすぎて、あまり好まれない。だが、これを二滴加える名高いカクテルがある。ロンドンのサヴォイ・ホテルのアメリカン・バーで、エイダ・コールマン（一八七五～一九六六）が考案した、ハンキー・パンキーという古典的なカクテルだ。コールマンは、一九〇三年から二五年にかけて、アメリカン・バーのヘッド・バーテンダーをたゆむことなく務めた女性である。サヴォイのヘッド・バーテンダーは、世界中のバーテンダーのなかでもとりわけ尊敬に値する地位であり、一八九三年の初代以降、歴代のヘッド・バーテンダーの名をすべて覚えているマニアもいる。コールマンの役目を引き継いだのはハリー・クラドック（一八七六〜一九六四）で、彼が一九三〇年に著した『サヴォイ・カクテルブック』には、コールマンのこのカクテルのレシピもある。

一九六〇年代には、ミントの香りを強くしたフェルネット・ブランカとして、「ブランカメンタ」が発売された。これは、オペラ歌手のマリア・カラスが、ステージに立つ前に、氷とペパーミントをたっぷり入れたグラスでフェルネットを飲んでいたのを見て思いついた製品だという。製造元によると、「ステージ前の儀式のようなものだった。氷は彼女の喉を冷やし、ペパーミントは殺菌になる。フェルネット・ブランカに含まれるミルラが幽門《ゆうもん》（胃の出口部分）を開くからもたれない」。

現在のところ、フェルネット・ブランカ社は二カ所の蒸留所で操業している。一つはミラノにあり、世界各国向けの商品のほとんどを製造し、もう一つは、アルゼンチンのブエノスアイレスで、中南米用に生産する。アルゼンチンでは、ヴェルモットもイタリアのリキュールもとても人気がある。一八五〇年以降（近代化、西欧化が進んだ時代）、大勢の移民が押し寄せたため、アルゼンチン人の多くはイタリア人の祖先をもつ。この国では、フェルネット・ブランカをコカ・コーラで割って、ナイトライフの一杯とするのが一般的であり、ちょうどウオッカをソーダで割ったり、ウイスキーをジンジャーエールで割ったりするのと同様だ。胃を落ち着かせて二日酔いを解消するためにも、米大陸のバーテンダーは、よくフェルネット・ブランカに頼っており、薬用酒としての歴史の名残がうかがえる。

フェルネット・ブランカや他のアマーロ、たとえば「アマーロ・ルカーノ」、「アマーロ・ディ・サンタ・マリア・アルモンテ」には、アロエが漬け込まれている。このアロエは、店頭でココナツジュースや紅茶キノコ（健康によいとされる発酵飲料。日本では一九七〇年代にブームとなった）などの棚に並ぶアロエベラジュースとは違い、アロエ・フェロックス（ビター・アロエ、ケープ・アロエとも呼ぶ）のことであり、その結晶成分や粉末を利用する。アロエは、アロインという成分を含み、古くからこれを緩下剤《かんげざい》としてきた歴史がある。しかし、米国の食品医薬品局（FDA）は、この用途でアロインを販売することを、安全性が認められないとして禁止した。それでも栄養補助食品としてなら入手でき、お決まりの断り書きをつけて販売されている。「健康食品としての詳細は、FDAによって認証されていないため、いかなる病気や症状であれ、その診断、処置、治療、予防を意図して用いるものではない」

米国の著述家、エイミー・スチュワートは、著書『酒に用いる植物（The Drunken Botanist）』で、アロエの強烈な味について「苦味に色があるとしたら、アロエは炭のような黒色だ」と記した。アロエの苦味は、一部の人はごく少量でも極端に強く感じる一方、遺伝子構造の個人差のため、アロインがよほど高濃度でないかぎり、苦味を感じない人もいる。このことから、フェルネットや他のディジェスティフをどのくらい苦く感じるか、人によってばらつきが大きい理由を説明できるだろう。

Cocktail Recipe 32

ハンキー・パンキー
Hanky Panky

スイートヴェルモット……45ml
ジン……45ml
フェルネット・ブランカ……二滴

ミキシンググラスに、氷とすべての材料を入れてステアする。濾してカクテルグラスに注ぎ、オレンジツイストを飾る。

◆〝苦い薬を飲みやすく〟

アマーロのなかで、ルバーバロウと呼ばれるカテゴリーは、ルバーブの根が風味の決め手である。このカテゴリーには、「カペレッティ・スフマート・ルバーバロウ」（イタリアンルバーブを用いる）や、「ルバーバロウ・ズッカ」（チャイニーズルバーブを用いる）が含まれる。ほかにもルバーブを使ったリキュールとして、「ルクサルド・ビター」、「ラマゾッティ」、「グラン・クラシコ」、「フェルネット・ヴァレ」、「フェルネット・ブランカ」、「コッキ・ヴェルモット・ディ・トリノ」、「バローロ・キナート・コッキ」、「アマーロ・ノニーノ・クインテッセンシア」、「アマーロ・シビッラ」、「アマーロ・デッレ・エルボリスタ」がある。「カンパリ」と「アペロール」にも、ルバーブが使われているのは間違いないだろう。

ルバーブは中国や周辺のアジア地域の植物で、シルクロードを通じた交易でもたらされ、ヨーロッパに根づいた。茎が赤く酸味のある野菜として知られるルバーブは、米国と英国では、薬用よりも料理に使うのが普通で、ジャムにしたりパイに詰めて焼いたりする。英国では、ルバーブの茎で香りづけしたジンが、近年の流行りだ。ルバーブの茎の先端に広がる葉の部分については、有害なシュウ酸を多く含むので食用にはならない。

この植物は、交易ルートから「チャイニーズルバーブ」または「ターキッシュルバーブ」と呼ばれ、アマーロの香りづけとして、スモーキーなマスタードのような風味を添える。中国の医術では、ルバーブは「大黄《だいおう》」と呼ばれており、この名は根茎が鮮やかな黄色であることに由来するに違いない。毛染め剤にも使われてきた。リキュールにすると、ルバーブの明るい黄色は褐色のキャラメルの陰に隠れてしまうが、ボトルを揺らして回転させれば、液体の表面が黄色く輝くのが見えるはずだ。

ルバーブは、中国の医術で数千年にわたって用いられてきた。紀元二〇〇年頃の『神農本草経《しんのうほんぞうきょう》』（中国最古とされる薬物書）にも言及があり、摂取量によって便秘も下痢も癒し、通じ薬や下剤として用いたという。炎症を抑え、止血の作用があり、黄疸、子宮内膜症、月経痛、結膜炎《けつまくえん》、鼻炎、鼻血の治療に使われてきた。外用として、やけどの治療にも用いた。ルバーブとその成分の数々の用途について、科学的な調査が進められており、がん細胞の増殖抑制や、コレラによる激しい下痢への効果も研究されている。ルバーブを含むイタリアの多くのリキュールが、コレラのために処方されていたのだから、その背景には何らかの根拠があるのだろう。

アンジェリカ（Angelica archangelica）については、根と種をフェルネットやアブサンに用い、ジンにもよく使う。数多くのリキュールの成分として、おそらく「ストレガ」、「シャルトリューズ」、「ガリアーノ」、「イエーガーマイスター」、「ウニクム」などに含まれているだろう。中国の伝統医療では、別の種のアンジェリカで、「チャイニーズアンジェリカ（カラトウキ）」、「朝鮮人参《にんじん》の婦人薬」とも呼ばれる「当帰《とうき》」を、万能薬の成分とする。当帰は、月経痛に加え、ほてり、のぼせなど更年期障害の症状に用いられる。

西洋では、理容外科医から薬草医になった英国人のジョン・ジェラード（一五四五〜一六一二）（植物学の基礎の形成に貢献した）が、一五九七年に『本草書または一般植物誌（The Herball, or Generall Historie of Plantes）』に次のように記した。「アンジェリカの根は、これ一つで抗毒薬になる。ペストおよび、邪悪と腐敗による空気がもたらす疫病《えきびょう》に対処するには、この根を少量取って口に含むだけでよく、歯で噛《か》んでもよい。そうすれば、有害な空気を確実に排除できる。腐敗した空気は害悪をもたらすが、アンジェリカには、それを尿や汗として排出させる作用がある」

ジェラードはさらに、ワインにアンジェリカの根を入れて煎《せん》じ薬とすると、魔術や妖術に効きめがあり、悪寒戦慄《おかんせんりつ》（寒気と発熱が併発する震え）によいと述べた。また「狂犬病を治療し、その他の毒をもつ生物による咬傷にも効く」という。より一般的な用法としては、アンジェリカは健胃薬として消化を助け、去痰薬として咳や風邪に用いると肺のためによいとみなされた。「泌尿器の病」を治療し、腹部膨張も解消できた。
「ウニクム」はハンガリーのリキュールで、アンジェリカを用いるほか、先にも触れたゲンチアナ、キナノキ、ルバーブといった植物も含む。さらに、カルダモン、コロンボの根、スイートオレンジピール、レモンピール、ペパーミント、レモングラス、オリスの根、生姜、シナモンも用いる。ウニクムは「家庭に伝わる秘伝のレシピをもとに、四十種以上のエキゾチックな薬草と香辛料を蒸留して」製造されるという。

ウニクムは、神聖ローマ帝国皇帝のヨーゼフ二世に仕えた宮廷の医師、ヨージェフ・ツヴァックが、一七九〇年に考案し、その後、一八四〇年に商品化される。一八九九〜一九二二年のボトルは、ラベルにロゴマークとして赤十字を表し、薬用だと伝えている。後にウニクムのロゴは、赤い円のなかに金色の十字を配したデザインになった。このリキュールは、米国などの海外市場向けに輸出されると、「ツヴァック」の名で知られるようになり、「当初のウニクムのレシピと同じだが、現在は香辛料と柑橘系の風味が増している」という。

近隣のチェコ共和国には、「ベヘロフカ」というリキュールがあり、やはり医師がつくったという話が伝えられている。商人のヤン・ベヘルが医師のクリスチャン・フロブリグと共同で、薬草を用いた酒を開発し、当初の名は「イングリッシュ・ビター」、続いて「ベヘル・カールスバッド・ビター・リキュール」、「ベヘル・ビター」などと呼ばれた（第二次世界大戦後にベ

Cocktail Recipe 33

ペーパー・プレイン
Paper Plane

バーボン……20ml
アマーロ・ノニーノ・クインテッセンシア……20ml
アペロール（リキュール）……20ml
レモンジュース……20ml

氷を満たしたシェイカーに、すべての材料を入れる。シェイクして、濾しながらカクテルグラスに注ぎ、レモンツイストを飾る。
サム・ロス（ニューヨークで活動し、受賞歴もあるバーテンダー）が考案。

（ヘロフカの呼称が定着する）。一八〇七年の発売時、一部ではシナモンが効いたクリスマススパイスのアマーロとみなされたが、もともとは「胃の病を癒す」ために調合したものだった。一九〇〇年頃までに、このリキュールは、海運会社のロイドが定期的に積み込む品となる。船員の「消化器官、胸焼け、吐き気、胃けいれん、船酔いに有益な効果がある」とわかったからだ。

　このほかにも、苦味のリキュールには、薬として生まれた背景や、医師、薬剤師、薬屋が考案した来歴をもつものが少なくないが、このあたりで締めくくろう。かつて十六世紀、かのパラケルススは、ほろ苦い薬液について、やはり一家《いっか》言《げん》あった。苦味を抑えるだけの目的で砂糖を混ぜ、その使い過ぎのせいで、アロエやゲンチアナのような苦味成分の薬効が損なわれている、とパラケルススは考えた。「薬剤師は、くだらないものをつくる連中だ。薬に砂糖やハチミツを混ぜる馬鹿な真似をしている」と不満げである。

　いつもながらパラケルススは、ある部分では正しいが、ある部分では誤りで、大いに無礼である。甘味は、舌への苦味の衝撃を和らげる役割を果たすものだ。懐かしの「お砂糖ひとさじで苦い薬も飲みやすく」（ミュージカル映画『メリー・ポピンズ』の曲の歌詞より）という歌は、何であれ口当たりがよくなる効果を伝えている。砂糖が苦味を覆い隠しても、薬は効いているのだ。ヴェルモットのような、いくらかの苦味とかすかな甘味のアペリティフは、食前に食欲を刺激する。さらに苦味も甘味も強いアマーロは、消化液を働かせつつ、満腹になったという食事の締めくくりのメッセージを脳に伝える。苦味のリキュールも、ビタースイートなリキュールも、酔うためではなく実用性があり、薬用だった起源と密接なつながりを保っている。その結びつきは、次章で取り上げる現代の蒸留酒よりも深い。

第六章 蒸留酒と健康

ブドウ、穀物、サトウキビ、アガベの薬効

Para todo mal, mezcal. Para todo bien, también.
（調子が悪ければメスカル酒。めでたいことがあればメスカル酒）

——メキシコの言葉

イタリア、スペイン、フランスの医師や修道士が新天地に赴くと、蒸留に関する知識をその地に伝えた。ブドウが豊かに実らない土地もあったが、蒸留の技術をもつ知識人たちは、他の原料から命の水を得ることができた。北欧、東欧、ブリテン諸島、スカンディナヴィアでは、農作物として入手しやすい穀物から製造したビールを、ワインの代わりに用いて蒸留を行った。穀物を原料として蒸留したものも「命の水《オードヴィー》」とみなされ、これがウイスキー、ジン、ウオッカ、アクアヴィットなど各種の蒸留酒に進化していく。ヨーロッパ以外にも、南米とカリブ海地域ではサトウキビのモラセス（製糖時に生じる糖蜜）からラムをつくり、メキシコではリュウゼツラン属のアガベからメスカルという蒸留酒が生まれ、米国南部ではトウモロコシがバーボンになる。

各地の蒸留酒は、おおむね一四〇〇年代から一八〇〇年代にかけて、それぞれ変遷をたどりながら完成していった。だが、その経緯には共通点がある。こうした蒸留酒は、紛れもない薬として生まれた。その薬効は、医術による驚くべき技でありながら、神の奇跡のように思われていた。医師や薬草医は、さらに土地の植物も加えることで、その薬効を蒸留酒に授けた。植物を利用すれば、昔ながらの簡素な方法で行っていた蒸留の不備を補うこともできた。ジンやアクアヴィットのような蒸留酒は、古来の香草の風味を今日まで受け継いでいる。一方、かつての飲む薬液から現在の姿になる過程で、植物による香味づけを行わなくなる場合もある。

どの蒸留酒も、さまざまな要素から影響を受けて、今日の姿が確立した。技術発展のおかげで、蒸留装置が大型化して効率的になり、特定の原料に合わせた構造で蒸留するようになった。多塔式の蒸留塔による連続式蒸留機《コラム・スチル》の発明によって、どの蒸留酒も、製造のスピードと効率が向上した。香りづけした蒸留酒やリキュールの製造のために、高純度のアルコールのベースを提供できるようになったのだ。また、普通は、樽に詰めて航路や陸路で遠方の市場まで運ぶ必要があるが、長旅の後、味わいがよくなっていると気がついた。そこで生産者は、酒造所における製造工程の一環として、樽のなかで熟成させることにした。今日も、ウイスキー、ブランデー、ラムは、出荷前に製品を熟成させる。

諸々の管理体制や、政府の規制、税制もまた、各蒸留酒の成り立ちに影響を与えてきた（そして今も影響を及ぼし続けている）。そうした規定が、基礎原料、製造方法、アルコールの強度、各蒸留酒の産地と消費地の諸状況に影響する。だが、この章では、規則に関する詳細は省き、医術における薬としての蒸留酒の活用に焦点を当てたい。

酒はどれも、アルコールに共通の特性を備えており、薬としての実用性が、歴史を通じて伝えられてきた。どの蒸留酒も、薬草を漬け込む溶剤として役立つことが知られ、体温の調整、病気や疲労の回復、傷の消毒、また、遺体やその部位の保存など、さまざまな用途に用いられた。やがて、必要不可欠な薬だった蒸留酒に代わって、皮膚消毒用のアルコールや抗生物質が登場すると、蒸留酒の薬としての利用は、主に家庭の民間療法のなかに受け継がれた。乳歯が生えるときの歯茎の痛みを緩和するために塗ったり、眠りに誘ってくれる寝酒としてあおったり、という具合だ。風邪や鼻詰まりを治すにはホット・トディ（本章で後述）で温まる。本書は、現代に伝わる民間療法の全貌を扱うものではないが、この章の一部で特定の地域に伝わる療法に触れる。

◆アルマニャックとコニャック

アルナルドゥス・デ・ウィラノウァは、ワインを蒸留した酒が、健康のために驚くべき効果をもたらすため、「命の水」と呼ぶにふさわしいと述べ、一三一一年にこの世を去った。その前年に、フランス南西部、ガスコーニュのオーズの修道院長、ヴィタル・デュ・フォー（一二六〇頃〜一三二七）が、『体調を健やかに保つために（To Keep Your Health and Stay on Top Form）』を刊行した。現在はヴァチカンの文書館に収められている書物である。デュ・フォーは、フランスのフランシスコ会の托鉢《たくはつ》修道士で（後に枢機卿《すうききょう》になり、さらに司教になる）、宗教的な論題のほかに、実用的な内容も執筆した。

右記の書物には、「アルマニャックの四十の効能」という節があり、この蒸留酒に最初に言及した文書として、全仏アルマニャック専門職事務局が紹介している。[1] 現在アルマニャックは、売り上げと名声の点で、兄弟関係にあるコニャックの陰に隠れているが、双方とも、フランスの特定の地域のブドウを用いて蒸留した酒である。いずれもカテゴリーとしてはブランデーに属し、果実を用いた蒸留酒と定義される（今日「オードヴィー」というと、熟成前のブランデーのみを示し、一方「ブランデー」の語は、熟成前でも後でも、果実を原料とする蒸留酒を意味する）。ブランデーは、ブドウに限らずリンゴやナシなどの果実からもつくられる。リンゴを原料とするカルヴァドスは、アルマニャックとコニャックに続く、フランスの三大ブランデーの一つだ。

ヴィタル・デュ・フォーの「アルマニャックの四十の効能」は、当時のオードヴィーの用途を明らかにし、それを初めて記述した文書だ。錬金術《れんきんじゅつ》と化学の黎明《れいめい》期という時代の枠組みのなかで、薬とその摂取による作用という視点から論じている。アルマニャックの効能について、「この水は、薬として定められたところに従い、適量を用いれば、多くの効果があり、四十の利点や有効性があると伝えられている」と紹介し、蒸留したアルコールの驚くべき力について、その効能を次のように示す。アルコール液に「卵を割り入れれば、加熱しなくても固まる。生肉や調理済みの肉を漬けておくと、腐敗せずに保存できる。植物を浸漬《しんせき》させるとその有効成分を抽出できる。ただしスミレは、漬け込んでも香りを保持できないので除外する」。

この文書は、錬金術と明らかなつながりがあり、アルマニャックは「水銀を凝固させ、銅を純化し、精気を浸出させて炭化した物質を溶解する」という。薬としては、アルマニャックは「目元の稗粒腫《はいりゅうしゅ》（粒状の小さなできもの）を取り除き、皮膚の赤味や熱を解消する。これを内服し、また患部の洗浄に用いれば、傷、できもの、炎症、瘻孔《ろうこう》（組織に開いた穴）が治癒する。この〝燃える水〟は、疝痛《せんつう》に苦しむ者によく効く。ワインに混ぜて用いれば、膀胱《ぼうこう》結石を除去できる。また塩を溶かして用いると、腎結石を砕いて除去できる」。

四十のリストは、最後のほうに調合薬のレシピもあり、その効能を説いている。このオードヴィーに、ナツメグ、クローヴ、ガランガル、カルダモン、ギニアショウガ、生姜《しょうが》、シナモンを加えて再度蒸留し、「適量を患者が服用すれば、あらゆる風邪の症状に効く」とある。

また、あまり医学的なことではないが、次のような利点も列挙する。「飲んだときは口が軽くなり、弱気な者や内気な者でも、時おりの飲用で大胆になる。こぼれる涙が止まる。適量の摂取により思考力が冴える。忘れたことも思い出す。そして何より、人を陽気にして、若さを保ち、老化を遅らせる」。おまけに、「鼻、歯茎、脇の下の悪臭を解消する」、アルマニャックの「においでヘビまで殺せる」。

「四十の効能」以降、薬用のブランデーについて言及した次に古い文書は、ナバラ王国（イベリア半島北東部）のカルロス二世（一三三二～八七）に関する十四世紀半ばのものだ。(2) カルロス二世は、「邪悪王」とも呼ばれた権力欲の強い支配者で、カスティーリャ王国の「残酷王」ペドロ一世らを巻き込んで陰謀を企てたり、二股をかけたりしたあげく（王位の継承をめぐる争いや密約が繰り返された）、スペインとフランスの一部支配地を失った。カルロス二世はオードヴィーを、医師の処方により外用薬として用いたという。一説では「自らの放蕩《ほうとう》による、忌《い》まわしい病」を患《わずら》っていたらしい。さぞかし酒と色事に興じたにちがいない。

カルロス二世は、オードヴィーに浸した麻布《あさぬの》にくるまって眠っていた。ある晩、ロウソクから布に引火し、王は炎のなかで焼死した。これは、悪に対する神の裁きの例として、よく引き合いに出される話となった。

アルマニャックは一四〇〇年代に商品化されたので、世に出るのはコニャックより早かったようだ。だが、後を追うコニャック産業のほうに、いくつかの状況が有利にはたらいた。フランス南西部のコニャック地方は、外洋に出やすい立地で長く交易の歴史があり、その恩恵を商人が得ていたのである。コニャックとジャルナックの町を流れるシャラント川は、ワインとこの土地の塩（北方の国々を中心に、保存食にするタラの塩漬けで有名）の輸送路だった。コニャックは、一五〇〇年代初頭には商品化され国外でも販売されたと記録される。(3)

シェリー、ポート、マデイラなど他の多くのワインや蒸留酒と同様、フランスのブランデーも格好の輸出品となり、船乗りや外国の貿易商が遠方に船で搬送した。オランダと英国は、フランスと同等のブドウ栽培も同様の品質のワイン生産も難しかったため、貿易商がフランスでワインを購入して故国に運んだ。

オランダは当初、フランスから輸入したワインを自国で蒸留した。オランダでの蒸留の記録は、一三〇〇年代半ばかそれ以前に遡る。ワインを蒸留（加熱）した液体を、オランダ人は、〝brandewijn〟、つまり〝burnt wine（焼いたワイン）〟と名づけた。この語が、現代の〝brandy（ブランデー）〟となったのである。

後にオランダ人は、コニャック地方の商人に銅製の蒸留器を販売し、コニャックの人々がその地で蒸留を行うようになった。オランダへの輸送中にワインが腐敗する可能性を考えれば、船積み前にワインを蒸留するのは理にかなっている。蒸留したワイン、つまりブランデーを加えることで、オランダ人は水を殺菌していた。同様にワインにも加えると、アルコールがさらに強化され、船旅のあいだ長期保存できる。また、当時は、蒸留がより効率的に低価格でできるようになった時代であった。おそらくこの頃、保存料としてワインの強化剤にするだけではなく、そのまま飲用にするとよいとわかって、ブランデーが飲まれるようになったのだ。やがて、樽で熟成させた「オールド」ブランデー（実際には熟成期間が数年長いだけだった）が、ロンドンや英国各地、そしてアイルランドでもてはやされるようになる。

このように順調なスタートを切ったためか、ブランデーは薬になり健康によいと、他の蒸留酒よりも好評で、現代に至るまで評判を維持している。米大陸では植民地時代の初期に、ビール、ワイン、リンゴ酒、ラム、ジン、ブランデーに薬草を加えて用いたが、なかでもブランデーが好まれたようだ。また、一八〇〇年代にはブランデーを水で割って、コレラの治療薬として服用した。

一八〇一年の『アメリカ草本誌《そうほんし》（The American Herbal）』には、ブランデーかラムのいずれかに加える植物として、ホップは黄疸《おうだん》に効き、ローレルは咳に、ヒメタイサンボクの樹皮は赤痢《せきり》によいとある。また、これはブランデーだけについての記述だが、トネリコの樹皮を漬け込むとリウマチ、発熱、おこり（マラリア）に効き、ギニアペッパーの粉末を漬けると咳を鎮め、ワームウッド（ニガヨモギ）は、けいれん、四十八時間ごとに繰り返す三日熱のおこり、体内の寄生虫の駆除に効果的だという。ブランデーはそのままでも役に立ち、この書物は、特にフランスのブランデーについてこう記す。「飲用にも薬用にも、ヨーロッパでもっとも評価が高い。フランスのブランデーを水でほどよく薄めて適量飲むと、神経の機能の向上、活力の増進、食物繊維による整腸効果の促進、痛風《つうふう》その他の疾患に有効である。ただし、飲み過ぎが長期に及ぶと命に関わる」

　南極を探検したルイス・ベルナッキは、一八九八〜一九〇〇年の踏査記録にこう記した。遠征リーダーがブランデーをすべて消費してしまったせいで、「医師が一瓶ほど確保している以外、アデア岬の我々には、薬用のブランデーが一滴もないのだ。この状況では、ウイスキーで代用せざるを得ない。まったくもって言語《ごんご》道断《どうだん》である」[4]。

　当時の医学雑誌も、この見解とほぼ一致する考えだった。ウイスキーも薬用として一般的だったが、混ぜものをしていない純正なブランデーがあれば、そちらが好まれたようだ。二十世紀を迎える頃、医学雑誌『ランセット』は、ブランデーが「医療的な観点から……全般的に秀《ひい》でていると考えてよい」と明言した。さらに「穀物だけを原料とする蒸留酒は……エーテルの効果がないわけではないが、ブドウを原料とする蒸留酒ほど優れたエーテルの有効性は認められず、したがって、気つけ薬としての効力は弱い」という。

Cocktail Recipe 34

フレンチ 75
French 75

コニャック（またはジン）……30ml
レモンジュース……15ml
シンプルシロップ……15ml
シャンパン……90ml

氷を満たしたシェイカーに、最初の三種の材料を入れる。シェイクして、シャンパンフルートに濾しながら注ぎ入れる。シャンパンで満たし、レモンツイストを飾る。

ブランデーは、とりわけ優れた刺激剤と考えられていた。薬としてのブランデーの使用に関する科学的な論文に、「心拍出量と血圧を上げると期待でき、強心剤として主に用いる」[5]とある。一九三五年の米国の広告は、〝THE BRANDY ― QUICK!（急いでブランデーを！）〟との見出しで、杯を載せたトレイを持つ看護師を描き、次の文面が続く。「突然の病……大慌てで医者に電話して……救護を待つあいだ、さて、『どうしたらいい？』手遅れになると命に関わる。そんなときこそ、ブランデーの出番だ！　こうした数知れぬ緊急事態で、医師の到着まで命をつなぐ、ヘネシーのスリー・スターの驚くべき蘇生力が明らかになっている。ヘネシー・スリー・スターのボトルを薬棚の必需品と心得ている家庭もある。真夜中に緊急事態に直面するかもしれず、この貴重な気つけ薬が手に入らない時間帯にも、急病が発生する可能性があるからだ」

ブランデーの用途を患者の蘇生に結びつける発想は、微笑《ほほえ》ましい通説の流布につながった。スイス・アルプスの山岳救助犬のセント・バーナードが、首に小さなブランデーの樽を着けているという話だ。[6]遭難したり雪崩《なだれ》に巻き込まれたりした登山者の身体を、ブランデーで温めるためだという。こうした山岳救助犬の存在は事実だが、ブランデーについては誤りだ。確かにアルパイン・マスティフ（今日のセント・バーナードの祖先の犬種）は、捜索と救出の訓練を受け、多くの命を救ってきた。だが、愛らしい小さな樽は、英国の画家、エドウィン・ランドシーアが、一八二〇年の作品『遭難者を蘇生させるアルパイン・マスティフ』に、思いつきで描いただけである。

それでもこの絵と犬の姿は、人々の記憶に残り、ヘネシーやマーテルなどコニャックのブランドの広告にも使われた。しかし、低体温に対する処置として、アルコールは不適切なはずである。アルコールで血管が拡張すると、遭難者は温まった気がするだけで、むしろ体温が奪われてしまう。

ブランデーや他の蒸留酒は、発熱によく処方され、こちらのほうが理にかなっている。血管の拡張によって放熱し、体温を下げるからだ。患者は、感覚的には熱っぽくても、心地よいほろ酔い加減だから苦痛が和らいだであろう。ブランデーなどの蒸留酒は、気つけ薬としても熱冷ましとしても患者に投与され、さらには摂食に問題がある場合に、こうした蒸留酒に凝縮されているカロリーを、手軽な方法で、しかも迅速に、血流に届けることができた。

米国の禁酒法時代、ヘネシーのコニャックは、処方箋《しょほうせん》が必要な薬用ブランデーとしてなら、販売が許可された。それを扱っていたのは、薬剤輸入業者で健康医薬品会社であるシーフリン・アンド・カンパニーだった。後の一九八一年に、この会社を、現在のヘネシーのオーナーであるモエ・ヘネシー社が買収した。

それから、グラッパというブランデーもある。発酵したブドウをワイン用に圧搾《あっさく》した後の搾《しぼ》りかすを蒸留したものだ。フランスではマールと呼ばれ、ほかにも国によってさまざまな名称がある。グラッパは、近年まで民間療法で使われてきた。発祥の地であるイタリアでは、労働者が、夏は体温を下げ冬は温まるためにグラッパを飲んだ。風邪を引きそうな気がしたら、グラッパを加えた温かいミルクを飲んで寝る。そう語るのは、グラッパの製造元で、創業家の名を冠したノニーノ社の、エリザベッタ・ノニーノである。[7]一日の重労働を終えると筋肉痛にグラッパを擦《す》り込み、また、医者に行くまで歯痛を紛らわせるためにも

Cocktail Recipe 35

サイドカー
Sidecar

コニャック……60ml
コアントロー（オレンジリキュール）……30ml
レモンジュース……30ml

氷を満たしたシェイカーにすべての材料を入れる。シェイクして、カクテルグラスに濾して注ぎ入れる。グラスの縁に砂糖をまぶしてもよい。オレンジツイストを添える。

使うという。さらに、冷蔵設備が一般的になる前（一九〇〇年代半ばまで普及していなかった地域もある）は、グラッパにチェリーを漬けて保存し、菓子としても、不調時のビタミンとエネルギー源としても利用したそうだ。

◆秘伝のレシピにコカイン？

一五〇〇年代、ペルーにスペイン人の征服者がブドウの木を植えた。おそらくカナリア諸島から持ち込んだブドウである。カトリック教会の聖職者は、聖餐式《せいさんしき》でワインを使うので、イエズス会や、後のフランシスコ会の伝道者にとって、布教先の地でのワイン生産は重要だった。故国からの供給不足に備える必要があったのだ。ペルーでは、太平洋沿岸部の渓谷がブドウの生産に理想的な土地だとわかり、一六〇〇年代までに、この国はワインの一大産地となる。スペインは、自国の製品との競合を避けるため、ペルー産ワインの輸出を禁止しようとしたほどだった。

ペルーでは、ワインを蒸留してブランデーにした（最初は「ブドウの燃える水」を意味するスペイン語で"aguardiente de uva"と呼ばれ、現代では「ピスコ」と呼ばれる）（ピスコは、その産地と出荷港の地名でもある）。一六一三年に、蒸留器が遺言で遺贈された記録があるので、一六〇〇年代初頭には蒸留が始まったとわかる。ペルー南部のイカにある、ラ・カラヴェド社の蒸留所が、一六八四年に、米大陸で最古の蒸留業者として創業したといわれている。

やがてペルーのピスコは、当時新たな開拓地だったサンフランシスコで、重要な役割を担う蒸留酒となる。まだパナマ運河が建設されていなかった時代、カリフォルニアでゴールドラッシュが始まった。一八四九年には金《きん》を求める人々の船が、南米を経由して西海岸を目指す船旅の途中でピスコに寄港し、この土地のブランデーを船に積んでサンフランシスコに向かった。

こうして運ばれたピスコは、一八五〇年代のサンフランシスコの酒場で広まり、作家のマーク・トウェインが常連だった「バンク・エクスチェンジ」という立派な店でも提供された。それから数十年後、この有名店で、バーテンダーであり後に共同経営者となるダンカン・ニコル（一八五二〜一九二六）が、ピスコ・パンチという酒を供して、サンフランシスコ名物となった（ダンカン・ニコルが考案したわけではないようで、以前からこの酒場にあった）。サンフランシスコを訪れたらバンク・エクスチェンジで、名高いピスコ・パンチを試すのが定番となり、ちょうど、ヴェネツィアに行ったらハリーズ・バーを訪れてそこで誕生したベリーニを味わい、シンガポールのラッフルズ・ホテルでシンガポール・スリングを味わうようなものだった。

ピスコ・パンチのレシピは非公開だった（ダンカン・ニコルのアシスタントだけは、聞かざる言わざるで、調合を行う奥の部屋にいたらしい）。ニコルは、その秘密を墓場まで持って行き、秘めたまま米国の禁酒法時代に世を去った。ピスコ・パンチは「ブヨですらゾウと戦う気になる」くらい刺激的だと広く伝えられたが、これは誉《ほ》め言葉とはいいがたい。また「大麻《ハシシ》とアブサンの恍惚《こうこつ》感に似た」陶酔をもたらすと、一九一二年の宣伝パンフレットに謳《うた》われる。

ピスコ・パンチが、きわめて強烈な酒なのは確かだ。だが中身は何か。バーテンダーたちのあいだでは、

Cocktail Recipe 36

ピスコ・パンチ
Pisco Punch

ピスコ……60ml
レモンジュース……20ml
アラビアガム入りのパイナップルシロップ
……20ml

氷を満たしたシェイカーにすべての材料を入れる。勢いよくシェイクする。濾してカクテルグラスに注ぐ。

ピスコに、アラビアガム樹液でとろみをつけたパイナップルシロップと、柑橘《かんきつ》類を加えたのだろう、という推測で落ち着いた。しかし、これでは、攻撃性を煽《あお》るかのように表現された刺激の強さの説明がつかない。グレゴリー・ディクムの著書『ピスコ・ブック（The Pisco Book）』によると、ペルーの大学教授でピスコの研究者であるギレルモ・トロ＝リラが、謎を解明する成分を発見したと述べている。

　ギレルモ・トロ＝リラは、「コカインだったに違いない」という。一般論としてコカインの精製は可能になっていたし、ペルーのコカの葉をピスコに漬け込む方法で成分を抽出することもできたはずだ。コカインはかつて特効薬とみなされ、調剤済みの売薬の成分としてよく用いられ（第七章参照）、「コカ・コーラ」の初期の調合や、マリアーニ・ワイン（十九世紀にフランスで薬用として考案されたワイン。第七章参照）にも入っていた。しかし、カリフォルニアでは一九〇七年の法律によって、処方されたコカイン以外は、非合法になった。「だからレシピは極秘だったのだ。発覚を避けたかったのである。どのようなかたちのコカインかはわからないが……ダンカン・ニコルがコカインを使ったことは、九十九・九パーセント確かだと思う」とトロ＝リラはいう。

◆「ジンの狂気」

　歴史上、薬が登場するところでは必ずジュニパーが現れる。紀元前一五〇〇年頃のエジプトのエーベルス・パピルスは、コリアンダー、ケシ、ワームウッド、ハチミツとともにジュニパーを用いた治療薬について伝えている。その薬を「イシス女神は、太陽神ラーの頭部から痛みを取り除くために調合した」という。ヒポクラテス学派の書物には、ジュニパーオイルを用いて、瘻孔《ろうこう》や潰瘍《かいよう》などの症状を治療したとある。医学者のガレノスは、ジュニパーベリーが「肝臓と腎臓を浄化する」と記した。プリニウスは、ジュニパーはヘビ除《よ》けによいと述べたほか、さまざまな用途での摂取を勧めた。十六世紀に薬用の蒸留技法の書を著したヒエロニムス・ブランシュヴァイクは、ジュニパーベリーの蒸留法を示し、得られた液が「四肢や膀胱の砂状結石」に効くと述べた。

ジュニパーベリー（実際には、液果《ベリー》ではなく球果《きゅうか》である）（液果は、果皮に水分が多い果実。球果は針葉樹の果実）は、ビール、ワイン、蒸留酒に加えて摂取するよう処方されてきた。胸の病、肺病、けいれん、咳、激しい腹痛、痛風、黄疸、鼻血、息切れ、急な悪寒《おかん》などの症状を癒し、視力と記憶力を改善し、毒ヘビを駆除できる。ペストの流行時、瘴気《ミアズマ》が原因と信じられていた黒死病の予防のため、医者がつけるマスクには、鳥のくちばしのようなかたちの部分にジュニパーを入れていた。一般に疝痛に用いるほか、堕胎を誘発（この用途で一九〇〇年代半ばまで利用）し、特に排尿を促す効果がよく知られていた。およそこうした目的で、ジュニパーベリー由来のイェネーヴァやジンを、薬用酒として用いていたのである。ジンは、その利尿作用のため、「ちょろちょろ放水路（diddle drain）」の異名をとったとの言及が、一八〇〇年代初頭の記録にある。

先述のように、オランダは当初、フランスのブドウを原料として蒸留を行い、「焼いたワイン(brandewijn)」、つまりブランデーにしていた。一五〇〇年までには、アムステルダムでブランデーに税金が課せられるようになった。そして蒸留が大規模な事業になると、オランダの蒸留業者はブドウではなく、大麦麦芽《ばくが》ほか、地元で確実に入手できる穀物原料の蒸留に切り替えた。そのような蒸留酒を、オランダ語で穀物を意味する〝koren〟と〝brandewijn〟を結合させて〝korenbrandewijn〟（縮めると〝korenwijn〟）と呼んだ。「穀物のブランデー」という意味である。

「イェネーヴァ（Genever）」という酒の名は、本来はオランダ語で植物のジュニパーのことである。イェネーヴァと考えられる蒸留酒の、知られるかぎり最古のレシピは、一四九五年のオランダに遡る。ワインとビールを合わせてベースとし、ジュニパー、ナツメグ、シナモン、ガランガル、ギニアショウガ、クローヴ、生姜、セージ、カルダモンを加えて再度蒸留したものだった。こうした植物由来成分はどれも、現代の各種のジンに受け継がれている。ジンに似たものとして、ジュニパーと他の植物由来成分の香りをつけたウオッカがあり、一方、イェネーヴァに似ているのは、同様の香りをつけた熟成前のウイスキーといえるだろう。

オランダのルーカス・ボルス社は、一六〇〇年代にはイェネーヴァの製造を開始した。一六六四年の文書には、千ポンド（約四百五十四キログラム）近くのジュニパーベリーをオランダ東インド会社（VOC）から購入したとの記録があるが、これは五千リットルの酒をつくるのに十分な量だ。ボルスのアムステルダムの蒸留所自体は、すでに一五七五年から操業していた歴史があり、一六〇二年にやはりアムステルダムに創立されたオランダ東インド会社と、ともに歩んできたといえる。東インド会社は大規模な船団により、果実、香辛料、織物その他の輸入品を世界中からヨーロッパに運んだ。

もともとボルス社は、イェネーヴァの製造開始以前に、こうした輸入品を原料とするリキュールを生産していた。リキュールの成分は、輸入原料を組み合わせる場合もあれば、単独で使う場合もあった。上客のために生み出したさまざまなリキュールは二百種類以上に及び、「とりわけ、世界中の港を拠点とする東インド会社の幹部」向けだったと、ボルス社の文書が伝える。蒸留業者であるボルスと交易を担う東インド会社の連携は、船団の帰還後、外地から獲得した品々の、できるかぎり速やかな加工と保存のために重要だったのだ。

最初にボルスが商品化したリキュールは、キュンメルだった。キャラウェイシードの風味にクミンとフェンネルを加えた製品である。そのほかに、ペパーミント風味のディジェスティフ（食後酒）であるクレーム・ド・マントと、ボトルに金粉が浮かぶゴールドワッサーも、初期の製品だ。その後一八〇〇年代にかけて、単一の成分で香りづけされたリキュールが、主力商品となる。

ボルスの本社は当初アムステルダムにあったが、ネーデルランド地域全体のイェネーヴァ生産の中心地は、ロッテルダム近郊のスヒーダムという街だった。この地には十九世紀末まで四百近い蒸留所があり、煙突からの煤《すす》で黒く覆われた街だったため「ブラック・ナーザーレート」と呼ばれた。スヒーダムの地では従来から、一六九一年に創業したノレット蒸留所が、イェネーヴァをつくっていた。現在このノレット蒸留所は、「ケテル・ワン・ウオッカ」という銘柄を製造している。一七五二年には、デ・カイパー社も、スヒーダムに最初の蒸留所を開設しイェネーヴァを生産した。デ・カイパー社は、後の一九二〇年に生産を始めた各種のリキュールで、今日知られている（その一つが、ピーチリキュールの「ピーチツリー・シュナップス」で、一九八〇年代のファジー・ネーブルというカクテルのブームにつながった）。だが、こうした生産地での変遷の一方で、オランダのイェネーヴァは、英国のジンに受け継がれていくことになる。

英国人はひとたびジュニパーに接すると、たちまちジュニパー狂になった。イェネーヴァがイングランドに伝わったのは、英国がオランダの同盟国として、一六〇〇年代に参戦してからである（酒の勢いで奮い立たせた勇気を「オランダの勇気〈Dutch courage〉」というのは、当時の戦場でイェネーヴァを飲んだ英国兵に

Cocktail Recipe 37

インプルーヴド・ジン・カクテル
Improved Gin Cocktail

イェネーヴァ……60ml
シンプルシロップ……5ml
マラスキーノリキュール……3ml
アブサン……一滴
アンゴスチュラ・ビターズ……二滴

ミキシンググラスのなかで氷と材料をステアする。濾してカクテルグラスに注ぎ入れる。レモンツイストを飾る。

由来するのだろう）。オランダ総督のオレンジ公ウィリアム（一六五〇〜一七〇二）が、一六八九年にイングランドを統治するようになると、英国人はオランダの蒸留酒を自分たちのものとして採り入れ、大量生産を始めた。穀物を原料とする蒸留酒への低税率が蒸留業者を後押しし、また、フランスとの紛争が続いてブランデーの輸入が一時的に禁止になったことも追い風になった。こうして、オランダの「イェネーヴァ（genever）」は、英国で「ジュネヴァ（geneva）」になり、さらに「ジン（gin）」と短くなった。

その後の数十年のうちに、英国はジンに溺《おぼ》れる危機的状況に見舞われる。これは「ジンの狂気」と呼ばれ、一七二〇〜五〇年に顕著だった。ロンドンの人口過密地域のスラムに、酔いがまわる安価な酒が突如として出回ったためだ。その状況は、フランスで、ワインの害虫のフィロキセラ禍に急拡大したアブサンと似ているが、さらに深刻だった。ジンの年間消費量は、子どもを含めた一人当たりで、二ガロン（約九リットル）と推定された。ウィリアム・ホガーズの有名な銅版画『ジン横丁』は、「飲むなら一ペニー、酔っ払うなら二ペンス、清潔なストローは無料」と宣伝して、通りを行き交う人を店に誘う「ジン酒場」を描いた。こうした光景が、いたるところで日常的に繰り広げられた。物議を醸す話だがおおむね事実として、ジンの過剰摂取により、夫が妻を殺した、母親が赤ん坊を暖炉に落とした、女性が売春に身を堕《お》とした、乳幼児が飢えて病気になった、などと報じられた。

ジンの生産量と消費量が伸びる一方で、英国産のジンの品質は一向に改善しなかった。ジンのもととなる蒸留酒は、穀物をひとまず大雑把《おおざっぱ》に蒸留しただけだ。それを買い取った加工業者が、ジンの風味づけの植物を加えて再蒸留し度数を上げたうえで、販売用に希釈する。質の高い蒸留を行う業者は、ジュニパーベリーを加えた混合液を実際に再蒸留したが、悪質業者は、仕入れた蒸留酒に安価なジュニパーオイルかテレピン油（松脂《まつやに》の精油）を加えるだけだった。それを販売するパブや店の主人は、通常、甘味を加え、さらに水で薄めた。こうしたごまかしを隠すために、カイエンペッパー、ガーリック、ホースラディッシュ、ギニアショウガといった刺激のあるスパイスで、アルコールに似たヒリヒリ感を加えた。ほかにも、アーモンドオイル、硫酸《りゅうさん》、炭酸カリウム、ミョウバンのような添加物を使ったとの記録があり、どれもベースの蒸留酒の粗悪な品質を取り繕《つくろ》うためだろう。これと同じような混ぜものが、後の米国の禁酒法時代に、自宅の浴槽でつくる「バスタブ・ジン」に使われた。

英国政府は、一連の税制や法案を強行して、無秩序なジンの消費を抑えようとしたが、効果を上げるには歳月を要した。やがて一七五〇年頃に、税制と法律によって、また賃金の低下と穀物の不作の影響で、深刻だったジンの消費は、目立たない程度まで収まった。

ジンが今日の姿になったのは、一八〇〇年代末で、連続式蒸留の普及後である。連続式蒸留機《コラム・スチル》は、一回蒸留して改めて次の段階に進むという手間なしで、続けて蒸留して純度を高められる。こうした装置によって、たとえばウオッカのように、香味のないきわめて高純度な蒸留酒の製造も可能になる。オランダのイェネーヴァは、ウイスキーに似たベースを用いるので、モルトの風味があるが、ジンの場合は純度の高い蒸留酒がベースなので、混合する植物由来成分の香りが際立つ。ジュニパーに加え、柑橘類に似たコリアンダーや、実際の柑橘果皮、オリスの根、アンジェリカ（そして、おそらくリコリスの根、カラムス、そ

Cocktail Recipe 38

ピンク・ジン
Pink Gin

ジン……60ml
アンゴスチュラ・ビターズ……三滴

ミキシンググラスに入れて氷とともにステアし、カクテルグラスに濾して注ぎ入れる。レモンツイストを飾る。

の他香辛料）も、香りを添える役割を果たし、今日のジンのようになった。

ジンは、薬効のあるジュニパーをすでに漬け込んだものだが、これを基剤としてさらに他の薬効成分を加える用法も昔からあった。英国のジャーナリスト、オリヴィア・ウィリアムズの著書『素晴らしきジン（Gin Glorious Gin）』にあるように、クローヴを漬けたジンは、二日酔いや消化不良の症状の解消に効き、気つけ薬にもなった。また、松樹皮とワームウッドを漬け込んだり、根セロリ、フェンネル、シナモン、キャラウェイを浸漬《しんせき》したりする調合もある。そのままのジンも、ブランデーと同じく蘇生や刺激づけに役立つのに加え、寄生虫病にも広く用いたと、一八五六年の英国の書物、『誤解を改める新たな知識（Popular Errors Explained and Illustrated）』にある。(8) 現代では、ジンに漬けたレーズンの習慣的な摂取が、関節炎の家庭療法として一般的だ。ニュージャージー州の百五歳の女性は、ジン漬けレーズンを毎日九粒食べていたおかげで、新型コロナウイルス感染症（ＣＯＶＩＤ－19）から快復したという。

蒸留酒の多くは、生産国で船積みされて海を渡る。オランダ人はイェネーヴァを、英国人はジンを載せた船で世界各地を巡った。一八〇〇年代半ば、英国海軍の艦隊には、「プリマス・ジン」（歴史ある英国のジンのブランド）だけで年間一千バレル（約十六万リットル）もの供給があった。ジンは船上で、薬用ではあっても、味わいよく調合した。たとえば、船酔いにはピンク・ジン、壊血病《かいけつびょう》にはギムレット、マラリアにはジン・トニックという具合で、これらが進化して、今日の純粋な楽しみとしてのカクテルになった。

◆〝家庭薬〟ウオッカ

ウオッカは、無色透明で香りのない今日の姿に進化するまでに、他の蒸留酒と同様、数世紀の時を経てきた。ウオッカの起源は明らかではなく、ポーランドとロシアの双方が、この蒸留酒の発祥の地だと主張している。ロシアの食文化史の研究者、ウイレム・ポクレブキンによると、ウオッカのルーツと称する権利をめぐる、一九八二年の両国間の争いは、ロシアを起源とする正式な判決に至った。しかし、残念ながら、この訴訟はポクレブキンの作り話だと判明し[9]、その著書である一九九一年の『ウオッカ全史(A History of Vodka)』の大部分も同様だ。この書籍は、多くの人から歴史に沿った文献として信頼されており、ポクレブキンの欺瞞《ぎまん》もあまり知られていないため、刊行以来、英語で書かれた蒸留酒の歴史には、あちこちにポクレブキンの偽情報がはびこっている。

というわけで、慎重に話を進めよう。蒸留についての知識は、最初にポーランドに伝わったとみえ、各地の修道院を旅する僧侶か、サレルノやモンペリエの医学校で学んだ医師がもたらしたと考えられる。〝vodka〟(ウオッカ)という語は、スラヴ系の言語で水を意味する〝voda〟に、「小さい」といったニュアンスをもたせる指小辞《しょうじ》が付いたかたちである。スペイン語で、papa(父)に指小辞をつけてpapacitoとすると、「小さな父さん」「お父ちゃん」、といったニュアンスになり、特別な愛着を示すのと同じだ。一五三四年の草本誌『薬草とその効力(Of Herbs and Their Powers)』は、ポーランドの医者で植物学者の、ステファン・ファルメルツの著書であり、「小さな水」の調合を掲載する。これは香草とともに蒸留して得る液体であり、アルコールを含むものと含まないものがあって、この草本誌の数十年前、一五〇〇年にブランシュヴァイクが刊行した『蒸留技法の基礎教本』(第二章参照)の内容と似ている。当初〝vodka(ウオッカ)〟という語は、薬用や美容のために生成したアルコールのみを意味した。酔いのまわるものを広く意味する既存の言葉とは区別していたが、時とともに飲料としての蒸留酒の一般名称になる。

他の蒸留酒もそうだが、ウオッカも、酒として楽しむ以前に、薬用として史料に登場する。ウオッカについての最古の言及は、一四〇〇年代初期に遡る。おそらく蒸留を一回だけ行う製法であり、飲む前に希釈したようだ。一五〇〇年代後期には、薬用に限らず、社交的な場面で飲む酒になった。また、十五世紀のスウェーデンの文書は、「焼いたワイン（brannwein）」として知られるスウェーデン版のウオッカについて、四十種以上の症状に効くと説く。頭痛、シラミから、腎結石、歯痛まで治し、「不妊の女性によい」とあることが、『クラシック・ウオッカ（Classic Vodka）』というガイドブックで紹介されている。

ウオッカの製造過程で、濾過《ろか》処理は、かつても今も重要である。当初から、蒸留液の不純物を取り除くために行っていた工程だ。昔のウオッカの濾過方法は、ミルク、卵白、アイシングラス（魚の浮袋から抽出したゼラチン）を、濁りを取り除く清澄《せいちょう》剤として使う。この方法は現代のワイン生産でも用いられている。清澄剤が、液体内に浮遊する粒子を固着して塊にするので、濾過で不純物を除去しやすくなるのだ（ワインの場合は、生物の皮や骨から得るゼラチン、甲殻類の皮膚骨格、それになんと牛の血も、清澄剤として長年用いてきた）。ポーランドとロシアのウオッカは、濾過用のフィルターとして、川砂、紙、フェルト、灰、カリ、蒸留後のワームウッドの残滓《ざんし》も用いた。

また、凍結濃縮による不純物の除去も行ったようだ。この方法では、アルコール度の低い段階のウオッカを冬場に屋外に放置すると、水分と不純物は凍って固まるが、アルコール分は低温でも凝固せず流れ出るので、高濃度にして抽出できる。凍結濃縮は、植民地時代のアメリカでも、アップルジャックという酒の製造方法として用いた。リンゴ酒を凍らせて、水分である氷の除去を繰り返し、徐々にアルコール度の高い液体を得たのだ。

おそらく一八〇〇年を迎える頃、ウオッカの濾過に炭を使うようになった。今日でも主要な濾過材として炭を用い、雑味《ざつみ》と不純物を取り除いて無色の蒸留酒にする。炭による濾過は、その吸着作用を活かして炭素の表面に粒子を凝集させるので、まるでハエ取り紙のように不純物を固着できる。炭を得るには、木、骨、植物を、酸素が少ない蒸し焼き状態にして炭化させる。ロシアでは、ハンノキや、特に白樺《しらかば》の炭が、ウオッカの製造に大いに役立った。

炭は、過去何世紀にもわたって薬用にしてきた歴史がある。エジプトのパピルス文書には、悪臭を放つ外傷など、皮膚症状に炭を用いるとある。ヒポクラテス、プリニウス、ガレノスもそろって炭の使用を説き、てんかんなどの症状や炭疽菌《たんそきん》による伝染病などを治療すると述べた。「活性炭《かっせいたん》」という炭素は、特別な細孔構造をもつため、表面積が広く、同量の炭に比べてより多くの物質を吸着できる。今日、緊急救命室で薬の過剰摂取や毒物中毒が疑われる場合に使うのが活性炭である。投与により、患者の胃のなかの薬物や毒物を、その毒素が血中に流入する前に吸着できると期待される。そして活性炭は、毒素を吸収したまま、害を及ぼすことなく排出される。

現在では、活性炭は、身体の「解毒作用《デトックス》」を謳《うた》った製品に使われ、健康のためのサプリメントとも考えられるようになった。その黒色のインパクトから、インスタグラムに投稿するために、ブラック・アイスクリーム、ブラック・レモネード、ハロウィンの黒いカクテルなどが生まれる。だが、マイナス面もある。活性炭は毒を吸収するだけでなく、同時に服用した必要な薬まで吸収してしまい、効きめを失わせるのだ。活性炭の黒いカクテルを飲んだら、服用中の薬は効かなくなるだろう。そもそも活性炭は、カクテル自体を「デトックス」する作用はない。活性炭は、エタノールについては十分に吸着できないので、アルコール自体の毒性には効果がないのである。

もともと一五〇〇年代のウオッカは、ほとんどが穀物を蒸留したものだった（誤解されやすいが、ウオッカにジャガイモを広く使うようになったのは、一七〇〇年代半ばであり、今でも限られたブランドしかジャガイモで製造していない）。今日では、原料として発酵させるものは、各国の法律次第で何でも幅広く使用でき、現に、キヌア、モラセス（糖蜜）、ビート（甜菜《てんさい》）、ハチミツなどから製造している。廃棄されるコーヒーの果実を活用したウオッカまである。

　初期のウオッカは、その土地のハチミツ、アニス、樹木の芽、葉、チェリーなど果物、ナッツ、ジュニパー、ミント、そして異国から輸入した香辛料で香りづけしていた。ズブロッカは、「バイソングラス」の香りのウオッカで、起源は一五〇〇年代に遡るという。バイソングラスは、かつてポーランド国王の私的な狩猟地だったビャウィストクの森で、バイソンが好んで食《は》んでいた植物とされる。白い花々、ヴァニラ、シナモンを合わせたような芳香がある。ズブロッカをアップルジュースと合わせたカクテルは、「シャルロトゥカ（Szarlotka）」（アップルパイという意味）、または「タタンカ（Tatanka）」と呼び、味わいはアップルパイに似ている（タタンカは、アメリカ先住民の言葉でアメリカバイソンを示し、一九九〇年の西部劇映画『ダンス・ウィズ・ウルヴス』を通じて知られるようになった）。

　バイソングラスは、クマリンという芳香成分（ヴァニラのような香り）を含む。クマリンは、肝臓に害を及ぼす可能性があり、米国では食品への添加が禁止されている。そのため米国用のズブロッカは、他の成分で香りづけして本来のズブロッカに近づけている。クマリンは、トンカ豆（クマルというマメ科植物の種子）にも含まれ、ヨーロッパやカナダでは一般的な香辛料だが、米国では合法な飲食物としての入手はできない。

Cocktail Recipe 39

シャルロトゥカ、またはタタンカ
Szarlotka or Tatanka

バイソングラスのウオッカ、ズブロッカ
……60ml
アップルジュース……120ml

氷を入れたグラスに注ぐ。

ジンと同様、ウオッカが今日の姿になったのは、一八〇〇年代初期に、連続式蒸留機《コラム・スチル》が開発されてからだ。多塔式の装置で蒸留するので、アルコール純度のきわめて高い蒸留酒が得られる。それに加水し、アルコール含有量四十パーセントの強度でボトル詰めする。また、これをベースとすれば、香りづけ《フレーヴァード》したウオッカ、ジン、各種のリキュール、およびアクアヴィットができる。

　このアクアヴィット（aquavit/akvavit）という北欧の蒸留酒の名も、命の水《アクア・ヴィタエ》（aqua vitae）に由来する。香りづけした蒸留酒であり、かつてはワインを蒸留したものをベースに用いた。やがて穀物を原料として蒸留するようになり、今日ではジャガイモを使う場合もある。このアクアヴィットに関する最古の言及と考えられるのは、一五三一年の書簡であり、明らかに薬用として記される。デンマークの貴族が、「人の身体の内外のあらゆる病に効く、アクア・ヴィタエと呼ぶ水」を贈呈する、と添え文にしたためたのである[10]。今日では、この蒸留酒が生まれたスウェーデン、デンマーク、ノルウェーを中心に、キャラウェイ、クミン、ディル、フェンネル、アニス、カルダモン、柑橘果皮を組み合わせて香りづけしている。かつて薬用だった他の香味づけワインや蒸留酒と同様に、アクアヴィットも、よくディジェスティフ（食後酒）にする。

　ウオッカについては、現代の家庭用洗剤や化粧品、その他の工業製品の基剤と基本的に同等に使えるので、単なる無香料のアルコールにすぎない、と見下されやすい。かつてウオッカが米国でまだ比較的新しく活況を呈していた時期でさえ、デイヴィッド・A・エンブリー（一八八六〜一九六〇）（米国の税理士で文筆家）の『カクテルの技芸（The Fine Art of Mixing Drinks）』（一九四八）は、ウオッカについてこんな口ぶりだ。「要するに、ヨードチンキ（家庭用の消毒剤として普及）の希釈のためとか、背中や腰に擦《す》り込むために穀物アルコールが必要なとき、近所の薬局が閉まっているならウオッカを使えばよいわけだ。むろんウオッカは蒸留してから半分水で薄めてあるが、だからといって身体に悪影響はない」

広く薬品や化粧品として用いる場合、純粋なアルコールに近い強度が必要とされる。手指消毒剤のエタノール含有量は六十〜八十パーセントだ。通常、こうした工業製品としてのアルコールは、ウオッカなど蒸留酒の生産者とは別の業者が、飲用以外の用途で製造する。しかし、新型コロナウイルス感染症による二〇二〇年の世界的危機を迎えたとき、数多くの飲用アルコールの製造元、たとえばバッファロー・トレース、バイユ・ラム蒸留所、ティトーズ・ハンドメイド・ウオッカなどが、手指消毒用にアルコールを無償提供した。

困難な時代に、酒の蒸留業者が薬剤製造の役割を担うのは、これが最初ではない。第二次世界大戦中、米国のバーボン蒸留所は、発酵槽でペニシリンを生成した（菌を用いた酒の発酵のプロセスと、ペニシリンの抽出方法の類似のため）。またバーボン業者は、工業用アルコールも製造し、それが無煙火薬、化学兵器物質、ゴム製造、その他医薬品に使われた。

パトリシア・ハーリヒー（一九三〇〜二〇一八。米国、ブラウン大学の歴史学名誉教授）の『ウオッカの歴史』（邦訳・原書房二〇一九年）によると、ウオッカは今日の東欧で、家庭薬として用いられ、皮膚の炎症部分に用いたり、うがい薬にしたりする。放射能による中毒症状を予防できると信じられていたため、チェルノブイリ原子力発電所の爆発事故後、ウクライナの人々はウオッカを飲んでいた。

Cocktail Recipe 40

ホワイト・ルシアン
White Russian

ウオッカ……60ml
コーヒーリキュール……30ml
生クリーム……30ml

氷を入れたロックグラスに、ウオッカとコーヒーリキュールを注ぐ。生クリームを重ねて、軽くステアする。

昨今ではインターネット上に、ウオッカの飲用以外の用途を取り上げた記事が掲載される。「ウオッカを使うべき、八つの健康への効能」「あなたの知らない、十五のウオッカ活用術」「ちょっと変わったウオッカの使い道、十選」といったタイトルだ。読者向けの助言として、ツタウルシによるかぶれやクラゲの刺傷を癒し、髭剃《ひげそ》り後の皮膚を落ち着かせ、浴室の除菌にも、洋服の臭いのもととなる菌の除去にも効き、花を長持ちさせるとある。こうした用途にウオッカが効果的だということは、つまり、手指消毒用アルコールもほぼ同様の目的に使えるというわけだ。

◆ラムの躍進

サトウキビの搾り汁とモラセス（どちらもラムの原料になる）の蒸留は、第二章で触れたように、考古学遺物の発見により、西暦紀元の最初の数世紀にインドで始まったと考えられる。[11] これは、今日ラムが根づいている西側世界でサトウキビを原料に蒸留を始める時期より、千五百年以上も古い。サトウキビ栽培は、何世紀かのうちに交易ルートを通じ、自生地のアジアとインドから中東に伝わり、アラブ支配下のシチリアとスペインへと、徐々に西に広まった。さらに北大西洋のマデイラ諸島とカナリア諸島を経て、コロンブスら航海者が新大陸に伝えた。

ただし、サトウキビの栽培ではなく、その蒸留については、同じ伝播《でんぱ》経路を辿《たど》ったわけではない。ヨーロッパでは、すでに蒸留の技術をもつ時代に、サトウキビも栽培していた。しかし、サトウキビから製糖する過程で副産物として生じるモラセスを、ヨーロッパで蒸留した形跡はないようなのだ。一般にいわれるところでは、一五〇〇年代、サトウキビ栽培により砂糖の主要産地となったブラジルでは蒸留が行われており、そこで使用した蒸留器は、ヨーロッパから伝わったものではないかと推測される。しかしながら、ブラジルを支配したポルトガルが、ヨーロッパを経由せずに、インドからサトウキビの蒸留装置や知識を直接新大陸に持ち込んだ、と考えることも可能だ。ただし、この考えは今のところ確証はなく、あり得る話といえるだけだ。

いずれにしても、一六〇〇年代には、英国、オランダ、フランスの各国がカリブ海地域に砂糖プランテーションを展開し急拡大した。砂糖産業はカリブ海地域とブラジルで広まり、英国はカリブ海のなかでもバルバドスから大きな収益を上げ、続く時代にはジャマイカ諸島から儲けを得た。製糖過程で生じる糖蜜であるモラセスは、動物と人間の食用にもなり、またモルタルとして工事用材料にするなどさまざまな用途があった。そして、砂糖プランテーションの事業の一環として、モラセスを原料として蒸留装置でラムを製造することが一般的になった。かつてはモラセスとともに、加熱したサトウキビ汁の「上澄み液」（通常は砂糖にする）もラムの原料にした。こうしたラムは、「エネルギー源になり、薬であり、過酷な労働の苦痛を癒すもの」として労働者の喉を潤したと、著述家のデイヴ・ブルームはいう(12)。

きつい労働の担い手は、奴隷とされたアフリカ人と先住民であり、ごく一部に年季奉公人のヨーロッパ人もいた。奴隷制は、世界に古くからあり、カリブ海地域の砂糖とラムの製造に限ったことではない。しかし、膨大な砂糖の需要が、人種差別と帝国主義と結びつき、奴隷制の急拡大に拍車をかけた。この忌むべき慣習が米大陸で廃止されるまでに、アフリカから大西洋を越えて移送された人々は一千万人を超える。

奴隷制廃止後、新たな労働力として、よりよい生活が約束される仕事を求める人々を、インドや中国からサトウキビ栽培地に呼び込んだ。現代では、その労働条件は、サトウキビ栽培の始まりから何世紀かを経て改善されたとはいえ、今なお労働者は、必要最低限の賃金を得るために安全とはいえない環境を耐え忍んでいる。この数十年、中米でサトウキビの収穫に携わる労働者のあいだで、慢性腎疾患が蔓延《まんえん》しているとの報告がある。[13] 原因として、脱水症に加え、収穫時にサトウキビ畑を焼くせいで大気汚染にさらされるといった理由が考えられる。

かつて一六〇〇年代初期のラムは、労働者階級しか飲まない安酒とみなされ、「キル・デビル」の異名を得たとおり悪魔を殺すほど強烈で、「粗悪で胸が悪くなる」とか「刺激が強すぎて、最低最悪の酒」といわれた。しかし、数十年のうちに、高温の気候下でモラセスの発酵をうまく管理する方法を蒸留業者が見いだし、状況は様変わりした。

一六五一年の著書、『実録バルバドス島（A True and Exact History of the Island of Barbados）』で、リチャード・ライゴン（一五八五〜一六六二。カリブ海のバルバドス島で砂糖プランテーションを所有した英国人）は、蒸留酒（英国本土の穀物原料の酒、フランス輸入のブランデー、この土地の悪魔殺し《キル・デビル》のラム、いずれも）の過剰な摂取は、便秘や腸の苦痛を引き起こし、多くの人の命を奪っていると述べた。しかし、こうした「強い酒は、高熱時には欠かせない。多量の汗を排出させるからで、身体が冷えて朦朧《もうろう》とするが、苦痛を和らげることができ、やがて活力を取り戻せる[14]」という。

世界各地のほぼすべての蒸留酒は、どのような気候の土地であれ、体温調整に利用した。フランスのカルヴァドスは、第一次世界大戦で戦う兵士を支え、グラッパは、先述のように寒い朝も暑い日も労働者の活力源だった。米国では、「ラムの入った酒を飲まないかぎり、この寒さには耐えられない」との言葉が、

Cocktail Recipe 41

マイ・タイ
Mai Tai

エイジドラム（熟成ラム）……60ml
ライムジュース……30ml
キュラソー（オレンジなどのリキュール）……15ml
オルジャ（アーモンドシロップ）……15ml

氷を満たしたシェイカーに材料をすべて加える。シェイクして、ロックグラスに一気に注ぐ。輪切りのライムとミントの小枝を添える。

一七五七年の英国議会宛ての書簡にある。ブラジルの場合、ラムは、モラセスではなくサトウキビ汁を発酵させて蒸留したもので、カシャッサと呼ばれた。カシャッサについて、一七二一年にこう述べた医師がいる。「気温が低く湿気が多いときに、肥満の者、高齢者、胃弱の人々にとって大変役立つ」

新大陸のラムは新たな流行となり、ヨーロッパの蒸留酒と比較して、どちらが薬として優れているかが試された。一七七〇年の小論、「蒸留酒の健康への影響に関する考察：ラムとブランデーの効果の比較研究（An Essay on Spirituous Liquors, with Regard to Their Effects on Health; in Which the Comparative Wholesomeness of Rum and Brandy Are Particularly Considered）」で、著者（この議論について中立の立場ではなく、ラムの支持者）のロバート・ドジー（一七一七〜七七）（化学、医学、薬学についての著述がある）はこう指摘する。「（フランスの）ブランデーが（英国領の）ラムに比べ、健康増進効果の特性において勝るという考えは、やはりまったく根拠がない。むしろ、明らかな証拠により、あらゆる面から裏づけが認められるとおり、適量のラムが、ブランデーよりも健康に有益なのは確かである。飲み過ぎたとしても、ラムのほうがブランデーに比べて無害である」[15]

この文書の結びの部分は、後述する壊血病に関する誤解との関連で興味深く、ラム酒を酸味の少ない柑橘と合わせるよう呼びかけている。「よく知られているように、酸味の強いライム果汁で割ったパンチを多飲する習慣が、これまで英領西インド諸島（カリブ海域の群島）に広まっていた。だが、難病や死に至る病への感染数が明らかに少ないのは、目下の観察では、酸味の比較的少ないパンチを飲む者のほうである。オレンジ果汁など刺激の少ない果実は蒸留酒に加えても悪影響が少ないが、レモンとライムの果汁は常に控えめにすべきであり、注意を要する。こうした要件のもと、良質な蒸留酒、とりわけラム酒の摂取は、おおむね無害とみなされ、重い病において、体調を整える薬となるであろう」

一八〇一年の『アメリカ草本誌』も、薬としてのラムの用途について述べ、特に、ラムを水で割った飲みかたであるグロッグを取り上げる。「質のよいラムを、水で適切に希釈し砂糖で甘くして適量飲むことで、排泄《はいせつ》を促し、体液のバランスを向上させ、顔色も改善できる。熱気、湿気、汚染された空気にさらされた者、腐敗性の病に罹《かか》っている者に特に効果がある。また、外用薬として用いれば、患部の保護補強剤、鎮痛剤、消毒の湿布として役立つ。強めのグロッグは、一七九八年、黄熱病《おうねつびょう》で死亡したかに見えた船乗りの喉にこれを流し込んだところ、息を吹き返して快復させる効きめがあった」

『アメリカ草本誌』が示す薬の大半は、薬草をブランデーと合わせるか、ブランデーかラムを使うようにと指定するが、ウッドソレル（カタバミ）については、ラムと合わせるとわざわざ特記している。ウッドソレルの葉汁を「質のよいラムと合わせ、ブラウンシュガーを加えると、優れた咳の治療薬として珍重される。先住民の知恵である」。実のところ、これは何ら優れた薬ではない。ウッドソレルは、ルバーブの葉と同様、シュウ酸を含むので、多量に摂取してはいけない。

一七〇〇年代、蒸留酒の薬効を検証する手段の一つが、有機物を漬けたときの保存力の比較だった。米国のコラムニスト、ウェイン・カーティスの著書『ラムとカクテルの歴史（And a Bottle of Rum）』に、ラムのほうが健康によいと信じる英国人について、一七五〇年のスウェーデン人旅行者の言葉が紹介されている。英国の「人々は、生肉を一方はラムに、もう一方はブランデーに漬けて、数カ月放置したら、ラムのなかの肉はそのまま保たれるが、ブランデーのなかの肉は蝕《むしば》まれて穴だらけになるだろう、という」。だが、この認識を無視した、とある肉の保存に関する有名な話がある。

一八〇五年、英国艦隊提督のホレイショ・ネルソン（一七五八～一八〇五）は、トラファルガー海戦（スペイン沖の海戦で、ナポレオンの英国本土への侵攻を阻止した）で命を落とした。この名将の遺体は、通常どおり海に葬るのではなく、イングランドに運んで埋葬することに決まった。そこで、遺体を樽に入れ、軍医がブランデーで満たして保存したのだ。
軍医のウィリアム・ビーティは、著書のなかで、船にはラムも積まれていたにもかかわらずブランデーで保存した判断について、こう主張する。「（船の）イングランド帰港時の一般的な認識は、ラムのほうが、他の蒸留酒より腐敗防止効果があり完全なかたちで長期間保存できるため、それを使用すべきという考えだ。しかしそれは間違いで、実際には事実は逆である。ラムよりも、保存性を高める目的にかなう蒸留酒が、少なからず存在する。用途に即してどれが適切かは、アルコールの強度次第である。防腐作用の決め手は強度にほかならず、ブランデーが秀でている[16]」

参考までに書いておけば、あらゆるアルコールは、古くから遺体やその部位の防腐剤としてきた長い歴史があるとともに、保存後の将来を託される役割を担ってきた。古代エジプトではワインを遺体の防腐処理剤として使った。ゴールドラッシュ時代の無法者、ホアキン・マリエッタの頭部は、一八五〇年代にカリフォルニアの警備隊員により、処刑の報奨金を求める証《あかし》としてウイスキー漬けで保存された。アフリカを探検したデイヴィッド・リヴィングストン博士の亡骸《なきがら》[17]は、一八七三年の死後、塩とブランデーで防腐処理した長旅を経て、埋葬地であるウェストミンスター寺院に運ばれた。

航海中の船では、水兵が蒸留酒の樽に小さな孔《あな》を密かに開けて、中身をストローで吸い取ることが常習化していた。こ

Cocktail Recipe 42

ダイキリ
Daiquiri

熟成ホワイトラム……60ml
ライムジュース……30ml
シンプルシロップ……30ml

氷を満たしたシェイカーに材料をすべて入れる。シェイクし、濾してカクテルグラスに注ぐ。ライムの輪切りを飾る。

うした所業のため、ホレイショ・ネルソン提督の遺体を入れたブランデーの樽は、ロンドンに帰着したとき空《から》だったと噂される。だが軍医が明らかにしたところでは、樽のなかのブランデーは、航海中に何度か空にして新しく入れ替えられた。この事実は、盗み飲みの話ほどおもしろくないが、それでも水兵のあいだで「総督からくすねる」との表現が、樽からこっそり飲むという意味だったことに変わりはない。先述のとおり、亡骸の防腐に使ったのはブランデーであってラムではないのだが、その後海軍用のラムは「ネルソンの血」という異名で呼ばれるのが慣わしとなった。

いずれにせよ英国海軍の水兵は、航海中に一定量のラムを飲用に支給されていた。ラムの配給は日当であり、カリブ海の航行中は地域のラム製造を管理下に置いていたので、毎日配給されたのは間違いない。英国本土を出港するときは、通常、ラムよりも英国のジンを積んで配給用にした。数週間経つと、船に積んだ水は繁殖した藻によって粘《ねば》つき、ビールに酸味が生じる。その頃には、ラムを一日二回配給するようになる（かつてはストレートで支給したが、後に水で割るようになり、さらに時代が下ると、柑橘を加えたグロッグを配給した）。これは、エネルギー源としても、重労働後の楽しみとしても歓迎された。海軍には、公認のブレンドのラムまであり、産地の島々から調達したものを混ぜ合わせ、備蓄品として船隊に分配していた。英国海軍でのラムの配給は長く続いたが、徐々にアルコールの量は低減し、やがて一九七〇年七月三十一日に終わりを迎えた。このラムの最終配給日は、「ブラック・トト・デー（Black Tot Day）」（Totは酒の配給を意味する）として、好事家《こうずか》に知られている。

ラムは熱帯地方の酒とされるが、北米でも、ウイスキーより古くから広まっていた蒸留酒であった。北米の植民地は、カリブ海地域の蒸留所からモラセスを安く購入した。ボストン、ニューヨーク、フィラデルフィアその他の地域では、一六六〇年代後期になるとモラセスを原料としてラムを製造する蒸留業者が現れ、一七六三年までに、こうした北東部の植民地地帯であるニューイングランドのラムの蒸留所は百五十九軒になった。この地でアメリカ産ラムを製造するほうが、フランスからブランデーを輸入するより安上がりだった。カリブ海地域から輸入したモラセスを原料にして蒸留すれば、自分たちの土地の栽培穀物を、食料やビールとして蓄えることもできた。ニューイングランドのラムは、戦争と海上封鎖（英国と植民地側の対立が激しくなり、ボストン港が封鎖された）でモラセスが入手しにくくなるまで人気があった。やがて、アメリカで生産されるライ麦を原料としたウイスキー、バーボンが生まれて特産品になる。

『アメリカ草本誌』の著者は、ジャマイカ産のラムは良質だという。それに比べ、西インド諸島から輸入したモラセスを使ったニューイングランド産のラムは、「蒸留を行っただけでは、臭いも味も胸が悪くなるほどで、人間が飲むに適したものではない」が、熟成により改善される、と記した。

こうしたラムへの悪評は一七〇〇年代を通じて次第に改善され、「それなりに飲める酒」から「優れた酒」という評判に変わる。特に穀物を原料とした蒸留酒より上等とみなされるようになった。樽熟成と連続式蒸留《コラム・スチル》、そして活性炭による濾過によって、現代のかたちのラムが生み出された（カリブ海地域では、モラセスを原料とする無色のホワイトラムの多くは、というより大半が、蒸留後一年ほど樽で熟成させてから、濾過して透明度を高めている）。後にウイスキーが米国の主要な蒸留酒となるが、ニューイングランドのラムの蒸留は、禁酒法時代まで継続的に行われた。

モラセスを用いたニューイングランドの蒸留産業は、衰退前のあるとき、大打撃を受けた。突然の洪水ともいえる。一九一九年一月十五日、禁酒を定める米国の憲法修正条項が批准《ひじゅん》される日の前日、ボストンのノースエンドの米国アルコール産業社で、急な気温上昇の影響もあり、直径九十フィート（約二十七メートル）、高さ五十フィート（約十五メートル）のモラセスのタンクが破裂した。二百万ガロン（七百六十万リットル）の蜜液が、時速三十五マイル（約五十六キロ）に及ぶスピードで街路に流出したのである。モラセスの津波[18]は、高さ二十五フィート（八メートル）に達して街を襲い、二十一人が死亡し百五十人以上が負傷した。

時とともに風味のよい蒸留酒と認められるに至ったラムだが、一八〇〇年代末頃には、「ラム」の語を用いて、蒸留酒を蔑視《べっし》する表現が生まれた。今日の「がぶ飲み、飲んだくれ（booze）」のような感じだ。一八九五年に禁酒法の支持者は「ラムを飲む労働者で、酒のために妻子から金を巻き上げたことのない者はいない[19]」と述べた。「ラミー（rummy）」といえば飲兵衛《のんべえ》の意味で、「デーモン・ラム（Demon rum）」は、何であれラミーが飲むような酒を指した。そして、一九〇〇年代の禁酒法時代には、「ラム密売者（rum runner）」の一団が「ラム船団（rum fleet）」という密輸船で、あらゆるアルコールを米国に運んでいるといわれた。加えて、一九一〇年に医学雑誌『ボストン内科外科ジャーナル（Boston Medical and Surgical Journal）』（現在の『The New England Journal of Medicine』）に掲載された研究も、ラムの評判を落とした。肉の保存によいというかつての説とは異なり、ラムを注入したところウサギが死んだため、ラムという酒は、ブランデー、ウイスキー、ジンの選択肢のなかで最下位だと論じたのだ。

とはいえラムは、あらゆる蒸留酒と同様に、薬としての歴史がある。香草、香辛料、木皮、その他の成分を漬け込んで薬にした。ラムに浸漬する伝統的な方法は今日も生きていて、家庭の秘伝のレシピが世代間で伝えられてきた。現在のホンジュラスとベリーズ（および周辺のカリブ海沿岸諸国）に住むガリフナと呼ばれる人々は、この地の先住民族とアフリカ人を祖先とし、ラムをベースとしてつくるguifitiまたはgififtiという飲料を受け継いでいる[20]。これを、予防薬や治療薬として、消化促進、発熱やストレスの緩和、精力増強、免疫システムの向上、健康全般と活力の増進のために摂取する。数回に分けて毎日飲む方法もあれば、一回の摂取で即効性を期待する場合もある。仕事後や就寝前の一杯にもなり、香味づけしたラムというよりも「飲める苦味剤《ビターズ》」といったところだ。

ドミニカ共和国には、ラムに香草を漬けたママフアナという治療薬がある。(21) 聞くところでは媚薬《びやく》としての効果で注目を集め、かつての調合法にはウミガメのペニスが含まれていたらしい。今日では、ブラジルウッド、キャッツクロー（トゲのあるつる植物）、その他の乾燥させた植物由来成分を含む。これら香草の詰め合わせを、現地でもインターネットでも購入でき、旅行者の土産として人気だ。こうした香草ミックスを漬け込む、赤ワイン、ダークラム、ハチミツの混合液の配合は、レシピによってさまざまである。香草ミックスを、湯で煎《せん》じてお茶としてもよい。精力増強効果の期待に加え、ママフアナは、インフルエンザにも、消化や血液循環にも役立ち、血液を浄化でき、腎臓と肝臓の強壮作用もあるといわれる。

香味づけしたラム、「キャプテン・モルガン」も、薬を起源とする。正確にいうと、薬が起源と示す話がある。伝えられるところでは、キャプテン・モルガンのレシピは、ジャマイカのキングストンにあるレヴィ・ブラザーズという薬局のもので、その使用が一九四五年頃に許可されて商品化が進んだ。この地のロングポンド蒸留所で調達したラムに、薬用の香辛料を漬け込むというレシピだった。

より現実味があるのは、キャプテン・モルガンのラムは、

Cocktail Recipe 43

ヘミングウェイ・ダイキリ
Hemingway Daiquiri

熟成ホワイトラム……60ml
マラスキーノリキュール……15ml
ライムジュース……20ml
グレープフルーツジュース……15ml

氷を満たしたシェイカーに材料をすべて加える。シェイクしたら、濾してカクテルグラスに注ぎ入れ、ライムの輪切りを飾る。ヘミングウェイが好んだカクテルで、自分が糖尿病だと考えていたため、通常のダイキリに加える砂糖を控えている。

一九八〇年代初期に、製造会社であるシーグラム（レヴィ・ブラザーズからライセンスを得て、生産していたと伝えられる）の重役会議室でできあがったという話である。「コカ・コーラ」で割ることを想定したもので、ヴァニラの香りが強い（コカ・コーラが後にヴァニラ風味の製品を発売したことを思えば、ラムとヴァニラの相性のよさは明らかだ）。だが、「スパイスト・ラム」というあいまいな商品名をつけたため、何のスパイスの風味かと人々は思い思いに考えを巡らせた。実際はヴァニラ風味で、スパイシーではない。シーグラム社は、香味を加えていないそのままのラムもキャプテン・モルガンの銘柄で販売したことがあり、それを別の名に変更した商品は、後に世界の売り上げトップ10に入る蒸留酒になった。

◆壊血病の治療薬

人間もモルモットも、魚類、鳥類、オオコウモリも霊長類も、生存に不可欠なビタミンCを自ら合成できない。ビタミンCの欠乏症である壊血病[22]は、遠く長旅をする水兵にとっても、陣地を死守する兵士にとっても、苦痛の種だった。食事のバランスが悪いからであり、そうした状況は、軍の駐屯地《ちゅうとんち》、刑務所、収容施設でも同じだ。

各国に影響が及んだ一八四〇年代のアイルランドの「ジャガイモ飢饉《ききん》」では、突然の胴枯れ病によって主要な食糧源であるジャガイモが壊滅し、他の野菜や乳製品の価格が上昇した。飢饉の影響で約百万人が壊血病、チフス、コレラ、赤痢で死亡し、二百万人がアイルランドを出て移住した。

米国では、一八〇〇年代半ばのゴールドラッシュの波に乗ろうとサンフランシスコへ向かう人々が、旅の途中で食料の供給不足から壊血病に苦しんだ。現在のワイオミング州のフォート・ララミーは、カリフォルニアに通じる陸路の途上で、ロッキー山脈手前の最後の宿場であり、一八五八年の記録に、医者が壊血病を治療したとある。医者は「緑褐色の、粘りのある混合物」の薬をつくったが、これはレモンのエキスで香りをつけた二オンスのウイスキーに、オプンティアというサボテンを合わせたものだった。一八六〇年代の南北戦争では、主に南軍のアメリカ連合国兵士が、配給の乏しさから、壊血病や他の栄養失調に苦しんだ。

そうした一八〇〇年代には、壊血病の治療法が知られるようになっていた。しかし、それ以前の時代は、壊血病が、ヴァスコ・ダ・ガマ、フェルディナンド・マゼラン、キャプテン・クック、クリストファー・コロンブスの航海に深刻な影響を与えており、航海中の状況について全面的な調査が行われた。一七〇〇年代には、英国海軍の医学者と船医が、これは欠乏症なのか病気（壊血病は、時に性感染症のような病気と混同された）なのかと検討した。

壊血病の予防と治療法は、発見されては見過ごされ、再度発見される、という経緯を繰り返した。すでに一五六四年に、壊血病のために柑橘を用いており、各国の船長たちは、柑橘が壊血病を防ぎ治療すると心得ていた。だが、そうした実体験にもとづく知恵は軽視され続け、本国の医師による、おおむねガレノス医学に即した理論が優先された。

壊血病の原因として、塩の過剰摂取、銅中毒、換気の悪さや湿気（またも、古来の瘴気説《ミアズマ》が登場）、衣服や生活環境の不衛生、カリウム不足、ゴキブリの寄生虫など、さまざまな考えかたがあった。船内の食料といえば、塩漬け肉や堅パンなどで、ビールも劣化し、ビタミンCは皆無だった。

壊血病にかかると、歯茎が腫れて出血し、息は悪臭を放つ。歯や毛髪が脱落し、皮膚にあざができ、骨が衰え、古傷が開き、幻覚が生じ、果ては失明する。当時の一般的な説では、壊血病は「腐敗性の病」だった。体内が腐っていくと考えられたのである。

壊血病の予防と治療のために、さまざまな療法が唱えられた。コメ、マメ、硫酸《りゅうさん》、モラセス、キナノキ樹皮、マスタード、アヘン、水銀、ルバーブ、ホップ、ジュニパーベリー、アザラシ油、スプーンワート（英語では別名 scurvy grass、つまり壊血病の草と呼ばれる）、そして特にザワークラウト（発酵させたキャベツ）やホースラディッシュがよいとされた。飲料では、スプルースビール（トウヒからつくったビール）、普通のビール、リンゴ酒などの発酵酒、泡立つソーダ水、果汁入りのラムパンチをよく用いた。尿でうがいをするという療法もあったが、これでは口臭に逆効果だったろう。ほかにも、下剤や発汗剤の投与、瀉血《しゃけつ》、さらに動物の血液を浴びるなど、効果のない治療法があり、砂のなかに患者を首まで埋める、といった療法が驚くほど頻繁《ひんぱん》に行われた。

一六五一年のジョン・フレンチの著書、『蒸留の技法』には、「抗壊血病薬、ホースラディッシュ入りコンパウンド・ウォーター」のレシピがある。材料は、スプーンワート、マルバカワヂシャ、クレソン、白ワイン、レモン、ブライオニア、ホースラディッシュ、ナツメグだ。三日間漬け込んでから蒸留する。「この蒸留液を、一日二回、スプーン三〜四杯摂取すると、じきに壊血病が治る」

多くの治療法が重視した点は、酸性の性質と、発酵作用、炭酸化作用であり、こうした要素が内臓の腐敗を防ぐという理論にもとづいていた。第四章で述べたように、「固定空気（二酸化炭素、炭酸ガス）」の摂取を勧めた化学者は、船員はライム果汁と重曹《じゅうそう》（重炭酸ナトリウム）を合わせて「発泡しているうちに飲む」とよいと述べた。ひとまず、ライムの摂取に関しては正しい。また、濃縮した麦芽汁《ばくがじゅう》を摂取すれば、腹のなかで発酵してビールになり、炭酸ガスが生じるから効果的だろうと考えられていた。

スコットランドの医師、ジェームズ・リンド（一七一六〜九四）は、一七四七年に船内で臨床実験を行った。壊血病の患者を六グループに分類し、それぞれにリンゴ酒、硫酸液、酢、海水、柑橘（オレンジとレモン）、練り薬（ガーリックとマスタードシード、ホースラディッシュのペースト）のいずれか一つを与えた。

結果は、柑橘がもっとも効果的だった。しかし、ジェームズ・リンドは、柑橘そのものの予防・治療効果を深く受け止めなかった（酸による効果と考えていた）ので、英国海軍が柑橘の配給を始めるまでには、さらに四十年待たねばならなかった。

一七七〇年代にキャプテン・クック（一七二八〜七九）は航海中の壊血病を制圧したとみなされていた。しかし実際には、船内の生活環境を改善し、新鮮な食糧を頻繁に補給して切り抜けた結果である。クックの二回めの航海（一七七二〜七五）では、壊血病を防ぐとされる多くの品を船に備えた。麦芽汁、ザワークラウト、万能薬とされる「硫酸エリキシル」（アルコールと硫酸の薬液）、リンゴ酒、ジョゼフ・プリーストリーが考案した炭酸水製造器、そして濃縮したニンジンエキスといった品々だった。アンチモンとリン酸カルシウムを混ぜた「ドクター・ジェームズの粉薬」（イギリスの医師、ロバート・ジェームズが考案した解熱剤）も積んだが、これは有害である。クックは濃縮した麦芽汁こそが、壊血病の解決策になると考えた。クックのような名声ある人物が、この病の予防にもっとも効果的なのは麦芽汁だと主張したため、柑橘による予防策の導入は数十年遅れることになる。

とはいえ当時の船長たちは、自らの手で問題に対処していて、寄港すると上陸地の柑橘や新鮮な野菜を調達した。そしてようやく一七九〇年代には、英海軍の一部の船に、壊血病予防用のレモン果汁が正式に供給されるに至った（英国の商船に備えられるようになるのは、さらに後のことだ）。毎日の配給品として、蒸留酒、水、砂糖とともに支給する。または、蒸留酒ではなく強化ワインにレモン果汁を加えたニーガスという飲料として供された。

柑橘が解決策だと判明すると、残る問題は、果実や果汁をどうやって航海中に保存するかである。船内の悪条件は周知のとおりで、数週間か数カ月経てば、ビールは劣化し、水は飲めなくなる。ジェームズ・

リンドは、レモンやオレンジの果汁を加熱し、水分を飛ばして濃縮した「ロブ」を推奨した。これを水やアルコールを用いて液体に戻せば、果汁入りワインやパンチになると考えたのだ。だが、当時は知られていなかったが、加熱によって果汁のビタミンCはほとんど壊れてしまい、常温の保存によっても損なわれる。他の試みとしては、レモンを凍結濃縮させたり、酒石酸《しゅせきさん》を加えて濃縮させたりする者もいた。

また、柑橘果汁をオリーブオイルか、ブランデー、ラムに混ぜて保存する方法もあり、時には砂糖も加えた。ラムに柑橘を混ぜる場合、オレンジやレモンではなくライムを使えば、ダイキリ（ラム、ライム、砂糖のカクテル）と同じである。ライムは、一八〇〇年代半ばまで、英国海軍では好まれなかった。地中海からレモンを大量購入していたからだ。その後、英国領である西インド諸島（特にカリブ海東端の小アンティル諸島のモンセラト）のライムの購入に切り替え、ライム農園を所有する本国の業者を支援するようになった。こうした引き立てのやり口を目にして、アメリカ人は英国の船乗りを「limey《ライミー》（ライム野郎）」（現在でも英国人に対する俗称である）と呼び始める。

レモンとライムについては、医薬の文書でも飲料のレシピでも混乱があった。名前が〝lemon〟、〝lime〟と似ているうえ、熟していない緑のレモンはライムと同じ色だし、搾った汁は区別がつかないためでもある。ライムは、レモンやオレンジより酸度の数値としては高いが、ビタミンCの含有量は明らかに少ない。船舶向けに製造した濃縮ライム果汁を還元して飲んでも、壊血病にはあまり効かなかった。そのため一部の医者は、柑橘類ならどれも効果的だという見解を撤回し始めた。実のところ壊血病の発症は、レモンからライムへの切り替え後しばらく、再び増加したのだ。しかし、蒸気船の登場で航海の速度が増すと、壊血病は再び減少する。

スコットランドのリースの地で、もとは造船業に携わっていたローズ家は、やがて船舶への供給品を扱う事業に転じた。さらに一八七一年、この家族経営の会社はL・ローズ&カンパニーと名乗り、「ライムジュースおよびワイン業者」となった。このローズ社のラフリン・ローズ（一八二九〜八五）は、当時の船舶への供給品として何が必要か承知していた。デメララ・ラム（当時の英国領ギアナ、すなわち南米北東部のガイアナ産のラム）を十五パーセント加えて保存性を高めたライム果汁を、四ガロン（十八リットル）の甕《かめ》に入れて船積みするのだ。だが、この方法で、果たして水兵が新鮮なライム果汁の効果を得られるのか、ローズは疑問を感じた。一八六五年頃、ローズは、船員用にも大衆用にもなる、ライム果汁に砂糖を加えた飲料をつくろうと考えた。船舶用製品と違い、必ずしも薬用ではない（アルコールの強くない）調合で売り出すことにする。

当時、密閉のガラス瓶詰めや缶詰めによる食品保存方法は、まだ新しかった。その工程から学んだ内容を、ローズは自分の考える商品の製造に活かそうとする。一八六七年、商船法がライムの生ジュースを船に備えるよう義務づけた年に、ローズは「青果ジュースの保存性の向上方法」に関する特許を登録した。硫酸を添加物として、ジュースを密閉容器内で保存する方法を考案し、さらに砂糖も加えて、瓶詰め製品として発売したのだ。こうして生まれたローズ社の「ライムジュース・コーディアル」（コーディアルは、果実など香りのある材料を用いた甘味の飲料）は、英国内でも船舶用としても大当たりだった。一八九三年には、ローズはライムを栽培する土地を自ら購入できるほどになった（ライム産地のカリブ海地域にプランテーションを得た）。

一九〇〇年代に、ローズ社は多角経営に乗り出し、ライムマーマレードも製造した。またローズ社は「ジンとライムを合わせた飲みかたを、社交の場の酒として広め、ライムジュースが二日酔いに効くことも発見した」と、『ライミー、壊血病の征服（Limeys）』の著者、デイヴィッド・I・ハーヴィはいう。後にローズ社は、ラム・シュラブ（ラムと柑橘のカクテル）、ジンジャーブランデー、オレンジキニーネワインも手がけた。一九五七年、ローズ社はシュウェップス社に買収された。シュウェップスといえば、トニックウォーター

（キニーネなどを加えた炭酸の清涼飲料水）やミネラルウォーターのメーカーで、どちらも当初は薬用だった。引きつづきローズ社のライムジュース・コーディアルは販売され、ハーヴィが述べるとおり、「今も健在な、最古の銘柄の果実飲料」である。

ローズ社のライムジュース・コーディアルは、安酒場や家庭ではライムをその場で搾る代わりに使うが、生果汁と違って甘味料、保存料、着色料を含む。そうした調合のローズ社のジュースを、不滅のものとしたのが、レイモンド・チャンドラーの作品中のセリフである。一九五三年の小説『長いお別れ』で、登場人物はこう言う。「ギムレットといっても、ただライムかレモンのジュースとジンを混ぜて、砂糖とビターズをちょっと加えたものじゃないか。本物のギムレットは、ジンとローズ社のライムジュースを半分ずつ合わせたら、あとは何も足さない。マティーニの上を行くといえるね」

セリフの最後は好み次第で、議論が分かれるところだ。ギムレットという名の起源についても論争がある。一説によると、英国海軍のキャプテン・ギムレットに因《ちな》んだ名であり、別の説では、樽に孔を開ける小さな道具の名に由来するという。「ネルソンの血」の盗み飲みに使ったような道具だろう。

ビタミンCについては、一九二八年以降、物質として単離する取り組みが進み、ようやく一九三二年に単離されて壊血病の治療剤になると証明された。その実験は、人間同様、食物からビタミンCを摂取する

Cocktail Recipe 44

ギムレット
Gimlet

ジン……60ml
ローズ社のライムジュース・コーディアル
……15ml

氷を満たしたシェイカーに材料を加える。
シェイクし、濾してカクテルグラスに注ぐ。
くし形にカットしたライムを添える。

必要性が明らかになっていたモルモットで行った。ちなみに、モルモットを実験台にするのは、これが最初ではなく、第五章で述べたようにワームウッドを注入して死なせたり、ラヴォアジエやパスツールといった化学者が実験に使ったり、その道のりは長い。こうした齧歯《げっし》類を、人類は宇宙まで旅立たせている。ずいぶんと、こき使ったものだ。

◆健康飲料ウイスキー

先述のウオッカも、ジンやアクアヴィットのベースも、穀物を原料として蒸留し、通常はアルコール含有量を高めるために蒸留を重ねて、限りなく高純度にする。一方、ウイスキー[23]の場合は、やはり穀物を原料として蒸留しアルコール濃度を上げるが、穀物の風味と芳香が残る程度までとし、ほぼ例外なく樽で熟成させる。

ブリテン諸島では、数千年前にビール醸造が始まったが、ブドウの栽培には適した土地ではなかった。そのため、蒸留の技術がブリテン諸島にもたらされたとき、当然ながら、穀物を発酵させたものを蒸留した。ウイスキーという語は、ゲール語の〝usquebaugh（ウシュクベーハー、ウスケボー）〟に由来するが、お察しのとおり「アクア・ヴィタエ（aqua vitae）」、つまり「命の水」という意味だ。アイルランドにも、蒸留についての知識が、巡礼から帰還した修道士によって伝えられたようで、一四〇〇年代初期以降、蒸留が広まり始めた形跡がある。

スコットランドの穀物の蒸留について最初に言及した文書は、一四九四年の英国王の発令で、蒸留酒をつくるための麦芽をベネディクト会の修道士に送るようにとの内容だ。一五〇六年になるとスコットランドのエディンバラで、ウイスキー製造の独占権を、エディンバラ理容外科医ギルド（王立外科医師会の前身）が獲得した（理容外科医は、理髪や医療的な処置のほか、製薬や調剤にも携わった）。

こうした蒸留酒は、当初もっぱら薬用とみなされた。一五○○年後期のいずれかの時点で、アイルランドのウイスキーの効能を列挙した文書がある。その著者は、適量を摂取すると、体内の寄生虫を殺し、老化を防ぎ、若さを保ち、消化を促し、粘液や痰《たん》を切り、心を明るくし、精神が活発になるのに加え、浮腫《ふしゅ》を解消し、歯と手の震え、心臓の肥大、骨の痛みを抑え、その他の症状にも効くという。

ブリテン諸島の初期のウイスキーは、かつてウオッカやジンがそうだったように、香草など植物で香りづけした。一五二六年にヘクター・ボイス（一四六五～一五三六。スコットランドの哲学者であり歴史家）は、ウイスキーについてこう記した。「我々の祖先は祝いごとを行う場合、ある種のアクア・ヴィタエを振る舞った。香辛料は加えず、香草だけを用いたもので、庭で育った植物やその根を材料とした」。また、一六一七年以前のある旅行者の記録には、アイルランドのウイスキーは、レーズン、フェンネルシード、その他の成分を含むので、焼けつく感じが和らぎ、風味がよく、ブリテン島のアクア・ヴィタエよりも好ましいとある。

十七世紀のジョン・フレンチの『蒸留の技法』には、「ウシュクバ（Usque-Bath）というアイルランドのアクア・ヴィタエ」のレシピがあり、蒸留したアクア・ヴィタエにワインを加え、レーズン、デーツ、シナモン、ナツメグ、リコリス（甘草《かんぞう》）を漬け込むという。「これは、むかつき（食べ過ぎ飲み過ぎによる病）

Cocktail Recipe 45

アイリッシュ・コーヒー
Irish Coffee

アイリッシュウイスキー……45ml
ブラウンシュガーを用いたシンプルシロップ……30ml
コーヒー……120ml
ホイップしたヘビークリーム（乳脂肪分の多い生クリーム）……適量

液体の材料を合わせてから、クリームを浮かべる。

に広く用いられ、胃を整える薬液だ」とある。

アイリッシュウイスキーは、一六七七年版の『ロンドン薬局方《やっきょくほう》』に登録された。これと同時に新たに掲載された薬剤は、ペルーのキナノキ樹皮と、人の尿だった。一進一退といったところだ。かつてのウイスキーについて、他の文献は、スコットランドのマメ科植物の香辛料で風味づけしていると記し、一七五五年時点までの定義では、ウイスキーは「芳香を引き出す成分を合わせた蒸留酒」であった。

ブリテン諸島で、ブランデーのソーダ割りは健康によい飲料とみなされていたが、一八〇〇年代後期、フランスでブドウの害虫のフィロキセラが蔓延した影響でブランデーが品薄になると、スコッチウイスキーかアイリッシュウイスキーをソーダで割って飲む人が増えた。アイリッシュウイスキーの製造元、キナハンズは、「滑《なめ》らかな味わいで、とても身体によい……専門家が広く推奨する」ウイスキーだと宣伝し、同じくダンヴィルズは「フランスのブランデーより好ましいと医療関係者が勧める」と謳った。また、スコットランドの地名に因んだ「キルマーノック」（後に「ジョニーウォーカー」の銘柄で知られる）というスコッチウイスキーは、次のようにソーダ割りを勧める。「キルマーノックのオールド・ハイランド・ウイスキーは、十分に熟成させた純正な蒸留酒です。ロスバッハーのミネラルウォーター（ドイツのブランドの炭酸水）で割ると、健康的においしくお飲みいただけます」。ウイスキーの蒸留業者とソーダ水の製造業者が、ウイスキーのソーダ割りが健康によいと、揃って称賛した。それが人気を博し、ウイスキーの生産者は、ソーダ割りに適したブレンドに調整したほどだ。

英国のヴィクトリア女王（一八一九～一九〇一）は、医師のサー・ウィリアム・ジェンナー（一八一五～九八。チフスの研究で知られる）の助言で、クラレット（ボルドー産の赤ワイン）とシャンパンをやめて、スコッチウイスキーとアポリナリスのミネラルウォーター（ドイツの炭酸水）だけ飲んだそうだ。アポリナリスでウイスキーを割る飲みかたは、

「スコッチ・アンド・ポリー」の名で宣伝され、この題名の歌までできる人気だった。E・W・ロジャーズという作詞作曲家が手がけ、一九〇〇年頃にラジオでヒットした曲で、次のように歌う。

スコッチ・アンド・ポリー、スコッチ・アンド・ポリー、とてもすてきな飲みもの
スコッチで酔いがまわってきたね
ポリーちゃんがぼくにウインクしてくれた
道に迷って、指輪を落として、時計も鎖も失くしたよ
泡立つ「ポリー」を飲み過ぎたかな
スコッチを飲み過ぎちゃったかな

◆バーボンの誕生

アメリカ北東部の植民地では、初期の移住者たちが蒸留についての知識を伝えた。一六四〇年には、当時ニューアムステルダムと呼ばれたニューヨーク（オランダ植民地だったが、英国の手に渡って改称した）で、何らかの蒸留を行ったとみえる。続く一六〇〇年代半ばには、内陸部にも、土地の穀物を原料とする蒸留が広まった。こうした内陸部の蒸留所のウイスキーは、寒冷な気候でも生育するライ麦を原料とした（一方、沿岸部にあるのはラム酒の蒸留所で、カリブ海地域から運ばれるモラセスを原料としたため、米国でもカナダでも普通は港の周辺地域で蒸留する）。

一七〇〇年代のアメリカ独立戦争後、穀物を栽培し蒸留に従事する相当数の人が、さらに内陸のケンタッキーに移り住んだ。そして、ライ麦ではなくその土地で自生しているトウモロコシを蒸留用の穀物とし

た。こうした穀物を原料にウイスキーを蒸留すると、穀物そのものよりも、搬送や交易を行いやすくなる。薬として製造した場合も流通が容易である。ある推計によると、一頭の馬に積める穀物は四ブッシェル（約百キログラム）だが、ウイスキーにすれば、二十四ブッシェル（約六百五十キログラム）相当の穀物を運べる。

ジョン・C・ガン（一七九五頃〜一八六三。健康に関する知識を一般に広める活動を行った）による一八三〇年の『ガンの家庭の医学[24]（Gunn's Domestic Medicine）』は、米国で知られた医術書の一冊で、八百ページ近い。あらゆる症状に対して、家庭でできる療法を示し、主に米国の草根木皮の植物由来成分を活用する方法を説いている。この書物によると、発熱時の気力と体力の回復に、ウイスキーをそのまま使える。また、冷水の飲み過ぎによる胃腸の不調には、ウイスキーかブランデーが役立つとある。ただし、アヘンチンキが手に入らない場合に限ると述べ、胃腸薬の代替との位置づけだ。

　ウイスキーと他の成分を組み合わせた用法もある。ウイスキーに、オイルとスパニッシュフライ（毒性をもつツチハンミョウ科の昆虫）またはカイエンペッパーを合わせ、中風《ちゅうぶう》による身体の不随に、外用薬として塗る。ウイスキーと「昇汞《しょうこう》」（塩化第二水銀）（毒性があり、殺菌に用いる）と混ぜて外用にすると、がんに効果がある。水を加えて膣《ちつ》に噴射すると、月経の遅れを解消できる。レッドペッパーの粉末を合わせて用いると、ガラガラヘビの咬傷《こうしょう》に効き、患者が毒を排出するのに役立つ。セリ科のアサフェティダの樹脂とともにチンキ剤に加えると、百日咳に効く。消化不良の解消のために、苦味剤《ビターズ》のベースとしてウイスキーを使うこともできた（長期熟成したウイスキーかラムに、ポプラの根、ワイルドチェリーの木皮、ハナミズキの根皮、キンポウゲ科のブラックコホシュを漬け込む）。またコレラへの対処にはウイスキー・トディー（ウイスキーに、砂糖、湯、ミントティーまたは生姜、カラムス、ハナミズキのお茶を合わせる）がよい。

米国の南北戦争では、キニーネやモルヒネと並んでウイスキーを、怪我その他の負傷に用いた。また、ウイスキーに遺体の部位を浸して保存し、軍事医学の発展に向けた研究を行うワシントンＤＣの軍医学博物館に送った。この博物館の館長は、軍医が保存に使うようにウイスキーを戦地に送ったが、搬送員が途中で飲んでしまう事態が頻発した。結局、館長は、こっそり飲んだ者がむかつきを催すように嘔吐《おうと》剤《ざい》をウイスキーに加えた。

体温を調整できるという蒸留酒の特性は、ウイスキーについても例外ではない。薬用のウイスキー・ホット・トディーは、特によく文献に現れる。一九一八年のインフルエンザ（いわゆる「スペイン風邪」）の大流行時、ある病院のスタッフはこう述べた。「患者に温かいウイスキー・トディーを少量与えた。わたしたちにできるのは、取り急ぎそれだけだった」。このインフルエンザに対するウイスキーの効果については論議があったが、多くの医師が、いずれにせよ患者の苦痛を和らげたことを認めた。

以上のような効能は、本物のウイスキーを用いた場合の話である。蒸留所は、自らブランドの商標を付け、特注のボトルにラベルを貼るようになる前は、販売までの工程を担う業者（レクティファイアー）に、樽で売っていた。この仕入れ販売業者が、消費者向けに希釈を行った。英国でジンの小売店がやっていたように、こうした業者も、混ぜもので加工して、より強烈な味にしたり長期熟成に見せかけたりした。プ

Cocktail Recipe 46

ホット・トディー
Hot Toddy

バーボンウイスキー……60ml
ハチミツ……15ml
レモンジュース……15ml
熱湯……120ml

マグカップに材料をすべて入れ、輪切りのレモンを添える。シナモンスティックを加えてもよい。

ルーンジュースや、噛《か》みタバコの滓《かす》、刻みタバコの屑《くず》、その他、香料や着色料を混ぜたのだ。

一八五三年の『蒸留不要のリキュール、ワイン、コーディアルづくり(25)(The Manufacture of Liquors, Wines, and Cordials Without the Aid of Distillation)』に、ピエール・ラクールという著者が、アルコール度の高い蒸留酒にさまざまなものを加えて、ウイスキーの模造品をつくるレシピを掲載した。アイリッシュウイスキーを真似るには、砂糖、クレオソート、カラメルを加える。偽のスコッチウイスキーなら、クレオソート、コチニール、着色料を添加する。熟成していないのに「オールドバーボンウイスキー」にするには、砂糖、茶葉、ウィンターグリーンオイル(ツツジ科の植物で、そのサリチル酸メチルを主成分とする精油)、コチニール、着色料を加えるという。ほかに、グリセリンか硫酸を添加した加工販売業者もいたようだ。

蒸留酒を多量に仕入れた食料雑貨店も加工を行った。また、悪意はなくても、街のバーテンダーが酒場で手を加えた。一八六二年のジェリー・トーマスによる最初のバーテンダー向けテキスト(『バーテンダーの手引き』)は、別の著者が書物の後半を執筆している。「コーディアル、リキュール、各種シロップ等々の調合法」と題した部分で、ジン、イェネーヴァ、ブランデー、アブサンなどの蒸留酒を模造するレシピが数多くあるのだ。そうしたなかで、スコットランド、アイルランド、ペンシルヴァニアのウイスキーについては、ほかに比べてあれこれ偽造されず、熟成させたウイスキーを熟成前のもので単に薄めて、三ガロンを十ガロンに割り増しする程度だったので、比較的罪がない。

しかし、薬用としてふさわしいのは、本物の熟成させたウイスキーだった。チキン・コックという酒造メーカーの広告には、「薬用とするために木製の樽で熟成」とある。また、ウイスキーから、咳止め薬の「ロック・アンド・ライ」が生まれた。その製法は「無色透明の氷砂糖《ロック・キャンディ》五ポンド(約二・二キログラム)を用意し、一ガロン(約三・八リットル)のオールドライウイスキーに溶かす。熟成が進んだウイスキーほどよい」。

このように誕生時のロック・アンド・ライ[26]は、氷砂糖とライウイスキーだけでできていた。咳に用いるのが一般的で、今は結核と呼んでいる当時の「肺病」にも使った。一八七〇年代の誕生後、やがて鎮静作用のある成分として、オレンジピール、クローヴ、ホアハウンド、バルサムなどがロック・アンド・ライのレシピに加わった。

一八七八年には、瓶詰めされたロック・アンド・ライが登場した。フェアバンクス・ロック・コーディアルという薬液の会社からは、一八八二年までにロック・アンド・ライ以外にも多様な製品が生まれた。「ロック・アンド・コニャック」、「ロック・アンド・ジャマイカ」(おそらくラムを用いたもの)、「ロック・アンド・スピーダム」(おそらくイェネーヴァ)、「ロック・アンド・ニューイングランド」(これもラム)という品揃えだ。その広告の宣伝文句は、「著名な医師が本品を推奨し、主要なあらゆる薬局で販売中。喉や呼吸器の不調に効果的な治療薬」と謳う。別の製造元は、「咳、風邪、喉の痛み、気管支炎、ぜんそく、肺炎、肺病、および喉、胸、肺のあらゆる症状に」と用途を宣伝した。いくつかのブランドのロック・アンド・ライは、今も販売されているから驚きだ。「米国最古のコーディアル製造業者」とされるシャルル・ジャキン・イ・コンパニは、フィラデルフィアを拠点に一八八四年に創業し、「ジャキンズ・ロック・アンド・ライ」は今日も入手できる。

オールド・フォレスターは、一八七〇年にボトル詰めのバーボンだけを販売するようになった最初のメーカーである、と自認する。樽ではなく、ラベルつきのボトルに入れて製品を売れば、混ぜものを防止できるうえ、独立したブランドとして消費者に向けて宣伝できる。ただし、ボトル入りになったとしても、純正なウイスキーとは限らない。各種の着色料や香料が添加されている可能性はまだあった。

不純物や虚偽の広告による米国のウイスキーの混乱状態は、三つの法的な規定によって解消される。一つめは一八九七年の「ボトルド・イン・ボンド法（Bottled-in-Bond Act）」で、これにより、製造と熟成過程が管理された純正なウイスキーの認証制度ができた。二つめは、次章で取り上げる一九〇六年の「純正食品・医薬品法（Pure Food and Drug Act）」であり、「不純物の混入、不正表示、毒性、有害性をともなう、食品、医薬品、薬物、酒」を禁止した。三つめが一九〇九年の、いわゆる「タフト宣言」であり、米国におけるバーボンとその他のウイスキーの定義がようやく定まった（大統領のウィリアム・ハワード・タフトが判断を下し、ウイスキーの定義に関する論争が終結した）。

ボトルド・イン・ボンド法が定める要件は、時代に応じて少し変更があったが、ウイスキー（現在は蒸留酒全般）が、単一の蒸留所の純正なもので、一定期間（現在は最低四年間）の熟成を経て、混ぜものをせずアルコール含有量五十パーセントで瓶詰めされた場合に、〝ボトルド・イン・ボンド〟の認証を表記でき、品質が保証される。別の規則もいくつかあるが、重要なのはこの認証基準である。法律に則った蒸留業者は、優遇措置として、保税倉庫（ボンド）の管理下で熟成中のウイスキーについては税金を支払う必要がない。この法律によって、不正なウイスキーの製造、宣伝、販売を根絶できたわけではないが、正規品として保証されるウイスキーの認証につながった。ちょうど、今日のオーガニック食品の認証と似たようなものである。人工的に風味づけしたポテトチップスが今なお販売されてはいるが、認証を受

Cocktail Recipe 47

ニューヨーク・サワー
New York Sour

バーボン……60ml
レモンジュース……30ml
シンプルシロップ……30ml
フルーティな赤ワイン……15ml

氷を満たしたシェイカーに、最初の三種の材料を加える。シェイクして、ロックグラスに入れた氷の上から注ぐ。その上にワインを重ねる。

けたオーガニック製品を望む消費者は、それを選択できる。

タフト宣言による判断は、ウイスキーとは何かという定義を明確にし、これは今日まで存続している。ウイスキーの原料は穀物である（モラセスではない）と明示し、ストレート・バーボンウイスキー（ストレートと称するためには、二年以上の熟成が必要）、ストレート・ライウイスキー、および高濃度に蒸留したアルコールを用いたブレンデッド・ウイスキーなど、各種の名称をラベルに表示する条件を示した。そのほかにも、ラベルに記載すべき情報が決められた。これ以降、消費者は、薬用であれ嗜好品《しこうひん》としての酒であれ、それが実際にどういうものなのか、理解したうえで飲んでいると思えるようになった。

◆中国医学と白酒《バイジュウ》

西洋医学は、病の治療が主であるのに対し、中国の伝統医療は、健康状態とその維持を重視し、予防のための医療が大切な要素となる。『黄帝内経《こうていだいけい》』は、おそらく紀元前三世紀に編纂《へんさん》された、中国医学の基本教理を論じた書である。「すでに発症している病に薬を与え、すでに悪化している不調を抑えようとすることは、喉が渇いてから井戸を掘る者や、戦いに身を投じてから武器を鋳造《ちゅうぞう》する者のふるまいに等しい。遅すぎるのではあるまいか」と説く。

中国医学では、身体にみなぎる生命エネルギーとして、気のバランスに主眼を置き、バランスの乱れが不調や病気につながるという。医者は、はり治療、吸角《きゅうかく》療法（熱した容器などを皮膚に当てて吸引し、血行や解毒を促進する伝統療法）、マッサージ、太極拳《たいきょくけん》などの身体治療を行い、植物、生物、鉱物による薬も使う。歴史的にみて、ブドウ酒をもとにつくった薬を、症状に合わせてさまざまな方法で用いる点は、古代ギリシアの医術を思わせる。十六世紀の中国の文献は次のように記している。「ヘビに噛まれたら、冷たいブドウ酒で傷を洗う。激しい恐怖に見舞われ、死を恐れている人がいれば、すぐに温かいブドウ酒を一～二杯、喉に流し込む」

世界でもっとも売れている蒸留酒は、白酒《バイジュウ》だ。その九十八パーセントを、生産地の中国で消費している。二〇一九年に世界で販売された白酒は、百十億リットルで、これは、ウイスキー、ウオッカ、ジン、ラム、テキーラの総販売量よりも多い。ブランド・ファイナンス社による二〇二一年のランキングによると、蒸留酒部門でブランド価値評価の上位五位を、白酒が占めた。続く六位が、テネシーウイスキーの、「ジャック ダニエル」である。(27)

「酒《ジュウ》」は中国語でアルコール飲料全般を表す語である。蒸留酒は、もとは「焼酒《シャオジュウ》」といい、「焼いたワイン」の意味だ。「ブランデー」が「brandewijn（焼いたワイン）」に由来するのと同じである。『白酒：中国の蒸留酒、必携教本（Baijiu: The Essential Guide to Chinese Spirits）』の著者、デレク・サンドハウスによると、中国語には、薬用の酒、栄養補給の酒、健康増進の酒、それぞれを言い表す言葉がある。今日「白酒」は、「無色の酒」である蒸留酒をすべて一括《ひとくく》りにして呼ぶ言葉だ。実際には、ほとんどがコーリャンやイネの仲間など穀物を原料として蒸留した酒である。

中国国民党と中国共産党の対立による国共内戦（一次と二次を合わせると、一九二七～四九）の時代、北京二鍋頭《アルグオトウ》（二鍋頭は白酒の一種）という酒造業者は、殺菌消毒剤を製造する事業を始めた。貴州茅台酒という生産者の白酒（茅台《マオタイ》）も、傷の消毒に用いられ、酒の勢いで奮《ふる》い立たせる「オランダの勇気」の中国版を、兵士にもたらした。内戦後の初代首相、周恩来《しゅうおんらい》が、一九七二年に米国大統領として初めて訪中したリチャード・ニクソンとの晩餐《ばんさん》で、茅台酒を振るまったことが知られる。周恩来が、病を癒して傷を治してきた芽台の歴史を語ると、ニクソンは「この万能薬で乾杯しよう」と応じた。

今日、白酒は、原料を発酵させる過程で香草を加える場合もあるが、かつてほど一般的ではない。それよりも、ワインや白酒をベースとして、後から薬効のある植物を浸漬《しんせき》させる使いかたが多く、各家庭でも漬け込む（たとえば四川省の成都のような現代的な都市でも、食品市場の店先には、白酒の大きな壺の横に、植物・動物由来の乾燥させた生薬《しょうやく》の袋を並べている）。また、あらかじめ浸漬させた薬液も、瓶詰めで売っている。こうした滋養強壮薬を、精力増強のほか、禿《は》げやシワなど、あらゆることに対処し予防するために使う。

　中国の医術の薬用成分は、有効性が証明されている植物を多く採り入れているとともに、象徴的な意味で加えたものもある。実効性が乏しく象徴的な要素であっても、おそらく予防的な機能を果たすのだろう。たとえば、仮に、関節炎を予防しようと身体によさそうなハムサンドイッチを毎日食べ、実際に関節炎にならずにすめば、ハムサンド療法が効いたかにみえるわけだ。

　中国で薬草は、蒸留して酒にするほか、アルコールを含まないお茶や、発酵飲料に用い、朝鮮人参《にんじん》、当《とう》帰《き》（アンジェリカ）、肉桂《にっけい》（シナモン）、桂皮《けいひ》（カシア）、生姜、大黄《だいおう》（ルバーブの根）などが一般的だ。動物性の生薬としては、鹿茸《ろくじょう》（鹿の角）、鹿鞭《ろくべん》（鹿の陰茎）、海狗《かいく》腎《じん》（アザラシの陰茎）、広狗《こうく》鞭《べん》（犬の陰茎）、蟻《あり》、蜂《はち》、海馬《かいば》（タツノオトシゴ）、反鼻《はんぴ》（ヘビ）などを浸漬する。白酒の主要な生産者である川谷《チュアングー》蒸留所（四川省）の親会社が、滋養強壮薬に用いるために、鹿を飼っているとの話もあるそうだ。

◆テキーラで医者いらず

　テキーラとメスカルは、アガベ（リュウゼツラン属）を原料とする蒸留酒である。トゲのある植物であり、アガベに分類される種は二百種以上にのぼる。誤解されやすいが、サボテンとは異なる。テキーラは、メキシコ中部のハリスコ州と周辺地区の特定の品種のアガベからつくるものだが、メスカルは、メキシコ各地のさまざまな種のアガベを原料とする。スペインによる植民地支配以前、今日のメキシコと周辺地域の先住の人々は、アガベの植物繊維やトゲのある葉を、ロープ、糸、家屋の建材や屋根材、針、釘《くぎ》、靴底、衣類に用いていた。

アグアミエル（アガベシロップ）は、一定の品種のアガベからとれる「蜜水」と呼ばれる未発酵の樹液で、甘味がある。今日に至るまで僻地などで使われており、消化を促す朝の一杯や、下剤、利尿剤にする。アガベの樹液を発酵させた、ビールやワインのような醸造酒は、プルケと呼び、水不足のときに飲用にできるし、身体に必要なビタミンなどの栄養素も含む。『テキーラ、メスカル、プルケのガイドブック（A Guide to Tequila, Mezcal, and Pulque）』によると、新大陸で最初の薬局方に掲載された薬のうち、十六種が、成分としてプルケを含んでいた。

プルケは、ヘビによる咬傷その他の傷の治療薬になり、精力増強剤や媚薬として、また老齢期の痛みの解消に用いた。アステカ王国の生贄《いけにえ》を捧げる儀式では、神に捧げものをする神官も、犠牲になる者も、双方がプルケを飲んだ。特別な飲料として、妊婦と高齢者を除き、一般の民の飲用は禁じられ、また酒に酔うことは重大な罪とみなされていた。今日では、改めてプルケを飲む習慣が生まれていて、「プルケリア」と呼ばれる店やバーでは、新鮮なできたてのプルケを数十種の熱帯の果実とスパイスで香りづけして売っている。

Cocktail Recipe 48

マルガリータ
Margarita

100％アガベテキーラ（アガベと水のみを原料とする）……60ml
ライムジュース……30ml
コアントロー……30ml

氷を満たしたシェイカーにすべての材料を加えて、シェイクする。濾して、ロックグラスに入れた氷の上からに注ぐ。

こうしたアガベを発酵させた醸造酒のほかに、メキシコや南米各地の先住の人々は、トウモロコシからビールを、ハチミツからミードをつくった。薬用として、また儀礼のために、香草を漬け込むこともあった。

プルケの原料として使うアガベは、テキーラとメスカルを製造するためのものとは異なる。プルケの場合は、アガベを切り裂いて、流れ出る甘い樹液を用いる。樹液は毎日繰り返し採取でき、長ければ植物が枯れるまで六カ月にわたって集められる。その樹液を発酵させ、日持ちはしないので短期間のうちに消費する。一方、テキーラとメスカルの場合は、アガベを刈り取って、繊維質の中心部を蒸し焼きにし、すりつぶして搾汁《さくじゅう》し、発酵させて蒸留する。残念ながら文献はほとんどなく、少なくとも英語では見つからないが、世界各地の蒸留酒と同様に、テキーラとメスカルに薬用成分を漬け込んで用いたのは間違いない。

近年テキーラは、その健康への効果を論じる好意的な記事のおかげで、評判を得ている。インターネット上では「体重を落とすためにテキーラを」、「骨に効くテキーラ」、「一日一杯のテキーラで医者いらず」といったタイトルが目につく。多くは、アガベシロップの糖そのものをマウスに用いた実験にもとづく見解であり、実際には、アガベを発酵させ蒸留した後のテキーラやメスカルに、動物実験で有効だった成分が同等に残っているとは考えにくい。要は、テキーラもメスカルも、他の蒸留酒全般と共通する健康に望ましい作用があるということだ(28)。

第七章

毒と薬

「純正食品法」「禁酒法」、そして密造酒

騙《だま》されやすい米国人は、本年中に七千五百万ドルを、調剤済みの売薬の購入に費やす見込みである。この総額の内訳は、多量のアルコール薬液と、驚くべき量のアヘン剤と睡眠剤、および、危険な心臓病を抑制する強い薬から徐々に肝臓に作用する薬まで、多種多様な品揃えの医薬品代と考えられる。そして何にも増して、ほかならぬ不正、という成分にまで金を払うことになる。

――サミュエル・ホプキンス・アダムス、週刊誌『コリアーズ』一九〇五年

南北戦争後の米国では、肉や乳製品は液体防腐剤で汚染され、ウイスキーには嚙《か》みタバコの滓《かす》が混ざり、小児用の薬にはアヘンとアルコールが入っていた。いずれも違法とは定められていないうえ、純正であると謳《うた》って、正反対の製品を売っても、とがめられなかった。だが、ジャーナリストらが実態を明るみに出し、革新的な政治家が、企業の利益より人々の安全を優先しはじめた。その結果、一八九七年の「ボトルド・イン・ボンド法（Bottled-in-Bond Act）」や、一九〇六年の「純正食品・医薬品法（Pure Food and Drug Act）」といった一連の法律が成立し、有害で悪質な製品の販売は、非合法化される。

こうした法律の制定後ほどなく、一九二〇年にはアメリカ合衆国憲法修正第十八条（禁酒法）が施行され、飲用を目的とした酒類（酔いをもたらす飲料）の製造、販売、流通が禁止となった。当時、スラム街や刑務所にはアルコール依存が蔓延《まんえん》し、家庭内では暴力が生じ、こうした社会問題を一掃するために、禁

酒を推進したのだ。だが実際は、禁酒法の影響で、犯罪組織が混ぜものをしたアルコールを売るようになり、多くの人が毒物中毒で死亡した。一九三三年に、禁酒法を撤廃する憲法修正第二十一条が批准《ひじゅん》され、この実験的な試みは終わりを迎える。

◆〝健全なる〟ソーダ・ファウンテン

ソーダ・ファウンテンのイメージとしては、一九五〇年代の光景が一般的だ。真っ当なミルクシェイクとハンバーガーを出す清潔なカウンターが、どこの街でも中央通りの家族向けのドラッグストアに備わっていて、ティーンエイジャーが学校帰りに寄り道するような場所だ。こうした明るいイメージは、もとは何の飾り気もなかったソーダ・ファウンテンとはほど遠い。本来のソーダ・ファウンテンは、一八〇〇年代初頭の数十年間、薬屋に設けられた、炭酸入りの水の蛇口にすぎず、一八〇〇年代後半には、オピオイド（アヘンに似た麻酔作用の鎮痛薬）や刺激剤など、各種の売薬の受け渡し口も兼ねていた。

最初に店頭用に開発されたソーダ水の供給装置は、サイズも大型で危険をともなった。薬局のカウンター下の一角で、酸と塩基《えんき》（つまり、硫酸《りゅうさん》と炭酸カルシウム）を合わせて二酸化炭素ガスを発生させていた。かつて「固定空気」と呼ばれたガスである。このガスを氷で冷却した水槽に送ると、泡立つ炭酸水が、管を通って蛇口から噴出する。

こうした装置は、当初、噴出口は一つだけで、薬剤師が患者の薬を調剤しながら操作して、ソーダ水を提供していたようである。これが評判を得て、やがて香りつきのソーダ水が人気となると、装置はさらに大型化し、複数の噴出口にそれぞれハンドルがつくデザインに生まれ変わった。カウンターには大理石を、ハンドルや水栓の金属部分は真鍮《しんちゅう》や銀を用い、立派なソーダ・ファウンテンとなった。これがドラッグストアの呼びものとなり、空間の半分をソーダ・ファウンテンが占める店も出てきて、今日のホテルのしゃれたバーさながらだった。一八七六年、米国の独立百周年記念のフィラデルフィア万国博覧会では、アークティク・ソーダウォーター・アパラトゥス（ボストンを拠点とする製造業者のソーダ水装置）が出品された。このソーダ・ファウンテンは、三十三フィート（約十メートル）の高さで、二十八種類のソーダ水を提供でき、シダ植物や彫刻で装飾を施してあった。万博が終わると、コニーアイランド（ニューヨークの行楽地）まで運ばれ、後にセントルイスの百貨店に移設された。

ヨーロッパでは、ソーダ・ファウンテンの人気は米国ほどではなかった。発泡水もソーダ飲料も瓶詰めで売っていたからだ。一八一九年の旅行記が、米国の夏の光景を、このように伝えている。「五セントありさえすれば、米国人は、……朝起きたら何はさておき、ソーダ水を一杯飲む。ソーダ売りがあちこちで店を開けていて、パリのような優雅な店構えのところもある」[1]。この描写は、まだ歴史の浅かった米国へ赴いた他の旅行者の話とは、多少食い違う。早起きして朝一番にカクテルを飲みに行く米国人についての言及のほうが多いからだ。とはいえ、ソーダ・ファウンテンに行くにしても、その飲料は必ずしも無害なわけではなかった。

当初のソーダ・ファウンテンは、泡立つ水を何種類か、健康増進の強壮《トニック》ドリンクとして提供していた。薬局でもらったチンキ剤の服用時に、いっしょに発泡水を飲むこともあっただろう。酒場《サルーン》に代わる無害な場のはずだったが、実際のソーダ・ファウンテンは酔いのまわる飲料もふんだんに提供した。当初、ソーダの香りづけのシロップには、健康によさそうな、レモン、チェリー、スミレを使い、また、薬効のある天然の香草として、ブリテン諸島のタンポポとバードック（ゴボウ）か、アメリカのウィンターグリーンとサルサパリラを用いた香味づけもした。ワインやリキュールにソーダ水を合わせるなど、幅広い品揃えのソーダ・ファウンテンもあった。一八〇〇年代半ばにかけて、ソーダ水にアヘンやコカインも加えるようになる。こうして、客の注文に応じてソーダ水と混ぜる、香りづけした薬用シロップが生まれ、今日出回っている炭酸飲料の銘柄の多くは、このソーダ用のシロップとして誕生したものなのである。

一九〇〇年までには、ソーダ・ファウンテンを操作するオペレーター向けにレシピ本ができ、純粋に薬用の飲料も、嗜好品《しこうひん》としての飲料も掲載された。薬用シロップやチンキ剤のレシピとしては、たとえば、アンゴスチュラ（アンゴスチュラ樹皮の苦味に、甘味を加える）や、ビーフエキスと鉄とキナノキ樹皮の各成分を含むチンキ剤（ヴァニラとレモンのシロップで風味づけする）などがある。カリサヤ・トニック（キナノキ属のカリサヤの強壮ドリンク）は、キナノキ樹皮、硫酸キニーネ、ゲンチアナ、オレンジピール、キャラウェイ、ローズオイル、アルコール、コチニール色素を合わせる。また、コカの葉とカリサヤの飲料、消化酵素ペプシンと鉄の飲料、粉末の頭痛薬を配合したドリンクなど、各種のレシピがあった。

一八〇〇年頃、ソーダ・ファウンテンが登場した当初は、ジンジャービアやルートビア（いずれも通常はアルコールを含まない）といった、香草の炭酸飲料を販売していた。ルートビアは、もともと民間で植物の根、香草、ベリー類、木皮などを合わせてつくっていたもので、かつて壊血病《かいけつびょう》の治療に用いたトウヒの穂先のビール（スプルースビール）に由来する。後にルートビアは、

Cocktail Recipe 49

ルート・オヴ・オール・イーヴル
Root of All Evil

アブサン……30ml
ルートビア……90ml

氷を満たしたハイボールグラスに材料を注ぎ入れる。

ウィンターグリーン、サルサパリラ、ヴァニラ、サッサフラス、リコリス（甘草《かんぞう》）の根を配合した今日のかたちになった。

このサルサパリラというアメリカのつる植物は、これを原料として軽度の発酵を行うと、アルコール度の低い飲料である「スモールビール」を醸造できた。あるいは、サルサパリラの根をウイスキーに漬け込み、もっぱら薬にした。やや苦味のあるこの植物は、すでに一五〇〇年代に梅毒《ばいどく》の治療薬として評判になり、一八〇〇年代初期には、皮膚病、肝炎、リウマチ、その他の病によいとされた。一八〇一年の『アメリカ草本誌《そうほんし》』によれば、サルサパリラは、性感染症に用いるほか、発汗を促し、血液と体液の質を改善し浄化するために使える。サルサパリラの根を煮出して抽出液を得れば、煎《せん》じ薬にもなるという。

また、やはりルートビアの原料であるサッサフラスについては、刺激剤、便秘薬（下剤）、利尿剤、発汗剤、刺激強壮剤（気つけ薬）として、『アメリカ草本誌』に掲載されている。サッサフラスは、サルサパリラ同様、性感染症によいとされたほか、抗壊血病薬としても使い、各種の用途があった。香りがよいので、後の時代に、粗悪な蒸留酒や売薬のにおいを抑える役目も担った。

◆梅毒とルートビア

梅毒は、一四九三年にクリストファー・コロンブス（一四五一～一五〇六）が新大陸から帰還した直後に、ヨーロッパに広まった。コロンブスの船の乗組員だった者は、一部がフランス王シャルル八世の軍に加わってイタリアのナポリに侵攻し、他の者はスコットランド軍の北部イングランド侵攻に加わり、あるいは故郷に帰った者もいたが、その誰もが梅毒を広めた。帰還後十年足らずの一五〇〇年までに、こうしたヨーロッパの国々と、ハンガリー、ロシア、中東、アフリカ、そしてインドに梅毒が持ち込まれた。次の十五年間で、梅毒は中国とオーストラリアに達する。

みなそろって感染したが、友好の証《あかし》とはいえない。梅毒のことを、フランス人は「ナポリ病」と呼び、イタリア人は「フランス病」と呼んだ。どこも梅毒の発生を近隣や敵対者のせいにした。オランダ人は「スペイン痘《とう》」といい、トルコ人は「キリスト教徒の病」と呼ぶ。ロシアはポーランドのせいにし、ポーランドはドイツのせいにした。インドでは、イスラーム教徒とヒンドゥー教徒が責任を押しつけあった。

コロンブスが梅毒を持ち帰ったという「コロンブス仮説」は、感染経路として有力視される論である。しかし別の説では、梅毒は以前から世界各地に存在したが、ちょうどこの十五世紀末から、性感染症としての伝染力が強まったのだという。梅毒の症状は、ほかの病、特にハンセン病と混同されやすいため「偽装の達人《グレート・イミテーター》」と悪名高く、一五〇〇年以前には表面化していなかった可能性があるからだ（ハンセン病についても、性感染症であるとか、梅毒の症状の一つの段階だなどという誤解があった）。

梅毒は、最初、豆くらいの潰瘍《かいよう》（硬性下疳《こうせいげかん》）ができる。梅毒をグレートポクス（the great pox）ともいうが、感染して気分がいい《グレート》はずはなく、天然痘《てんねんとう》（smallpox《スモールポクス》）と区別するための呼び名である。梅毒の進行には、いくつかの段階があり、それぞれ症状の自覚の有無も違う。深刻な末期段階の患者の場合は、身体の各所に潰瘍ができるか、麻痺が生じる、精神神経障害になる、いずれかの症状を示す。あるいは、以上の三つすべての症状が現れる。十九世紀末までにヨーロッパ人の一割が梅毒になり、二十世紀初頭まで推計で精神科病院の患者の三分の一が、末期の梅毒であったと、アーウィン・ウィリアム・シャーマン（一九三三〜二〇二二。カリフォルニア大学リヴァーサイド校の生物学名誉教授）が『世界を変えた十二の病（Twelve Diseases That Changed Our World）』で論じている。

この「抑制できない性欲の報いにほかならぬ」病に対し、かつてはよく、油と混ぜた水銀を潰瘍のただれに塗布して治療した。この治療法は、ハンセン病と同じである。梅毒患者には、水銀塩に香料と果実の風味を加えた錠剤も投与した。患者が水銀の蒸気を浴びる、「燻蒸療法《くんじょうりょうほう》」もあった。

イタリアの医師、ジローラモ・フラカストロは一五三〇年に『梅毒、あるいはフランス病（Syphilis, or the French Disease）』を韻文《いんぶん》で綴り、この古典によって、現代も用いるSyphilis（梅毒）という病名が生まれた(2)（思えば、フラカストロが、病気の原因を菌とする考えを示したのは、第四章で取り上げたパスツールらが病原菌説を立証する十九世紀より、かなり昔である）。このフラカストロの書物は、一六八六年にラテン語の原書から英訳された。水銀による治療法などとともに、四体液にも言及した韻文で、次のような内容である。

これらの成分を調合すれば、恐れることはない
病に侵された四肢と身体に塗ればよい
克服への道のりが不快でも、嫌がってはならぬ
確かに辛いが、病に罹《かか》ったままより、ましなのだから

さらにフラカストロはいう。

広く用いるほど、確かな効きめ
水銀がもたらす、希望の治療
鉱物に備わる、すばらしき効能
多様な特性を備えた水銀の力は、

冷たいままでも熱しても、血管にみなぎる
（水銀を熱した）激しい炎が、体内の炎症を抑えるため、
（水銀の蒸気内に）座せば、荒れ狂う体液が鎮静化する
鍛錬の熱に屈せず光り輝く、鋼《はがね》のごとき力によって

この韻文は、香草を用いた療法も取り上げており、ゲンチアナと、中米原産の樹木や低木類に言及している。梅毒の植物療法の根底には、この病気の起源とされる中米の地で治療法が見つかるはずだ、という考えがある。そのため新大陸の植物を求め、なかでもグアヤク、サッサフラス、サルサパリラを好んで使った。グアヤクの成分を含む水を病人に与え、何日にもわたって発汗を促す療法を続け、その間、患者は「特に女性とワインを断たねばならない」。そう記すのは、原典はスペイン語の一五七七年の文献、『新世界見聞録（Joyfull Newes Out of the New-found Worlde）』である。

この書物は、サルサパリラを配合する方法をいくつか挙げている（たとえば、ナツメ、プルーン、ボリジ、大麦粉、スミレの蜜を合わ

Cocktail Recipe 50

ペニシリン
Penicillin

ブレンデッドスコッチウイスキー……60ml
レモンジュース……20ml
ジンジャーハニーシロップ（*）……20ml
アイラ島のスモーキーなスコッチウイスキー……8ml

氷を入れたシェイカーに、最初の三種の材料を加えてシェイクする。濾して、氷を満たしたロックグラスに注ぐ。アイラ島（スコットランド西岸）のスコッチを重ねて、砂糖漬け生姜とレモンツイストを添える。サム・ロスのレシピを改変。
（*）ジンジャーハニーシロップのつくりかた：ハチミツと湯、各1カップをミキサーに入れ、約5センチ分の生姜のみじん切りも加える。ミキサーで合わせ、濾せばできあがり。使用時以外は冷蔵庫で保存。

せたシロップにする)。また、サッサフラスの根の配合法も掲載する。サッサフラスが梅毒や他の数々の病の治療に好まれたのは、その薬効に加え、香りも味わいも「シナモンのようにすばらしい」からである。サッサフラスは、梅毒の治療のほか、食欲増進、頭痛の緩和、胃の不調の解消、腎臓などの結石の除去、利尿の「誘発」、歯痛の治療、痛風《つうふう》の治療、そして「女性特有の悩み」によいと考えられた。

このサッサフラスの根は、一時期、きわめて貴重な品だった。その採取の目的で、イングランドから特別に遠征隊を派遣したほどである。性感染症の治療薬として、グアヤクの木の樹脂の使用は十六世紀には下火になっていったが、サッサフラスとサルサパリラは一八〇一年の時点で引きつづき利用が推奨されていた。やがてそれに代わって、一九〇〇年以降、新たに化学療法剤としてサルヴァルサンの有効性が認められ、梅毒治療に用いるようになった(第八章で詳述)。さらに、一九四〇年代には抗生物質、ペニシリンの使用に取って代わられる。一九四二年に薬として実用化されたばかりのペニシリンを、米国で最初期に投与された人物のなかに、酒の密売など犯罪組織を仕切ったアル・カポネがいる。梅毒が進行して「麻痺性認知症」になったため、アルカトラズ刑務所から刑期を切り上げて釈放されていたが、すでに病気が進行したアル・カポネに、ペニシリンは効かなかった。出所から十年足らずの一九四七年に、四十八歳で死亡した。

ルートビアは、もとは、スモールビール(発酵により発泡させた低アルコール飲料)にシロップを加えたものだった。これが、ソーダ・ファウンテンの泡立つ炭酸飲料に進化して、人気が高まった。『フィズ‥世界を揺るがしてきた発泡性飲料(Fizz: How Soda Shook Up the World)』の著者、トリスタン・ドノヴァンは、ルートビアの材料であり薬用とされたサルサパリラについて、こう記す。「サルサパリラは、すぐにソーダ・ファウンテンで大人気のフレーヴァーとなった。この成功に味をしめ、ソーダ水業界は、薬効を過度に謳った怪しい薬の配合法と、誇大広告による宣伝手法という、双方の手腕を備えてビジネスを展開していくことになる」

ドラッグストアとソーダ・ファウンテンのオーナー、チャールズ・エルマー・ハイアーズは、一八七六年に「ハイアーズ・ルートビア」を考案した[3]。これは、現存する炭酸飲料のなかで、ジンジャーエールの「ヴァーナーズ」に次ぎ二番めに古い。ハイアーズは、自らのルートビアについて、梅毒の治療薬の多くと同じで「血液を浄化」できると主張した。他の広告では「高齢の方に新たな人生を、親御さんに喜びを、子どもたちに健康をお届けします」という。

一九〇六年に刊行された、ソーダ・ファウンテンのオペレーター向けの書物『ソーダ水ほか各種飲料の標準教本（The Standard Manual of Soda and Other Beverages）』は、「薬用ドリンク」の章の冒頭で次のようにいう。「薬効があると考えられるドリンクは、本章に限らず他の章でも取り上げる。たとえば、トニック（強壮ドリンク）、トニックビール、コカドリンク、ヴァニラ風味のコカドリンク、ゲンチアナの飲料、モクシー（風味づけした炭酸飲料）、マルタ（大麦とホップの飲料）、ジンジャードリンク、ジンジャートニック、コラノキとコカの飲料、コラノキとヴァニラの飲料、乳酸飲料、タマリンドシロップは、程度の差はあれ薬効を備えている。こうした薬としての特性は、リン酸塩や乳酸といった成分にも当てはまるようで、あらゆるミネラルウォーターや、卵と乳製品の各種飲料、その他さまざまな趣向のドリンクも同様である」

モクシーという炭酸飲料は、一八七六年に「モクシー・ナーヴ・フード」という怪しげな薬（ニセ薬）を起源として生まれた。マゼラン海峡からもたらされた奇跡の植物による薬液で、脳や神経の衰弱、精力の減退、虚弱体質、無力感、麻痺を癒し、脳を柔軟にするといわれていた。食欲を増進し、アルコール中毒の治療にもなるそうだ。だが実際は、モクシーは、ウィンターグリーンとゲンチアナで風味づけしたものだった。アンゴスチュラ・ビターズや、苦味酒である各種のアマーロに用いる苦味成分と同じような風味である。一八八四年にモクシーは、改めて、ソーダ・ファウンテン用のシロップとして販売された。そして第一次世界大戦中、「この国に必要なのは、多量のモクシー」と謳う広告キャンペーンを行ったため、モクシーという名が、勇気や活力を意味する一般的な言葉になったのである。

ソーダ・ファウンテンの定番となった薬効成分はほかにもある。リン酸は、気つけの作用があると考えられ、無機塩類と合わせて過リン酸塩として摂取された。[4] ホースフォード社が販売した過リン酸塩成分の強壮ドリンクは、「精神、神経、身体の衰弱時に。食後のもたれに」よいという。リン酸を入れた炭酸水は、ソーダ・ファウンテンのドリンクとして一つのカテゴリーとなった。チェリー、チョコレート、シトラスなどのフレーヴァーのリン酸塩ドリンクがあり、ほかにも各種のリン酸の飲料が生まれた。現在も、コーラのような飲料にはリン酸を添加し、レモンやライムのソーダの場合は、多くがクエン酸を用いる。

ソーダ・ファウンテン業界は、一八〇〇年代のルートビアに続き一九〇〇年代も、流行を追って時流に乗ろうとしていた。チェリー味のリン酸塩ドリンク、エッグクリーム（ミルクとシロップ入りの炭酸飲料）、麦芽《ばくが》ソーダ、アイスクリームを浮かべたフロートやクリームソーダは、どれもある時点で目新しい流行として生まれた。どこかの店のフレーヴァーが人気となれば、街中の他の店がこぞって真似て時代の波に乗ろうとした。近年、タピオカミルクティーの店が、抹茶《まっちゃ》やチーズティーのトレンドを追いかけているのとそっくりである。

◆コカイン入りドリンク

コカインは、一八五五年にコカの葉からの単離に成功し、新たな薬として、熱狂的興奮をもって（文字どおり、興奮作用をもたらしつつ）迎えられた。精神科医のジークムント・フロイトが抗うつ薬として推奨したほか、枯草熱《こそうねつ》（花粉症）協会はその症状改善に効くと述べ、耳鼻、喉の治療や処置に用いた。モルヒネ中毒、結核、性的不能にも効くと考えられていた。コカインは、ユリシーズ・S・グラント（一八二二～一八八五。南北戦争時の北軍の将軍で第十八代米国大統領）の咽頭《いんとう》がんの症状を和らげ、おかげで元大統領は、死の間際まで回想録を執筆できる明晰さを保てた。

一八五九年、イタリアの医学者、パオロ・マンテガッツァ（一八三一～一九一〇。人類学者、生理学者としても活動）は、ペルーでコカの葉を噛んで過ごした経験を記した。この薬物が作用しているあいだに、七万七千四百三十八語を執筆し、「どれも、これまでの著作よりはるかに出来がよい」という。その体験を著作のなかで、「限りある命の哀れな人間に運命づけられた、この苦難の世の人生が、馬鹿らしく思えた」と振り返る。そしてこう結ぶ。「生涯にわたりコカの作用が効くように人を創造しなかった神は、不条理である。コカの影響下にある十年の人生のほうが、コカなしの一千万世紀（とにかく長命ということ）の人生よりも望ましい」[5]

薬物としての評判の高さに続き、コカインは、ほどなく飲料として広まった。一八六三年、地中海のコルシカ島出身のパリの化学者、アンジェロ・マリアーニ（一八三八～一九一四）が、赤ワインにコカインを加えたマリアーニ・ワインを考案した。健康増進の強壮《トニック》ドリンクであり、高級品として売り出されると、愛飲して人々に推奨する著名人も現れた。ローマ教皇レオ十三世、聖人と仰がれた教皇ピウス十世、発明家のトーマス・エジソン、英国のヴィクトリア女王、小説家のジュール・ヴェルヌ、女優のサラ・ベルナールらが好み、この商品の広告に登場した人も少なくない。

マリアーニ・ワインの宣伝には、「身体を丈夫に、精神を爽快に。健康と活力が蘇ります」とある。また別の広告には、「インフルエンザ後の体力回復を早めるために」とか、「飲み続けていただくと、便秘知らず」、「口当たりがよいので、お子さまにもぴったり」とある。[6] 飲みやすいコーディアルや、ドロップ、トローチ剤のかたちにした商品もあった。マリアーニ・ワインを蒸留したものをベースに、万能薬《エリキシル》として販売した製品は、三倍の濃度のコカインを含有していた。

薬用に特化したコカインの用法としては、麻酔剤とすることが多かった。ロイド製薬は、歯痛用コカインドロップを生産し、広告には二人の子どもが遊ぶ姿が描かれる。アレン社のコカイン錠は、用途として、風邪、喉の痛み、神経の高ぶり（刺激作用のあるコカインが、どのように神経を落ち着かせるのか、よくわからないが）、不眠（同じく、入眠剤になるのか不明だが）、胸やけ、腹部膨張感、その他の症状を挙げる。また、コカインを配合した軟膏《なんこう》もあり、日焼けにも蚊《か》など虫刺されにも、あらゆることに効果的だという。コカインを含むバーネット薬液という製品は、「整髪剤としておすすめ。フケを防止し、育毛の効果があり、頭皮のかゆみなどの症状をすべて改善します」と宣伝した。

マリアーニ・ワインは、これに着想を得た多くの模造品が生まれるきっかけにもなった。偽物にだまされないようにと警告する広告を、マリアーニ・ワインが掲載したほどだ。模倣《もほう》から誕生した商品の一つが、「ペンバートンのフレンチ・ワイン・コカ」であり、神経過敏、消化不良、疲労、消耗性疾患、便秘、その他の症状に効くと謳っていた。

このフレンチ・コカ・ワインの開発者は、アトランタのジョン・ペンバートン（一八三一〜一八八八）で、医科大学で学んだ人物だ。当初は「発汗療法医」として、発汗による毒素排出療法という、今日では代替医療とみなされる手法を広めた後、独自の咳止めシロップと血液浄化剤を販売した。そして、一八八六年にアトランタで州の禁酒法が成立すると、ペンバートンは、アルコールを含まないタイプのフレンチ・コカ・ワイン・コカを開発した。ソーダ・ファウンテンでソーダ水と合わせるシロップとして使われ、これに「コカ・コーラ」という名がついたのだ。

コカの葉の薬効が知られていたように、コラノキについても、その実が薬になると考えられていた。コラノキの実（コーラナッツ）は、メジナ虫症の治療、腹痛の緩和、出産時の苦痛の軽減、疲労の回復に用いた。疲労に効くのは、コラノキの実が含むカフェインの作用のおかげにほかならない。コラノキは、従来から健康増進の強壮《トニック》ドリンクに用い、シュウェップス社などの発泡性飲料の成分として市場に出ていた。コカ・コーラと呼ばれるシロップは、コカとコラノキの成分のほかに、ヴァニラ、ナツメグ、柑橘《かんきつ》、シナモン、桂皮《けいひ》を含む。リフレッシュ効果があり、気分を高揚させ、活力を与える、との宣伝だった。

しかし、コカ・コーラのシロップ誕生後数年で、その製造会社は、オーナーが代わり、売薬の販売事業を中心に据えるかたわらで、コカ・コーラの調合の見直しを行った。コカインとコラノキの成分量を減らしたのである。当時、アルコール反対の禁酒運動が各州内にとどまらず全米に広がるなか、コカインに対して、またコラノキなどカフェインに対しても、反対キャンペーンが繰り広げられていた。一九〇二年の『ロサンゼルス・タイムズ』紙が報じる「コカインを渇望する人々：ソーダ・ファウンテンでのコカイン常習者が増加中」といった状況が問題視された。そうしたなか一九〇三年頃には、コカ・コーラのシロップは、コカインを含まないものになった。(7)

コカ・コーラのシロップ以外にも、かつて人気だったソーダ水のフレーヴァーが今日も出回っており、驚いたことに、

Cocktail Recipe 51

キューバ・リブレ
Cuba Libre

ラム……60ml
コカ・コーラ……120ml

氷を入れたハイボールグラスに双方を注ぎ入れ、くし形のライムを添える。

その多くがドラッグストアのオーナーや薬剤師の考案であった。ジンジャーエールの「ヴァーナーズ」は一八六六年に薬剤師が開発した。「ドクターペッパー」は一八八五年に、「ペプシ」は一八九三年に、カナダドライのジンジャーエールは一九〇〇年に、やはり薬剤師によって生まれた。「オランジーナ」は、一九三三年にスペイン人の薬剤師が開発した。

広告には、「ドクターペッパーはノンアルコールであり、コンディションに悪影響をもたらす有害物を一切含まず、みなさまに安心してお飲みいただけます」とある。(8) ドクターペッパーは、一八八五年にテキサス州、ウェーコのソーダ・ファウンテンで、薬剤師のチャールズ・C・アルダートン(一八五七〜一九四二)が考案した。「精力、活力、ヴァイタリティー」をもたらすとの宣伝だった。「一滴一滴が、ピュアでヘルシー」と謳う。発売時点ではコカインやカフェインを含まず、そうした成分が入っていた当時のコーラ飲料の代替になった。

ドクターペッパーは、「カフェインおよび薬物は加えていません」、「カフェイン無添加、興奮剤も動悸抑制剤も無添加」と売り込んだ。さらには歴史上のドラマになぞらえ、「ドクターペッパーは、カフェイン飲料軍団を、独力で橋の上で食い止め、お子さまを守ります。勇士ホラティウス・コクレスが河川橋の攻防戦でローマを守ったように」とある。しかし、当初は無添加であると違いを強調したにもかかわらず、後の一九一七〜三八年の調合にはカフェインを加えた。その後いったんやめてビタミンBに切り替えたが、支持を得られず、またカフェイン入りに戻った。

今日、ソーダ飲料は、身体によくないと承知のうえのお楽しみとなっており、おそらくは肥満と糖尿病の原因でもある。だが、その多くは、発売当初、健康に寄与する効果を謳っていたのだ。「ペプシコーラ」の名は、「ディスペプシア(dyspepsia)」という消化不良を意味する語を思わせ、消化促進の効果を暗に伝えている。一九一一年に登場したオレンジ風味の炭酸飲料、「オレンジ・クラッシュ」は、オレンジエキスではなく新鮮なオレンジ果汁を含むので、ビタミンCの補給源になると宣伝した。

一九二〇～三三年の米国の禁酒法時代、ソーダ・ファウンテンは「今や米国で最先端のバー」である、と公言していた。「かつてのバーは死んだ。ファウンテンは生きている。ソーダこそ、勝利の王者！」と宣言した広告もある。炭酸飲料のなかには、キックのある酒に似た刺激を加えるため、胡椒《こしょう》、塩、チリ風味の調合に改めたものもあった。

一九二九年発売の「セブンアップ」は、当初、クエン酸リチウムを配合していて、もとは「ビブ・ラベルのリチウム入りレモン・ライムソーダ」という名だった。長くて冴えない名称だから、すぐに「セブンアップ・リチウム入りレモン・ライムソーダ」に変更したのだと想像がつく。他の炭酸飲料と違い、セブンアップは、ソーダ・ファウンテンの装置で提供すると味を一定に保つのが難しかったため、ボトル詰めの商品だけを販売した。禁酒法時代であったが、宣伝では、飲み過ぎなどを解消するとして「七つの悪酔《ハングオーヴァー》いにセブンアップを」と称するキャンペーンを大々的に展開した。悪酔《ハングオーヴァー》い（本来hangoverは二日酔いの意味）といっても、食べ過ぎ、水分不足（脱水症）、過労、倦怠《けんたい》感、飲み過ぎ、過度な心配、過度な喫煙の、七つの症状のことだった。一九三二年、カリフォルニアで『ウッドランド・デイリー・デモクラット』紙は、

Cocktail Recipe 52

カリモーチョ
Kalimotxo

辛口の赤ワイン……90ml
コカ・コーラ……90ml

氷を満たしたグラスに、双方を注ぎ入れる。

くし形にカットしたレモンを搾る。

こう報じた。「ウッドランド・アイス&ボトリング・ワークスは、セブンアップというリチウム入りソーダ水の新商品を販売している。二日酔いへの究極の対処法といわれ、つまり、セブンアップをぐいっと飲《ダウン》めば、すべてよしだ」

禁酒法時代が終わると、セブンアップは、「ウイスキーを飲みやすく」、「ジンをひきたてる」など、アルコールと組み合わせる割り材として宣伝された。当時のセブンアップの特徴的な成分、リチウムは、今日では躁《そう》状態とうつ状態を繰り返す双極性障害の気分安定薬に用いることがある。また第二次世界大戦後、高血圧の要因である塩の代わりに、リチウム塩を使うと健康的だと考えられた時期もある。リチウム塩は、副作用が報告された後、一九四九年頃には使用禁止となり、セブンアップの調合からも姿を消した。

第二次世界大戦後、ソーダ・ファウンテンは急速に衰退した。先述したトリスタン・ドノヴァンの『フィズ：世界を揺るがしてきた発泡性飲料』によると、戦前はどんな小さな町でもソーダ・ファウンテンが一カ所はあったが、一九六五年には半減した。炭酸飲料は、瓶詰めされたものが、ファストフードレストランで提供されるようになる。店内でゆったり腰を下ろして飲むよりも、自動車が普及した車社会の文化に応じたかたちに変化していったのだ。

飲料用のリチウムが禁止されてからも、炭酸飲料は、「精力、活力、ヴァイタリティー」の追求を、表現を変えながら長年にわたって続けた。セブンアップは、炭酸水が体内に入ると「アルカリ性」になる反応を、「これでスリムに」との宣伝文句で売り込んだ。一九五〇年代には、砂糖不使用の炭酸ダイエット飲料がいくつか市場に現れる。その後、一九六二年にRCコーラ社の「ダイエット・ライト」がブランドを一新し、ドラッグストアの医薬品売り場の糖尿病患者向け飲料ではなく、一般向けの炭酸飲料になったのをきっかけに、この種のドリンクが脚光を浴びた。その時点でダイエット・ライトは、米国で売れている炭酸飲料の上位四位に入る躍進ぶりを見せ、他のメーカーもこぞってダイエット版を発売した。今日米国では、「ダイエット・コーク」が、「コカ・コーラ」と「ペプシ」に続き、第三位の売れ行きの炭酸飲料である。

炭酸ではないが、「ゲータレード」などスポーツドリンクも、多くが日常的な飲料になった（ゲータレードは一九六五年にフロリダ大学医学部の科学者が、フットボール選手用に水分補給の飲料として開発した）。続いて「レッドブル」（一九八七年発売）のようなエナジードリンクが、「より激しい運動」に適したイメージを創出しながら市場に打って出た。

自然な成りゆきとして、ダイエット飲料もスポーツ飲料も、食事制限中の人やアスリートに限らず、世の酒飲みたちが消費するようになり、酒の割り材にしたり二日酔いの朝に飲んだりした。こうした時代の流れのなかで、最初から材料を組み合わせて割ってある商品も登場した。「ホップン・ゲーター・レモンライム」は、ビールとゲータレードを合わせたもので、一九六九年の発売だ。すぐに「トロピカル風味のモルトリカー」に調合を改め、結局この商品は短期間で姿を消した。近年、二〇二〇年にかけて市場に出回った一連の「健康《ウェルネス》ビール」は、ミネラルとして電解質（カリウム、カルシウム、マグネシウムなど）を含む、低アルコールのビールといえる。また、ハードセルツァー（アルコール入り炭酸水）にはビタミンを配合したものがある。こうした昨今の商品の着想を、ホップン・ゲーター・レモンライムは先取りしていたのである。

◆不正売薬

スミソニアン博物館群の一つである国立アメリカ歴史博物館は、かつて市販されていた調剤済みの売薬を収蔵しており、現地の展示でもインターネットでも紹介している。[9] もっとも古い売薬は一六五〇年頃のノクシット液で、梅毒の治療に用いたと考えられる昇汞《しょうこう》(塩化第二水銀)の軟膏だ。だが、「アメリカの軟膏：本館収蔵の市販薬品」と題した展示品の多くは、一八〇〇年代半ばかそれ以降のものである。たとえば、「ドクター・ジョン・フーパーの婦人薬」、「ドクター・ミードの女性用バランス調整薬」、「ドクター・D・ジェーンの治療ピル」、「薬草クサノオウの頭痛用嗅《か》ぎ薬」、「ドクター・マクマンのアヘン万能薬」、「ベイリーの虫下《むしくだ》し剤」、「ホリスの黄疸《おうだん》用苦味薬」、「ドクター・ギルドのグリーン・マウンテン喘息《ぜんそく》薬」、「ドクター・ヘリックの植物性健康糖衣錠」、「チェロキー族の塗布薬」、「ハンソンの即効性穀物軟膏」、「ドクター・シロのコンディション活性剤」などだ。また、「ドクター・G・H・ティチナーの殺菌解熱薬」という、アルニカとペパーミント入りでアルコール度が六十七・五パーセントの売薬もある。

売薬、すなわち「特許医薬品(patent medicine)」という語は、もとを辿《たど》れば、イングランドで王族に薬を提供する者に与えられた「王室御用達《ごようたし》の専売特許」のことである。しかし、時とともに、処方箋《しょほうせん》なしで薬局のカウンターで提供される調剤済みの売薬を意味するようになり、誇大宣伝の怪しい市販薬や、えてしてニセ医者がつくった、ニセ薬を示す言葉になった。こうした薬品は、多額の広告費が新聞や雑誌につぎ込まれ、いくつかの製造元は、「お薬《メディスン》ショー」という娯楽演芸ショーの巡業公演のスポンサーとなり、その締めくくりに製品を売り込んだ。

こうした薬剤のなかで、実際に特許を得ていた例は稀《まれ》であり、単に商標のみを登録した薬が一部にあるにすぎない。売薬の種類としては、消化不良の解消薬、発熱、悪寒《おかん》、マラリアの解熱剤、下剤、健康促進の強壮《トニック》ドリンクと苦味剤、神経に作用する薬(つまり覚醒剤)、女性の健康薬品、虫下し(体内寄生虫の駆除)、咳と風邪の薬、肝臓と腎臓の機能改善薬などがある。いずれも万能薬とは謳っていないものの、幅広い効果を宣伝していた。

健康増進の強壮《トニック》ドリンク（health tonic）の〝tonic〟という語は、健康状態全般を向上させる強壮剤の意味であり、今日の炭酸の清涼飲料水であるトニックウォーターのことではない。つまり、一八〇〇年代のトニック（強壮剤）の多くはキニーネを重要な成分として含み、当時のトニックウォーターにはキニーネの苦味があった。かつて米国西部では、アルコールをベースとして、キニーネ、ストリキニーネ、鉄分を配合した強壮剤《トニック》が一般的だったようだ。キニーネは発熱と悪寒に効き、鉄分は、貧血、つまり「血（赤血球）の低下」を改善し、ストリキニーネは、過剰な摂取は有害だが、カフェインと同じくエネルギーを活性化させる覚醒剤《かくせいざい》や興奮剤として、また下剤としての役割があった。

売薬のうち、液体の薬剤のほとんどがアルコールを含む。濃度は数パーセント（薬草の抽出液にも含まれる程度の低レベル）から、六十パーセントかそれ以上の、消毒剤に等しい度数まで幅があった。売薬は、コカイン、アヘン、大麻《たいま》、タバコ、水銀なども含み、そのほかにも後に禁止される成分が少なくなかった。

アヘンについては、古くから医術に用いてきた歴史があり、第一章で取り上げたミトリダーテとテリアカといった万能薬や、その後のペストの治療薬にも含まれていた。[10] モルヒネは、アヘンから抽出する成分であり、一八〇〇年代初頭に単離に成功し、合法にせよ非合法にせよ、数々の薬に用いた。アヘンチンキは、アヘンをアルコールに滲出《しんしゅつ》させた薬液で、その液体を売薬に利用した。過去には固形にして用いたこともあり、たとえば一六一八年には、アヘンチンキに海狸香《カストリウム》（ビーバーの香嚢の分泌物による香料）、サフラン、龍涎香《アンバーグリス》（マッコウクジラの腸内の結石による香料）、麝香《ムスク》、ナツメグを加え固形剤として調合した。アヘンチンキはそのままでは不快臭があるので、クローヴ、リコリス（甘草《かんぞう》）、シナモンのような香辛料を用いて調香するのが普通だ。アヘンの薬剤は、ルバーブの根を加えるか、それといっしょに処方することが多い。アヘンの副作用としては便秘が一般的であり、その対処としてルバーブの根が緩下剤《かんげざい》になるからだ（苦味のリキュールであるアマーロも、便通を促すルバーブが加えられている）。

アヘン剤は、痛み、咳込み、下痢の症状に主に用いたほか、さまざまな病気に処方した。アルコール依存、気管支炎、がん、コレラ、疝痛《せんつう》、咳の病、精神錯乱、糖尿病、赤痢《せきり》、耳痛、てんかん、腸チフス、胆《たん》石《せき》、淋病《りんびょう》、痛風、痔《じ》、ヒステリー、リウマチ、はしか、おたふく風邪、肺炎、百日咳、その他である。アヘン剤で治療する咳や下痢といった症状の多くは、不衛生で過密化した生活環境で蔓延しがちなコレラ、赤痢、結核などが原因で、そうした環境の背景には一七〇〇年代末から一八〇〇年代前期の産業革命があった。

「インガムの植物性去痰・神経鎮静・鎮痛剤」という売薬は、アルコール度が八十六パーセントもあり、アヘンも含む。広告では「病気ならば本品がよく効きます。健康ならば無害です」という。そんなはずはあるまい。また、「ミセス・ウィンスローの鎮静シロップ」は、多々ある子ども用薬液の一つであり、歯《し》生期《せいき》のむずかりや疝痛で乳児が泣くのを抑えるために用いた。アルコールと、アヘンから生成されるモルヒネが入っていて、ぐずる乳児は確かにおとなしくなるが、これらの成分によって命を落とした子どもも少なくない。

こうしたアルコール入りの売薬の実態を詳しくまとめて、禁酒法支持を訴えた書物、『アルコール、危険で不要な薬物（Alcohol, a Dangerous and Unnecessary Medicine）』が、一九〇〇年に刊行された。著者のマーサ・メイア・アレンは、キリスト教女性禁酒同盟の薬剤抑止部門のトップであり、こう記した。

薬剤の製造業者からの情報を入念に整理し、いわゆる市販品の調剤済み売薬のなかで、アルコール、アヘン、その他有害な薬物を成分として含むもの、千八百六種をリストアップした。そのうち六百七十五種は、「苦味剤《ビターズ》」、健胃薬、コーディアルの名で呼ばれ、アルコールを成分とし、その含有量は十五パーセントから五十パーセントまで幅がある。三百九十種は、咳と風邪によいとされ、ほとんどがアヘンを含む。また、用途を痛み止めに限った薬剤だけでも、六十種が販売されている。百二十種は、神経系の症状のためであり、そのうちの六十五種が、コカの葉かコラノキの実（コーラナッツ）、もしくは両方を成分とし、それぞれコカインとカフェインによる活性化作用を呈する。さらに、百二十九種は、頭痛や類似の症状に用いる薬で、多くが、痛みを素早く緩和すると効きめを保証している。こうした痛み止めは一般に、いずれも鎮痛作用のあるフェナセチン、アンチピリン、アセトアニリドか、モルヒネ、およびカフェインを配合しており、ソーダ水か乳糖で希釈する。加えて、赤痢、下痢、コレラ病、腸のけいれんなどの症状を、即座に緩和し「治療」できると標榜《ひょうぼう》する売薬が、百八十五種ある。そのほとんどがアヘンを含むうえ、相当数がアルコール、生姜、トウガラシ、ミルラなどを各種の配合で加えており、過剰な摂取によって、子どもにも大人にも感覚の麻痺など中毒症状が生じたとの報告が多い。

売薬には、スネークオイル（ヘビ油）というものもあり、一時期は、実際にヘビから抽出した成分を含んでいたらしい(11)。一説では、一八〇〇年代半ばに中国からの鉄道労働者が、関節痛に効く民間療法として、本物のヘビ油を米国にもたらした。ミズヘビの油でできていて、オメガ3《スリー》脂肪酸を豊富に含むので、関節炎などの炎症を抑えるほか、各種の効果がある。米国には中国のようなミズヘビが生息しないため、製剤業者はガラガラヘビで代用したが、これは炎症には効かない。

とりわけ悪名高いスネークオイルは、「クラーク・スタンリーのスネークオイル塗薬」だ。クラーク・スタンリー（一八五四年頃の生まれ）という人物が、中国人の鉄道労働者ではなく、先住民のホピ族に伝わる調合薬として売り出した。スタンリーは、一八九三年のシカゴ万国博覧会で、生きているガラガラヘビの内臓を抜いて煮炊きし、そうした方法で製剤しているかのように演出した。しかし、一九〇六年の純正食品・医薬品法の成立後に分析すると、この塗薬の成分は、鉱物油、トウガラシから抽出されるカプシカム、牛脂肪と判明し、テレピン油と樟脳《しょうのう》も混ざっていたらしい。スタンリーは、不正な商品宣伝で罰金を科された。こうして、「スネークオイル売り」といえば一般にペテン師を表し、「スネークオイル」は役立たずの薬を意味する言葉になった。

　とはいえ、各種のスネークオイルが世に知られて、曲がりなりにも大衆文化の一部として語り継がれるくらい、宣伝は浸透した。文学のなかの売薬としては、「ベンジャミン・ブランドレスの植物性万能錠」（ブランドレス丸薬）についての言及が、メルヴィルの小説『白鯨《はくげい》』と、エドガー・アラン・ポーの風刺短編小説「ミイラとの論争」にある。また、「ダフィーの万能薬」は、アルコールをベースとした何にでも効くという売薬で、ディケンズの『オリヴァー・ツイスト』と、サッカレーの『虚栄の市』に言及がある。

　こうした売薬の多くは、要するに何か風味を添加したアルコールだったが、一部には、アルコールのみを成分とする、と売り込む品もあった。「ダフィーのピュアモルトウイスキー」（先の万能薬のダフィーとは別）は、「きわめて純正で一切不純物を混ぜていない」ウイスキーとして、一八〇〇年代末の数十年間、

Cocktail Recipe 53

マンハッタン
Manhattan

ライウイスキー……60ml
スイートヴェルモット……30ml
アンゴスチュラ・ビターズ……三滴

ミキシンググラスにすべての材料と氷を入れてステアし、濾してカクテルグラスに注ぐ。マラスキーノチェリー（マラスカ種のチェリーのシロップ漬け）を飾る。

市場に出回った。[12]その創業者のウォルター・B・ダフィー（一八四〇～一九一一）は、この薬用ウイスキーが「虚弱体質を補強する」と宣伝した。肺病（結核）、マラリア、消化不良、「活力の減退」、「血流の停滞」その他も治療できるという。広告では、「百十九歳にして元気潑剌《はつらつ》」な、ニューヨーク州ユーティカのエイブラハム・E・エルマー氏や、「百二歳にして明敏」な、ニューヨーク市東八十二番街四百四十一番地のジョン・マグラス氏といった愛飲者が、その効能を証言する。[13]百二歳のマグラス氏の言葉が次のように掲載されている。「ダフィーのピュアモルトウイスキーこそ、わたしの刺激剤、強壮剤です。日々の飲食物として欠かせません。身体のコンディションを整え、血流をよくして、風邪や咳の症状からも守ってくれますよ。……おかげで、髭剃《ひげそ》りだって自分で剃刀《かみそり》でできますから、わたしが衰えてないとおわかりでしょう」

ダフィーは、ウイスキーは薬だと主張することで、飲用アルコールの税金の支払いから逃れていた。後に、薬にも税が課され、納税せざるを得なくなったとき、ダフィーはこれに乗じて「政府によって薬と認証された唯一のウイスキー」と宣伝した。数年後、製品検査の結果、ダフィーのウイスキーは、薬効のある成分は何ら認められず、単なる甘味を加えたウイスキーにほかならないと判明した。つまり「純正」でもなければ、薬でもない。こうして、より高い酒税の対象になった。

ダフィーの広告は、売薬の宣伝の常套《じょうとう》手段として、僧侶、医師、看護師からの推薦文をたびたび掲載した。だが、そうした推奨の言葉には、まったくの偽造が多々あり、本人の許可なく推薦人として広告に掲載されたと、ダフィーの会社を訴える者もいた。それでも、ダフィーのブランドは大いに成長して成功を遂げ、ニューヨーク州のロチェスターで生まれた会社は、ケンタッキー州の、ジョージ・T・スタッグ社（同名のバーボンの銘柄で知られる）や他の蒸留所を吸収するほどに拡大した。

売薬の野放しの不正広告と、有害な成分に対して、週刊誌『コリアーズ』が声を上げた。米国のジャーナリスト、サミュエル・ホプキンス・アダムス（一八七一〜一九五八）が執筆した、広範かつ多面的な暴露記事を、「アメリカの重大な不正」とのタイトルで、一九〇五年に掲載したのだ。この章の最初に引用したのが、アダムスの連載記事の冒頭の言葉である。一連の記事は、アヘン剤、アルコール、混ぜものだらけのニセ薬を糾弾《きゅうだん》している。アダムスは、ダフィーのウイスキーを何度か名指しで批判し、「薬を装い、肺や喉のあらゆる病を治療できると偽って、禁酒派の人々の支持を取りつけている」と記す。連載記事は、翌年には同じタイトルの一冊の書籍にまとめられ、一九〇六年の純正食品・医薬品法の成立に、意義ある貢献をした。

諸々のニセ薬に加え、新技術を用いた健康増進を謳う、エセ医療器具も多々出回った。「サンチェの酸素供給機」、「マコーラのパルソコン振動マッサージ器」（「マコーラの血流促進器」から名称変更）、「ポルヴァマカーの医療用電流ベルトと電流コルセット」などがある。さらには、身体に直接処置を施す、エセ療法もあった。男性の睾丸《こうがん》に、ヤギやサルの睾丸の組織を移植するという立ち入った手法で、「性的な不全」を治療し、若さを蘇らせるという。こうしたことは、カクテルと直接の関係はないのだが、この療法から名をとった一杯がある。一九二〇年代、パリのハリーズ・ニューヨーク・バーの名高いバーテンダー、ハリー・マケルホーンが考案した、モンキー・グランド（monkey glandのglandは陰嚢を意味する言葉）である。

◆「純正食品・医薬品法」

十九世紀後期、南北戦争後の米国で、混ぜものをしたウイスキーや、アヘンチンキを加えた薬が悪質だったとしても、それを上回る害が及んでいたのが、食品である。当時は経済と社会の大きな変革期で、多くの移民がこの国に押し寄せ、産業化の推進によって、食料を供給する農業地域よりも、都市部への人口流入が著しかった。流れ作業による製造工程が、缶詰工場や、シカゴで盛んだった畜産加工場など、食品分野にも導入された。

当時、缶詰にする技術はあったが、家庭の冷蔵設備は普及していなかった。そこで、食品の外観とにおいを新鮮に保つため、化学物質の保存料を、安全性も検査せずに用いていた。乳製品など生鮮食品にも、より長く保存できるよう手を加えた。ミルクは水で薄め、防腐剤のホルムアルデヒドで保存性を高め、焼き石膏《せっこう》か石灰で白色にしたうえ、容器内の表面に浮き上がる脂肪分に見せかけるため、クリーム状にした子牛の脳を加えた。有害なミルクによって、一八〇〇年代に米国で何百人もの子どもが命を落とし、見解によっては何千人ともいわれる。

ホルムアルデヒドは牛肉の缶詰にも用いた。家庭用洗剤のホウ砂《しゃ》は、ハムやバターの腐敗を防ぎ長持ちさせるために加えた。サリチル酸は、ワインとビールの賞味期間の延長に使った。こうした化学物質だけでは飽き足らず、豆を硫酸銅で緑色にし、小麦粉をミョウバンで漂白し、コーヒー（実は、おがくず）を灰で褐色にするのが常だった。すりつぶした昆虫の粉末は、ブラウンシュガーに見せるために用いた。

今日でも、昆虫を成分とするコチニールという着色料が、食品に使用してよいことになっている。[14] 表示名としては「カ

Cocktail Recipe 54

モンキー・グランド
Monkey Gland

ジン……45ml
オレンジジュース……45ml
グレナデン……5ml
アブサン……一滴

氷を満たしたシェイカーにすべての材料を加え、シェイクする。濾しながら、冷やしておいたカクテルグラスに注ぐ。

ルミンレッド」、「E120」ともいう真っ赤な色素であり、紫など幅広く色を調整できる。干しエビ、ソーセージ、ヨーグルトやジャムの赤い果物によく使い、化粧品の紅色にも利用する。赤い色素は、オプンティアというサボテンに寄生するコチニールというカイガラムシを、乾燥させてすりつぶしたものから抽出する。

このカイガラムシは西半球に生息し、傷を癒し、頭、胸、胃の症状を治療するためにメキシコのアステカ族が用いていたと、エイミー・バトラー・グリーンフィールドの『完璧な赤：「欲望の色」をめぐる帝国と密偵と大航海の物語』（邦訳・早川書房 二〇〇六年）にある。これをヨーロッパの帝国主義勢力が発見して、繊維の染色にも薬にもコチニールを用いるようになった。コチニールは、抗うつ剤とみなされ、熱冷まし、発汗促進、感染症予防にも役立った。一七五〇年頃の『主婦の家庭生活の手引き（The Country Housewife's Family Companion）』には、黄疸によいとある。十七世紀のイングランドでは、チャールズ二世に、コチニールの浣腸《かんちょう》が行われた。赤色の警報により、即刻排泄《はいせつ》が促されたに違いない。

現代では、コチニールは食品の天然着色料とみなされており、一部にはこれを植物性のものと同等とするとらえかたもある。人工着色料と表示しなくてよいので、多くの食品製造会社が今も使っている。コチニールは、「カンパリ」の象徴である鮮やかな赤を生むために用いられていたが、米国を含め世界各地で、

Cocktail Recipe 55

ネグローニ・ズバリアート
Negroni Sbagliato

カンパリ……45ml
スイートヴェルモット……45ml
辛口のスパークリングワイン……45ml

氷を満たしたロックグラスに材料をすべて加える。オレンジのスライスを添える。

人工着色料への置き換えが進んだ。だが、今でもコチニールを使用する赤いリキュールもある。「セントジョージ・スピリッツ・ブルート・アメリカーノ」、「レオポルド・ブラザーズ・アペリティーヴォ」、「カペレッティ・アペリティーヴォ」などのアペリティフ（食前酒）だ。

一九〇四年、セントルイス万国博覧会では、缶詰や瓶詰の食品の展示が数多くあり、その相当数が人工着色料を用いていた。[15] 全米酪農食品協会の化学者も、博覧会に参加してブースを開設した。缶詰食品から顔料を抽出し、それで布を染めて、消費者が口にしているものの実態を示したのである。狙いは、人工着色料への懸念を表明し、純正食品法を制定する必要性について、消費者の支持を得ることだった。

当時、食品製造業者は、混合物の情報開示を強制されていなかったうえ、広告で真実を告げる義務もなかった。イングランドやヨーロッパの一部の国では、一八〇〇年代後半に食品安全法が成立していたが、米国ではこうした法案は企業のビジネスを妨げ、資本主義に反すると考えられた。食品製造業者の連合は結束が固く、政策に強い影響力を及ぼし、政府が現状を維持するようはかっていた。

そうしたなか、行政機関の官僚として、正しい行動を貫こうとする者もいた。米国農務省の化学者のトップ、ハーヴェイ・ワシントン・ワイリー（一八四四〜一九三〇）は、一八八二〜一九一二年の三十年間を費やして、食品に添加された化学物質の有害性を明るみに出した。ワイリーは、国会議員および革新的なセオドア・ルーズヴェルト大統領にはたらきかけ、食品安全法の可決を推し進めた。食品と医薬品に加え、ビール、ワイン、蒸留酒も対象とする法案だった。ワイリーがとった戦略は、被験者の一団を組織して「毒物分隊《ポイズン・スクワッド》」と称し、食品の製造に用いられた化学物質を計画的にテストすることだった（「テストする」とは、「食べさせる」の遠回しな表現だ）。ホウ砂、サリチル酸、ホルムアルデヒド、サッカリン、安《あん》息香酸《そくこうさん》ナトリウム、銅塩などの化学物質について実験した。スクワッドの被験者に、各種の添加物を含む食物を計量しながら摂取してもらったうえで、健康診断と臨床試験の結果から、毒素が人体に影響する可能性を明らかにしたのである。

その頃、『コリアーズ』誌に、サミュエル・ホプキンス・アダムスによる売薬の暴露記事、「アメリカの重大な不正」が連載され、法制化の推進力になったのに加え、同じ志《こころざし》で真実を浮き彫りにしようとする作家、アプトン・シンクレアの小説『ジャングル』が、多大なインパクトをもたらし、国民の食品安全法支持につながった。この小説は、シカゴの食肉産業を題材に、働く人間にとっても食用の牛にとっても劣悪きわまる加工工場の状況を描いた。話のなかでは、ネズミ、人の指、その他ぞっとするものが、肉に混ぜ込まれる。

『ジャングル』は、著者のシンクレアの調査にもとづく創作であるから、いくらか誇張されているはずだ、との目算から、実態を調べるために、政府の検査官が派遣された。その結果、『ジャングル』の内容は何ら誇張ではなく、現実はまさにシンクレアが綴ったとおりだと判明した。これを受け、小説が出版された一九〇六年に、ルーズヴェルト大統領は、純正食品・医薬品法と食肉検査法を速やかに可決させた。シンクレアの意図は、小説を通じて労働者が耐え忍ぶ過酷な環境を浮き彫りにし、社会主義の視点の必要性を示すことにあった。だが、読者の関心は、消費する食品に対する懸念のほうに集まった。シンクレアは、「人々の心に訴えようとしたが、はからずも、胸より腹に響くものとなってしまった」と認めた。

一九〇六年の純正食品・医薬品法は、主に不正表示に対する規制であった。これを皮切りに、一九三八年の連邦食品・医薬品・化粧品法につながる一連の法律が施行されることになる。米国食品医薬品局を創設（一九〇六年設立）し、権限をもたせるきっかけでもあった。この純正食品・医薬品法により、食品、飲料、医薬品その他の製品に使用できる添加物、その表示のしかた、宣伝のありかた、販売方法が改められた。純正食品・医薬品法の成立後、不正な宣伝をしていた売薬の業者は、廃業に追い込まれるものが多かった。だが、多いとはいえ、すべてではない。一部は存続し、売薬は、完全に消え去ったわけではなかった（モルヒネ、アヘン、コカイン、大麻などの薬への使用は、依然として認められていた）。それでも、以前より説明責任を負うようになり、毒性を低く抑えて調合し、少なくとも従来ほどの強力な作用はなくなった。

この一九〇六年の法律に先立ち、一九〇〇年にかけて、連邦議会がアメリカのウイスキーについて調査を行っていた。混ぜものなしのウイスキーが二百万ガロン（七百五十七万リットル）あったが、一方で、高濃度のアルコールに混ぜものをして「ウイスキー」と称するものが一億五百万ガロン（三億九千七百万リットル）もあるとわかった。一八九七年のボトルド・イン・ボンド法により、一部の不純物を含まないウイスキーが認証を受けていたが、市場に出回るそれ以外のウイスキーについて、中身の実態を表示するよう定めたのが、一九〇六年の純正食品の法律だった。

とはいえ、「ウイスキー」の定義はもちろん、「バーボン」についても意味が定まったわけではなかった。そのため一時的に混乱が生じ、樽から瓶への加工工程を担う仕入れ販売業者は、「模造《イミテーション》ウイスキー」、「調合《コンパウンド》ウイスキー」、「ブレンデッド・ウイスキー」などと表示せねばならない事態になった。不満を抱えた業者は、後援してきた政府関係者を相手に圧力をかけて、規定を撤回させようとした。一九〇九年のタフト大統領による宣言で、この件は決着がつき、事実（ブレンドや風味づけの事実）の適正な表示を行っているかぎり、イミテーションなどの語句を表記する必要はなくなり、いずれもウイスキーの範疇《はんちゅう》とみなされるようになった。また、「純正《ピュア》ウイスキー」という表示については、認めないこととなり、現在に至る。酒タバコ税貿易管理局は、何であれ酒類のラベルなどに「ピュア」の語を承認するつもりはなさそうだ。

純正食品・医薬品法を執行する職務を担ったのは、前述のハーヴェイ・ワシントン・ワイリーらの農務省である。不正表示のウイスキーを押収し、その対象となったのは「ウイスキーに値する特性を十分に備えていない」もの、ライウイスキーを含まないライウイスキー、高濃度のアルコールに着色してウイスキーと表示したものだった。

ワイリーは、コカ・コーラについても追及した。コカインに関してではなく、コカ・コーラのカフェイン含有量が高すぎると考えたからで、常用者が病みつきになる懸念があるうえ、「脳に効く強壮ドリンク」とのマーケティングも虚偽広告とみた。ワイリーは、大人にとっての紅茶やコーヒーのカフェインは問題ないとしたが、コカ・コーラの子ども向けのマーケティングについては批判した。「ソーダ常習者」が、ソーダ・ファウンテンの飲料の中毒となっていたうえ、「ウイスキーのコーク割りで勢いづいた兵士が荒っぽくなる」と巷《ちまた》の噂になる状況だったと、『フィズ：世界を揺るがしてきた発泡性飲料』が伝える。ワイリーにいわせれば、人々にとって、飲料はカフェインではなく「水で十分なはず」だった。ワイリーは、キリスト教女性禁酒同盟の『アルコール、危険で不要な薬物（Alcohol, a Dangerous and Unnecessary Medicine）』に寄稿し、カフェインなどを含む売薬の中毒性について、警鐘《けいしょう》を鳴らす考えを示していた。

ワイリーら農務省は、一九〇九年にコカ・コーラのシロップの出荷を差し止めた。二年後にはコカ・コーラ社を訴え、裁判はメディアで大々的に取り上げられた。ワイリー側は、「コーク常習者」を出廷させて中毒性を立証し、コカ・コーラ側は、科学者を呼んで健康によいと証言してもらった。コカ・コーラ側が勝った。

製品の安全性を追求するといっても、ワイリーのやりかたは行き過ぎだと、多くの国民が感じた（ワイリーは、食品の安全を目指す政府機関の闘士として名が知れていた）。当初は防腐剤入りのミルクから子どもを守るという使命を担ったワイリーだったが、人気のノンアルコールドリンクの楽しみまで禁止しようとして、かつての闘士は、米国人を敵に回してしまったのだ。逆風にさらされ、ワイリーは政府関係の仕事を引退した。

ワイリーは幸い、『グッド・ハウスキーピング（Good Housekeeping）』誌の「食品、健康、衛生」部門の責任者として職を得た。その立場で雑誌にコラムを執筆し、実験室も備えたオフィスで各種製品を検査し、認証に値するかどうかを判定した。適正な品には「グッド・ハウスキーピング認定」を与え、これが米国で由緒ある食品認証となったのである。

◆禁酒法の〝抜け道〟

こうしてウイスキーが、表示の適正化に関する法律に従い、有害な成分の混入が禁じられるようになった後、今度は、米国からウイスキーなど酒を締め出すことが決まった。ただし、禁酒法の目的は、薬品や食品の安全を求める運動とは異なる。ハーバート・フーヴァー大統領は、禁酒法をこう称した。「偉大な社会的・経済的実験であり、その真意は気高く、目的は遠大だ」

酒の禁止に向けた議論では、安全性の話ではなく、大酒飲みの男が家族を養えなくなるとか、正しい判断で投票権を行使できるのか疑わしい、といった文脈で、アルコール依存症が問題になった。アルコール依存の男性は妻を虐待しかねず、依存症の女性は売春せざるを得なくなるかもしれない。

禁酒を求める運動は、一八〇〇年代初期に始まり、多くの団体がそれぞれ異なる理由で運動を支持したが、目指すところは共通していた。当初、禁酒の支持者は、蒸留酒に反対していただけで、通常は健康的な日常の飲料とみなすビールやワインは対象外だった（フランスでアブサンの排斥《はいせき》を訴えた人々も同様だ）。ビールやワインの醸造者の一部は、反アルコール運動に加わっていて、ほどなく自分たちも禁止される側になるとは思ってもみなかった。
反酒場《サルーン》連盟（禁酒連盟）のような組織は、あらゆる場所でのすべてのアルコールの禁止に必ずしも賛成していたわけではなく、サルーンと呼ばれる酒場の存在を問題視した。男たちが酒を飲み、ギャンブルに興じ、家庭をないがしろにして売春婦のもとに通うような場だからだ。ほかに、犯罪と貧困といった問題の解決策として、禁酒法を支持する者もいた。酒飲みがバーに金を費やして、まともな肉やミルクを買えないことが、そうした問題を生むと考えたからだ。

元野球選手である福音《ふくいん》派のビリー・サンデー牧師は、米国がアルコールを排除すれば、スラムはなくなり、「刑務所は工場に、監獄は貯蔵庫と穀物保管庫になる」と主張した。キリスト教女性禁酒同盟は、完全な禁酒を、他の社会改革の一環として位置づけて支持した。改革すべき課題の一つは女性の参政権であり、禁酒法に続く憲法修正第十九条の成立で、投票権の制限がなくなった。

酒場での交流を楽しむアイルランド系移民、帰宅後に家庭のビアガーデンが社交の場となるドイツ系移民といった、「海外から侵入してくる後進の民族」に異を唱えたのは、反移民を掲げる組織だった。第一次世界大戦（一九一四〜一八）をきっかけに、敵対するドイツ人を退けドイツ風のビールも避ける風潮が、米国でますます強まった。禁酒法の可決を、排外主義の結社であるクー・クラックス・クラン（KKK）も支持していた。この団体は、禁酒法の番人を自称してこれを推進しながら、一九二〇年代に組織の規模

Cocktail Recipe 56

ホワイト・レディ
White Lady

ジン……60ml
コアントロー……20ml
レモンジュース……20ml

氷を満たしたシェイカーに材料をすべて加える。シェイクし、濾してカクテルグラスに注ぐ。

を拡大させた。
ヘンリー・フォード（一八六三〜一九四七。フォード・モーターで自動車の大量生産を実現）ら実業家は、従業員がしらふで仕事に励み、迅速に作業することを望んだ。農業地帯の南部の州（酒に関連する暴力が社会問題となっていた）は、禁酒法を受け入れやすかったが、都市部の住民には反対の声もあった。学校では、禁酒のプロパガンダを広め、アルコールによる人体の自然発火の恐れなどを教えた。後の一九八〇〜九〇年代に「麻薬撲滅《ぼくめつ》戦争」のプロパガンダとなった、〝D.A.R.E.（やれるものならやってみろ）〟という脅し文句に近い。

米国憲法修正第十八条は、酒類（酔いをもたらす飲料）の製造、輸入、流通、販売を全米で禁止し、一九二〇〜三三年の十四年にわたり効力をもつことになる。憲法修正の決議に続き、「酔いをもたらす」飲料とは、アルコール含有量〇・五パーセント以上のものと規定された。そのため、ビールの愛飲者や醸造者のなかで、自分たちの酒まで違法になるとは思いもせずに修正条項を支持していた人々は、唇を噛んだ。

しかし、法律は、すべて隈《くま》なく禁じたわけではなかった。アルコールの摂取自体は許容されたし、法の施行前にため込んでいた酒は違反にならなかった。イェールクラブ（イェール大学の出身者や教員の組織）は、禁酒法時代を通じて会員に供するに十分な量を、備蓄していたと伝えられる。家庭で消費するための「酔いをもたらさないリンゴ発酵液や果実ジュース」は、製造が認められたが、自家醸造のビールは禁止だった。

ワイン産業は、発酵させた醸造酒ではなく、発酵させていないブドウとブドウ果汁の販売へと切り替え、実のところブドウの栽培面積は、禁酒法時代に増加した。乾燥させたブドウをレンガのような塊にしたグレープブリックを、「ワイン・グロー」といった商品名で売り出す醸造所も現れた[16]。これを一ガロン（三・七八リットル）の水に溶かすとブドウジュースができる。グレープブリックには、きちんと注意書きが添えられていた。いわく、水差し内で液体にもどしたブドウジュースに、砂糖で甘味を加え、冷所で数週間放置すると、ワインに変わってしまうので十分気をつけねばならない。客への〝目配せ〟に抜かりはないといったところである。また、教会での聖餐式《せいさんしき》のワインも、認められていた（禁酒となった一九二〇年頃、急に信心深くなりミサに通う人が増えた）。教会用にワインを供給するブドウ園は、禁酒法下で利益を上げる。

禁酒法時代に合法で酒を飲む、もう一つの方法は、処方してもらうことだった。米国医師会は、禁酒法成立の数年前に、推奨する医薬品のリストからアルコールを削除したのだが、成立後の一九二二年に、医療にアルコールが必要である、と考える会員がどれくらいいるか、改めて調査している。[17] 過半数を少し上回る会員が、必要だとの考えに賛同した。質問が、医療に役立つと考えるか、であったら、賛成派がもっと多かったはずだといわれている。この調査では、アルコールが医療に必要とされる各種の症状が示され、ぜんそく、高血圧、糖尿病、ショック状態、がん、何らかの中毒症状、不眠、ヘビの咬傷《こうしょう》などが挙げられる。

処方箋によって入手する医療用のウイスキーは高額だったが、政府の保税倉庫内で熟成させていたから、品質の点では保証済みだ。アルコール度数五十でボトル詰めし、一パイント用の小型ボトル（ウイスキーの場合は、約三百七十五ミリリットル入りのボトル）で販売した。おおむね禁酒法時代を通じて、患者の摂取量は、十日間につき一パイントまでに制限されていた。それで十分でなければ、歯医者か獣医のところに行く。飼っているハムスターがヘビに噛まれたことにすれば、獣医が薬用のアルコールを処方してくれるだろう。

禁酒法下で数年経つと、保税倉庫内の熟成ウイスキーの備蓄が乏しくなってきた。そこで、特別な免許を得た蒸留所では、生産量を管理しながら蒸留を再開することが許可された。また、ウイスキーのほかにブランデーとラムも、処方箋があれば入手でき、患者は薬局で自分の治療薬を選択できた。生産を行う蒸留所ばかりでなく、医師や薬剤師も、医療用アルコールを処方し提供することで利益を得ていた。

アルコールという一種類の薬の販売に特化したドラッグストアが、禁酒法時代には多かった。薬局チェーンの「ウォルグリーン」は、一九一六年の九店舗から、一九二〇年代末には五百店舗以上に急拡大した。もっとも、この会社のウェブサイトでは、一九二二年に麦芽《ばくが》入りミルクシェイクを開発したことによる成長とされているようだ。

純正食品・医薬品法の成立後も生き残っていた売薬は、引きつづきアルコールを（含有量を表示したうえで）含み、処方箋なしで購入できた。多くの人々が薬扱いのアルコールを求めて、乳児の疝痛用の「腹痛止め水薬」や、女性特有の不調の治療薬と宣伝された「リディア・E・ピンカムの植物薬」を買った。この植物薬のアルコール含有量は、当時二十パーセントだった。今日でも、アルコール度数を落としたかたちの「リディア・ピンカムの香草サプリメント液」を入手でき、かつての広告で薬用とされた成分のうち、ヤナギトウワタとブラックコホシュの根（それぞれ、消炎、およびホルモン調整の作用があるといわれる）を今日も含む。

この植物薬以外にも、今日に受け継がれている売薬がある。先述のようにモクシーなどの炭酸飲料の多くは、もとは売薬だった。「ブラックの下剤液」、「スミス・ブラザーズ咳止めドロップ」、「サナトゲン・ビタミン錠」、「メンソレータム軟膏」、「フレッチャーの下剤」、「ファザー・ジョンの薬用咳止めシロップ」、「カーターの小丸薬」は、いずれもアルコールを溶剤としない売薬で、当時から今日まで存続している。

Cocktail Recipe 57

モスコミュール
Moscow Mule

ウオッカ……60ml
ライムジュース……15ml
ジンジャービア……120ml

グラスか銅製のマグカップに氷を満たし、材料をすべて加える。ライムの輪切りを飾る。

ジャマイカ・ジンジャー・エキス、通称「ジェイク」は、全米の禁酒法に先立って酒を制限していた州で、酒飲みたちが好んだ「薬用」アルコールだ。アルコール含有量は最大八十パーセントといわれた。禁酒法時代に、その成分の一つを変更して可塑剤《かそざい》を添加した。これがアルコールと結合すると神経毒性作用が生じる。ジェイクを好んだ大酒飲みは、やがて「ジェイク脚」とか「ジェイク歩行」、「ジンジャー足」と呼ばれる症状に見舞われた。膝《ひざ》から下の筋肉が麻痺して、「マリオネットみたい」といわれるような歩行障害になったのだ。三万人以上にこうした異常が生じ、その大半が貧しい移民であり、症状が回復しなかった人が少なくない。

◆密造酒の横行

禁酒法時代に摂取された酒は毒性のあるものが多く、そうしたアルコールはおおむね合法的ではなかった。外国から輸入したアルコールも、家庭で秘かに蒸留したものも、違法である。密輸経路としては、メキシコからは陸路で、カナダからは、五大湖を渡ってくるか米国の東西の海岸を南下するボートで運ばれ、カリブ海地域からはフロリダの海岸に向けて搬送された。

米国内で酒造免許をもたずに蒸留することは、リスクをともなった。闇夜の月明かり《ムーンシャイン》のもとで密造酒業者《ムーンシャイナー》は秘かに蒸留したが、蒸留器の加熱時に火を使うと煙がたなびいて、禁酒法の執行官に見つかる可能性があった。密造酒業者は、発酵前に加熱する必要がある、つまり火と煙が生じる工程が増える原料を避けて、室温で発酵が進むサトウキビ糖や麦芽糖汁を用いた。

違法な蒸留に用いた道具は、金属の断片を、有害な鉛はんだで接合してつくり、車のラジエーターを改造して、蒸気を液化する冷却装置にしたようだ。伝統的な方法では、蒸留で最初に得られる液体と最後の部分は廃棄し、それ以外の中間の液（中留）を集めて用いる。それにより、発酵中に自然に生成されたアセトアルデヒド、メタノール、フーゼル油（発酵の副産物で毒性がある）を除去できる。だが、禁酒法時代の蒸留業者は、経費削減のため、この除去の手順を踏まなかった。すでに違法行為に手を染めていて、どのみち蒸留所名をボトルに表示するわけではないから、かまわなかったのだろう。

　メチルアルコール、つまりメタノールは、飲用アルコール（エチルアルコール、エタノール）を蒸留するときに自然に生じる副産物である。別名「木精《もくせい》」ともいうのは、発酵せずとも木材の乾留《かんりゅう》（空気を遮断して行う熱分解）によって得ることもできるからだ。メチルアルコール自体は、飲用以外の数々の用途があり、凍結防止剤の成分や、溶剤、燃料となり、樹脂、医薬品、香水、塗料、殺虫剤にも入っている。

　禁酒法下では、多くの人がメタノール中毒で命を落とした。これは密造や密輸の酒のせいばかりではない。洗剤や化粧品などに使う工業用のエタノールを市民が飲用にしないように、米国政府は、工業用アルコールを、飲めないもの、つまり「変性」アルコールのかたちにするよう義務づけた。工業用アルコールに、毒性のあるメタノールか、不快な苦味や臭気の変成剤を加えることで、飲用への転用を阻止したのだ。現代の変性アルコールは、患部の局所消毒薬として販売されており、これは主に工業用のイソプロピル・アルコールから製造するか、エタノールをベースに「苦味物質」を変成剤として加えてつくる。

　メタノールの問題点は、無味無臭であること、そして摂取した瞬間ではなく、二日めあたりに致死的な打撃をもたらすことだ。体内に取り込まれ、メタノールが徐々にかたちを変えるとホルムアルデヒドが生成され、さらに危険な、蟻酸《ぎさん》になる。メタノール中毒の症状は、頭痛、脱力、運動障害、嘔吐《おうと》、視力低下が生じ、死ぬこともある。ある推計では、政府によってこうした毒物が添加されたアルコールだけで、一万人の命が奪われた。

酒の密造業者は、工業用の変性アルコールを購入して、もとのアルコールへの復元を試みた。化学者と蒸留業者を雇って復元方法を探り、濾過《ろか》したり再蒸留したり何かを加えたりして、飲めない工業用アルコールを飲める状態に戻そうとした。こうした試みは、マフィアが所有する蒸留所で大規模に行われたほか、マフィアに雇われた主婦も、キッチンの酒造の道具を使って、工業用アルコールの毒性の除去に取り組んだ。こうした動きを阻もうと、政府は、特定されにくく除去しにくいように、多様な添加物を試した。ベンゼン、ピリジン、ヨウ素、亜鉛《あえん》、水銀塩、ニコチン、エーテル、クロロホルム、アセトンなどである。だが、変性剤としてもっとも有効なのは、エタノールとの分離が困難なメチルアルコールだと考えられた。その後、政府側は、工業用アルコールのメタノール濃度を倍にして、十パーセント程度まで増やすよう要請した。

酒の密売業者《ブートレッガー》は、供給量を増やすために、密輸や自家蒸留の飲用アルコールに、工業用アルコールを（変性されていても、いなくても）混ぜ合わせたり、水で薄めたりした。酒の刺激と風味を偽造するために、純正食品・医薬品法の成立以前と同じ、あらゆる手口を使った。胡椒《こしょう》と生姜《しょうが》で辛みをつけたり、熟成ウイスキーに見えるよう着色したりした。ジンと称してジュニパーオイル入りのエチルアルコールをつくり、さらに水で薄め、これはちょうど、一七〇〇年代の「ジンの狂気」の英国と同じである。人目につかないもぐり酒場《スピークイージー》（speakeasyは、見つからないように静かに話すことから生じた呼称）では、粗悪なアルコールを風味づけでごまかしたカクテルを出していたに違いない。

禁酒法は、飲用者の健康面の改善ではなく、社会の健全化が目的だった。しかし、飲酒を続けた人々の健康にも、飲まない人の心の平安にも、よい影響はなかった。デボラ・ブラムが『毒薬の手帖：クロロホルムからタリウムまで』（邦訳・青土社二〇一九年）で言及したように、ニューヨークの、もぐり酒場の強盗事件を審理した裁判官が、「禁酒法は、茶番にすぎない。貧しい労働者からビールを奪い、殺鼠剤《さっそざい》まがいの毒をこの国に蔓延させた」と述べているほどだ。法の目をかいくぐる抜け穴は数多く、犯罪と腐敗が横行し、法の執行にもばらつきがあり（実際には禁酒法をまったく執行していない地域も多かった）、おまけに一九二九年からの世界大恐慌に襲われた。こうした要因から、健全な社会を目指すという「高貴な実験」は失敗とみなされ、憲法修正第十八条（禁酒法）は、修正第二十一条の成立によって撤廃された。

　残念ながら、禁酒法の廃止後すぐに、危険な添加物を含むアルコールが市場から消えたわけではなかった。法の撤廃後、一九三九年に出版された、チャールズ・H・ベイカー・ジュニア（一八九五〜一九八七）の『紳士の手引き（The Gentleman's Companion）』は、禁酒法時代の一九二〇年代に、文筆家である著者が世界各地の酒をめぐる旅をした経験が主な内容である。カクテルの書物といえるが、パーティーの開催方法やエチケットについての助言もある。なかには、「ゲストを首吊り《ハンギング》から救出する方法――ハングといっても二日酔い《ハングオーヴァー》のことではなく、ロープで首をくくった場合の対処」を説く部分もある。この助言を掲載する必要を感じるほど、著者のベイカーのパーティーでは自殺を試みる人がたびたびいたのだろうか。そういうパーティを主宰するベイカーは、いったいどんな人物だったのだろう。

　ともあれ、この時代のパーティーに共通する、より一般的な問題は、混ぜものをした酒だった。ベイカーいわく、「毒

Cocktail Recipe 58

スコフロー

Scofflaw

（「法律違反の常習者」の意味）

ライウイスキー……60ml
ドライヴェルモット……30ml
レモンジュース……20ml
グレナデン……20ml
オレンジビターズ……二滴

氷を満たしたシェイカーに材料をすべて加える。シェイクし、濾してカクテルグラスに注ぐ。オレンジツイストを飾る。

物中毒で仮死のような状態になるのを避けるには、いかなる場合も、酒の品質に細心の注意を払わねばならない」。ベイカーは、酒の毒にあたった者が毒物を吐き出せるように、三種類の嘔吐剤のレシピを掲載している。

　今日、年間数千人が、毒性のある違法のアルコールで身体を壊し死亡している。時には個人的に密造した酒で自らの健康を損ね、さらに大きな被害としては、犯罪組織を通じてメタノールを混ぜた密造酒が市場に出れば、一度に何百人もが病気になる。こうした事態は発展途上国と、酒が違法、もしくは社会的に受け入れられていない国に多発する。二〇二〇年、飲酒が禁止されているはずのイランで、高濃度のアルコールを飲めばコロナウイルスが死ぬとの噂が広がると、二週間足らずで五千八百七十六人が病院に搬送され、少なくとも八百人が死亡したと伝えられる[18]。

　とはいえ、米国の禁酒法が後の時代に遺したレガシーは、悪いものばかりではない。全米自動車競走協会（NASCAR）の自動車競技、ストックカーレースは、アパラチア山脈の密売人《ブートレッガー》が、捕まらないように小型車を改造してスピードと操作性を向上させたことに始まり、それが時とともに変化してきたものだ。また、禁酒法以前、バーは（少なくともサルーンと呼ばれた酒場は）男たちに限った場だったが、禁酒法下のもぐり酒場《スピークイージー》は女性にも開かれていた。白人以外の人々を受け入れた例もいくつかあった。禁酒法の時代が終わり、多くのバーは、差別を撤廃した営業を続けた。

Cocktail Recipe 59

ナスカー・スプリッツ
Nascar Spritz

ミラー社のビール、ミラー・ハイライフ
……一瓶
アペロール……30ml

ビール瓶から30ml分飲んだうえで、アペロールを注ぎ入れる。長めにカールさせたライムツイストを加える。チャド・アーンオルト（ニューヨークを拠点に米国各地で活躍するバーテンダー）によるレシピ。

米国における薬品とアルコールの安全性に、純正食品・医薬品法と禁酒法の二つが及ぼした影響は、実に大きかった。純正食品・医薬品法以前は、病気や喉の渇きを癒すつもりで飲料を購入しても、実際に何を摂取しているのか、定かではなかったのだ。また禁酒法の時代は、法の下で製造され処方される酒は安全に飲用できる一方、違法の酒類の大半が有害なものだったが、そうとわかっても人々が飲まずにいられないことを浮き彫りにした。どちらも、よりよい米国社会のためだったが、完全な失敗に終わった禁酒法については、百年後の今振り返ってみても、何とも信じられないようなことばかりである。

第八章

マラリアとジン・トニック

細菌学と合成染料の意外な関係

ジン・トニックに命を救われ心を癒された英国人の数は、大英帝国中の全医師が治療した数より多い。

――ウィンストン・チャーチル

マラリアという病は一億年ほど前からあり、蚊《か》の祖先と、蚊に寄生するマラリア原虫によって、恐竜も感染していた可能性がある。恐竜から進化した鳥類もマラリアに罹《かか》り、その他の生物でも、サル、コウモリ、トカゲや、ウシ科のアンテロープなどの脊椎《せきつい》動物が感染した。

歴史上、人類が感染したマラリアの記録は数千年前に遡り、この病に顕著な二つの症状である、夏季の間欠熱《かんけつねつ》（周期的な発熱）と脾腫《ひしゅ》（脾臓《ひぞう》の肥大）について言及したとみえる。マラリアによる熱は、本書のこれまでの章で取り上げた医術の史料の多くに記述が見つかる。第六章でも触れた『黄帝内経《こうていだいけい》』は、紀元前二七〇〇年（紀元前三千年紀の伝説的な治世者で医学の始祖、黄帝の著と伝えられる）に遡るという中国の医学書である。実際にはもっと後に書かれたはずだが（前漢時代に編纂され、さらに唐、宋の時代に改められた）、マラリアについて言及し、発熱と脾腫の関係も述べている。インドでは、紀元前一五〇〇年頃に記されたヴェーダ時代の文献で、マラリアの症状が論じられた。同じ頃、エジプトのエーベルス・パピルスにも記述がある。古代ギリシアのヒポクラテスは、マラリアに各種の発熱周期があることを示した。そして、医学者ガレノスは、発熱周期（何時間ごとに発熱するかによって、毎日熱、三日熱、四日熱がある）は、それぞれ異なる体液の影響を受けるので、適切な治療法も種類ごとに異なると考えた。一方、十六世紀のパラケルススによるマラリアについての見解は見つからない。パラケルススがあらゆる論題への意見表明に熱心だったことを考えると、これは意外である。

「マラリア（malaria）」の語は、イタリア語の〝mal'aria〟に由来し、英語なら〝bad air〟、すなわち「悪い空気」という意味である。マラリアの発症は、コレラ、黄熱病《おうねつびょう》、ペスト、その他の感染症と同じく、瘴気《ミアズマ》が原因だと、古くから考えられていた。マラリアは、沼や湿地、よどんだ水が臭気を放つ地域からもたらされると人々は信じており、（空気が悪いからではなく）蚊が原因だと判明したのは、まもなく一九〇〇年を迎えようという時代になってからだ。解明に至るまで、マラリアの確かな治療法を求める取り組みが二百五十年にわたって続くことになる。

　今日、マラリアは温暖な土地の病気だが、一時期は世界のほぼ全域で発生し、北はシベリアやノルウェー、南は少なくとも南米のパタゴニアまで達した。

　一七四〇年に、ヴァチカンを訪れた人の記録には「mal'ariaという恐ろしい病が、毎年夏に、ローマを襲い人々の命を奪う」とある。この病はさまざまな名で呼ばれ、熱病、夏季熱、間欠熱、湿地熱、おこり、おこり熱、毎日熱、三日熱、四日熱、ローマ間欠熱、ローマ湿地熱、チカホミニ熱（ヴァージニア州のアメリカ先住民族の名から）、開拓者の悪寒《パイオニアシェイクス》、アフリカ弛張熱《しちょう》、その他各種ある。発熱と悪寒《おかん》が特徴的な病で、それにより周期的に震えと発汗を繰り返すことを病名で表現しており、また、感染源となった地域名による呼称もあった。

　周辺を農地と湿地に囲まれていたローマでは、古代から一九三〇年代に至るまで、全域でマラリアが蔓《まん》延《えん》した。夏のローマはひどい状況でいたたまれず、金銭的に余裕がある者は、爽《さわ》やかな丘陵地に移って夏を過ごした。農民にとっては秋の収穫期も、往々にして命がけの作業だった。

　マラリアで死亡したと考えられるローマ教皇は、イノケンティウス八世（一四九二年没）、アレクサンデル六世（一五〇三年没）、ハドリアヌス六世（一五二三年没）、シクストゥス五世（一五九〇年没）、グレゴリウス十五世（一六二三年没）で、いずれも七月、八月、九月のいずれかに世を去った。ローマ教皇が没すると、新教皇を選出するコンクラーヴェの開催のため、枢機卿《すうききょう》たちがローマに集まる。この選出会議を夏に行うと、新教皇の候補者である多くの枢機卿たちもマラリアに感染して死ぬことになる。一二八七年のコンクラーヴェ（ホリウス四世の没後、ニコラウス四世を選出）は十カ月にわたって続き、期間中に六人の枢機卿が死亡して、残りの枢機卿は早々にローマから退散した。

古来マラリアに効くといわれた治療法は、どんな病への対処にも登場する瀉血《しゃけつ》をはじめとして、患部の切断、魔除《まよ》けの着用など、枚挙にいとまがない。酢漬けニシンを裂いて足に塗る、解熱のために患者を頭から茂みに投げ込む、患者の尿を小麦粉に混ぜたものを蟻塚《ありづか》に投げつける、ウリを食べるのをやめる、クサリヘビの煮出し汁を飲む、トウアズキ（毒性のあるつる植物）とラディッシュを合わせた汁を飲む、ヤマボウシの汁やキャベツ汁を飲む、などがある。ネコの血と胡椒《こしょう》を合わせたブランデーを飲む、というものまであるが、ここでレシピを紹介するのはよしておこう。

◆熱病に効く木《フィーヴァーツリー》

イエズス会は、カトリック教会の修道会で、一五三四年の設立以来、宣教と教育活動に力を入れ、一五〇〇年代半ばから新大陸のペルーで布教を行った。一六三〇年頃、イエズス会の宣教師は、ペルーの先住民に伝わる習慣として、発熱や悪寒の震えを癒すためにキナノキ樹皮を服用することを知った。ローマの熱病を念頭に、イタリアにこの樹皮を少し送ったところ、イタリアでもマラリアの熱に効いた。

これは偶然でしかない。ヨーロッパ人到達以前の新大陸に、マラリアがすでに存在し、人間が感染していたという十分な証拠はないのである。マラリア原虫が新しい環境で生き残るためには、ある種の蚊と、人間に感染する必要があり、伝播《でんぱ》経路も、蚊が生息できる温暖な気候の地域でないと広まらない。歴史研究者によると、人類がベーリング陸橋（地球の氷期に陸橋であったベーリング海峡付近の陸地）を経て東のシベリアからアラスカへと移住した一万三千年前、マラリアは新大陸には伝播しなかったと考えられる。寒すぎたのだ。

　したがってペルーの先住民の治療法は、その土地固有の熱病に効くものだった。それが、同じような発熱をともなう別の土地の病気や症状を、偶然にも治療できた、もしくは、たまたま症状の改善に効いた、というわけだ。この発見は、ちょうど、二日酔いの頭痛の解消に用いるアスピリンが、脳腫瘍《のうしゅよう》による症候性頭痛に効果があるとわかり、脳腫瘍そのものの治療にも効果が期待されるようなものである。

　英語で〝malaria（マラリア）〟という場合、この病気そのものを指す以外に、原因となる寄生虫（マラリア原虫）を意味することもある。毒ヘビのように蚊自体に毒があるのではなく、蚊とは別の単細胞生物（プラスモディウム属）である寄生虫が、蚊と人の体内に生息することが原因なのだ。蚊は、媒介《ばいかい》生物、つまり仲介者であり、人の血を吸うことでマラリア原虫を伝播させる。マラリア原虫を保持するメスのハマダラカが人を刺すと、この原虫が人の体内に入り込む。マラリア原虫は人の体内で肝臓に達すると、成長し無性生殖を繰り返しながら増殖して、赤血球に侵入する。血液内で増殖する

Cocktail Recipe 60

ホワイトポート・アンド・トニック
White Port and Tonic

ホワイトポート（ポートワイン）……60ml
トニックウォーター……120ml

氷を満たしたグラスに注ぎ、くし形にカットしたレモンを飾る。

と、一部の原虫はオス・メスの区別のない無性から、区別のあるかたちに変化し、人間にはマラリアの症状が現れる。マラリア原虫によって感染した人間が、次にまた蚊に刺されると、原虫を蚊に送り返すことになる。蚊が、狙いを定めた人間の血とともに、人体内の原虫を吸い込むからだ。人体から蚊の消化器内に戻った原虫は、またかたちを変えて増殖し、蚊の唾液腺を侵す。さらに、その蚊がまたも人間を刺し、マラリア原虫を送り込む。この繰り返しである。

マラリア原虫が人の血液内に寄生していると、発熱と悪寒の症状が現れる。キナノキ樹皮に含まれるアルカロイド（窒素を含むアルカリ性の有機物の成分）であるキニーネは、血液内のマラリア原虫の成長と増殖を妨げ、この寄生虫を血液から駆除できる。しかし、マラリア原虫の状態によっては、人の肝臓に潜んでいる可能性があり、その場合、感染しても無症状の患者もいるかもしれない。

マラリアの感染者は、周期的な発熱を数日ごとに繰り返すだけでなく、最初の感染から何カ月か、時には何年か経ってからも、発熱の再発に苦しむ。これは、肝臓内に潜伏するマラリア原虫が、再び血液中に現れるためだ。こうした状況が徐々に患者を衰えさせ、最初に感染したときは助かっても、やがて死に至る。一方で、繰り返しマラリアに罹るうちに、何らかの免疫ができる者もいる。

キナノキの学名である「シンコナ（cinchona）」という名称は、伝えられるところでは、スペインからペルーに派遣された総督の妻であるチンチョン（Chinchón）伯爵夫人の名に由来する（チンチョン伯爵は一六二九年にペルー総督となる）。夫人が熱病に罹ったとき、現地の人々がこの樹木の成分で治療を施したため、その妙薬を夫人が本国に持ち帰り、世界に広めたというのである。一七四二年、分類学の父と称される植物学者、カール・リンネが、この樹木を正式に〝cinchona〟と命名した。Chinchón の chin ではなく、一文字抜けて cin で始まる。

後にわかったことだが、チンチョン伯爵夫人は二人存在した。一人めは、夫がペルー総督に任命される三年前に死亡しており、二人めは、南米コロンビアで、おそらく黄熱病で命を落としている。つまり、夫人は治療薬をヨーロッパに持ち帰ってはいなかったのだ。言い伝えが事実無根と判明したのは一九〇〇年代初頭で、この樹木の命名からすでに長い年月を経ており、改めようがなかった。

このキナノキ樹皮の効きめは、含有するキニーネの量に比例する。含有量は、キナノキの種類や生息地によって、かなりばらつきがある。それに、樹皮の成分を、どの程度の量と頻度《ひんど》で投与するのが望ましいのか、定まらず不明のままで、優れた樹皮であったとしても、医者は適切な投薬の判断に頭を悩ませた。さらに、ひどい副作用をもたらす樹皮が多かったので、その症状をマラリアそのものと混同しかねない。

医師にも知られていなかったが、キナノキ樹皮はマラリアの症状を一時的に抑えるだけであり、この病は再発しやすい。治療は効きめがあったが、必ずとはいえず、いつも同程度の効果を示すわけでもなかった。そのため、この樹皮がそもそも治療薬といえるのか、疑問を抱く医者も少なからずいた。

樹皮に含まれる抗マラリア化合物、「キニーネ（quinine）」の名称は、先住民がこの樹木を、〝quina（キナ）〟と呼んだことに由来する。この熱病を癒すという樹皮と名称については、別の植物であるペルーバルサムツリー（シンコナではなくミロクシロン属の植物で、樹液を香料にする）を〝quinaquina（キナキナ）〟と呼ぶなど、混乱がたびたびあったと、『トニックウォーターの歴史（Just the Tonic）』の著者、マーク・ネズビットとキム・ウォーカーは指摘する。

マラリア治療に用いたキナノキとその樹皮には、古くからさまざまな名がある。「カリサヤ」と呼ばれるほか、「ペルーの樹皮」、「熱病の木《フィーヴァーツリー》」、「熱病用の樹皮《フィーヴァーバーク》」、「伯爵夫人のパウダー」などとも称され、「枢機卿の粉薬」、「イエズス会の粉薬」、「教皇の粉薬」、といった名もあるのは、樹皮を最初にヨーロッパにもたらしたのが、カトリックのイエズス会だったことに因《ちな》む。

薬の効きめが一定でないことから、こうした「カトリック教徒の治療薬」は悪質なニセの療法だと、一六〇〇年代に勢いづいていたプロテスタント教徒は糾弾《きゅうだん》した。プロテスタントの国々で多くの医師が、独自の治療薬の開発を試みた。その一人が英国の薬剤師見習いだったロバート・タルボー（一六四二～八一）で、ペルーの樹皮薬をけなし、独自の薬を「英国式治療薬」と呼んで推奨した。小冊子を刊行して、自らの薬剤こそ、イエズス会の樹皮薬に引けを取らない効きめの、新たな選択肢であると宣伝した。王族の熱病も癒し、イングランドのチャールズ二世、スペイン王妃のマリア・ルイサ・デ・オルレアンス、フランスのルイ十四世の子の快復によって、ロバート・タルボーは名を馳《は》せ、高く評価された。

ルイ十四世は、この英国式治療薬の調合法を、タルボーが死ぬまで公にしないという条件で、金冠コイン三千枚で買い取った。しかし、しばらく後にタルボーが世を去り、一六八一年に調合法が公開されると、彼の説明がでたらめだったと判明した。秘密の調合といっても、やはりキナノキ樹皮の粉末とワインを合わせたものにほかならず、パセリ、アニス、バラの花弁、レモン果汁といった各種植物成分をさまざまに配合し、その風味で偽装していたのである。

タルボーのこの欺瞞《ぎまん》が明らかになったことで、はからずもキナノキ樹皮の薬としての価値は確立し、ほどなくマラリアの治療・予防薬として、当時の植民地帝国で使用されるようになった。薬のおかげで、地球上の未踏の地の探査と開発が可能になり、植民地支配を進める各国はアフリカやインドにさらに奥深く足を踏み入れることとなった。また、列強が西半球で勢いを増し開発を進めると、マラリアがヨーロッパから新大陸にも拡散した。蚊は、新大陸で繁殖し、水流に沿って内陸まで達し、新たな生息域を獲得していった。

まだ歴史の浅かった米国でも、他の土地と同様、マラリアが問題となった。一六〇七年、現在のヴァージニア州にジェームズタウン（北米で最初の英国植民地）を建設したとき、英国人がマラリアを持ち込んだと考えられている。初代大統領のジョージ・ワシントンは、薬としていたキニーネの毒性により聴力が低下した。一八〇三～〇六年に米国西岸へ大陸横断を成し遂げたルイス・クラーク探検隊（米陸軍のメリウェザー・ルイスとウィリアム・クラークが探検隊を率い、調査任務として太平洋岸を目指した）は、ペルーのキナノキ樹皮の粉末薬、十五ポンド（約五・六キログラム）を携行した。マラリアの治療のみならず、火薬（硝酸カリウムに殺菌効果がある）と混ぜて、ヘビの咬傷《こうしょう》や銃創の湿布とするためでもあった。

一八六〇年代の南北戦争のあいだ、百万件を超すマラリアの感染が報告され、約一万人が死亡した。免疫の獲得が進んでいなかった北軍に死者が多かった。歴史小説『大草原の小さな家』は、一八七〇年頃のカンザスを舞台としており、家族全員が正体不明の致命的な病、おこり熱を発症すると、母親は川沿いのスイカを食べたことが原因ではないかと考える。

◆キナノキ樹皮の飲料

キナノキ樹皮と、その成分のキニーネは、非常に苦味が強い。樹木が虫食いだらけにならないようにする、天然の防御手段なのだろう。伝統的には、樹皮を細かく砕いた粉を液体に混ぜて供した。水よりもビールやワインのほうが衛生的だった時代には、そうしたアルコールに入れて摂取した。

水、ビール、ワイン以外にも、キナノキ樹皮を入れた飲みものの記録や、そうした飲用のしかたを推奨する言及が見つかる。一七三〇年代のイングランドではチョコレート飲料、一七七一年の英海軍ではラム酒、一八五六年のニジェール（西アフリカ）ではシェリー、一八六〇年代の南北戦争時代の米国ではウイスキー、一八六三年のインドではアラック酒、一九〇〇年代初頭のパナマではピンクグレープフルーツのレモネードに、樹皮を入れたとわかる。こうした飲料のほとんどは、砂糖の甘味でキニーネの苦味を抑えていた。

一六〇〇年代にキナノキ樹皮の効果が判明し世界で注目されてから、約二百年後の一八〇〇年代、この植物に支えられていたオランダ、英国、スペインといった列強は、キナノキの生態に、より強い関心を向けるようになった。キナノキ属の、どの樹木がマラリアに効果的かを探り、南米の新興の独立国から樹皮を購入するのではなく、自らの植民地に優れた品種を植樹しようとした。

十九世紀を通じて、植物学者や探検家の調査隊が、ペルー、ボリビア、エクアドルにたびたび派遣され、キナノキの種子と苗木《なえぎ》の採取を試みた。これは危険な任務だった。ペルー政府とボリビア政府は（一八二〇年代に両国はスペインから独立を勝ち取った）、賢明にも自国の貴重な産物を保護し、国外で育てるためにキナノキの種子と木を輸出することを禁じていた。違反すれば死刑だった。

それでも、オランダは首尾よく種子を入手し、自国領のインドネシアのジャワ島で栽培した。だが残念ながら、キニーネの含有量が低い品種ばかりだった。英国は、一八六〇年頃、探検家のクレメンツ・ロバート・マーカム卿（一八三〇～一九一六。地理学者で、北極探検も行った）が大がかりな遠征隊を率いて、五種類のキナノキを選び、南米各地から数百点の苗木と種子を集めて、どうにか持ち出した。しかし、先述の『トニックウォーターの歴史』によると、インドに移植した苗木は、どれも育たなかった。英国が後ろ盾《うしろだて》となった別の遠征隊は、インドでの栽培に成功し、キニーネの含有は比較的低いものの、主に現地でマラリア予防に用いるようになる。

南米からキナノキの種子を盗用してもっとも成果を上げたのは、南米産のアルパカ毛の商売を営む英国人、チャールズ・レジャー（一八一八～一九〇五）だった。レジャーのボリビア人の友人で助手であった、マヌエル・インクラ・ママニーが、種子の採取に適した木を見極めた。ママニーは、苦労の末、全部で四十ポンド（約十五キログラム）の種子を密かに持ち出したが、そのために後に投獄され、釈放後ほどなく死亡する。ママニーが集めた種子を、レジャーは英国に売ろうとしたが思うようにいかず、オランダに一ポンド販売できただけだった。

オランダは、ママニーの種子から育てたキナノキが、それまでの種類に比べ豊富なキニーネを含んでいたので、一八七〇年代にその苗木をジャワで栽培中の木に接《つ》ぎ木《き》した。インドにある英国のプランテーションが、樹皮の粉末を現地利用のために生産したのと違い、ジャワにあるオランダのキナノキプランテーションは、高品質のキニーネを抽出して海外輸出用の生産を行うことができた。ジャワで栽培したキナノキはとても育ちがよく、一九三〇年代までに、南米の原産地やインドをしのぎ、世界のキナノキ樹皮の約九十五パーセントの供給量を占めるようになった。植物学者はこの種類のキナノキを、「発見者」のアルパカ商人に因み、シンコナ・レジャーリアナと命名した。

レジャーの発見による恩恵の余波は、さらに他の地域にも広がった。一九三三年、オランダがジャワのキナノキの種子を、ベルギー国王アルベール一世に贈呈したところ、その子息が当時のベルギー領コンゴに種子を寄付し、その地にキナノキのプランテーションが創設されたのである。このプランテーションは今日も存続していて、そこから得たキニーネを用いたトニックウォーターのブランドが少なくとも一つある。

Cocktail Recipe 61

エスプレッソ・トニック
Espresso Tonic

エスプレッソ……60ml
シンプルシロップ……15ml
ライムジュース……15ml
トニックウォーター……120ml

氷を満たしたグラスに、最初の三種の材料を加える。ステアして、トニックウォーターを注ぐ。

それが「フィーヴァー・ツリー」として知られる銘柄である。他のトニックウォーターについては、「Qトニック」などのブランドはペルーほか南米から、「イーストインペリアル」などのブランドはインドネシアのプランテーションから、キナノキ樹皮を調達している。

一八二〇年にはフランスで、キナノキ樹皮から初めてキニーネが単離され、それを入手できれば、粉にした樹皮を飲料に加えるのではなく、手軽な錠剤としての服用が可能になっていた。ミュージカル映画で知られるハリウッド女優ジンジャー・ロジャーズ（一九一一〜九五）の高祖父でもある、米国の医師ジョン・サピントン（一七七六〜一八五六）は、抗マラリア薬として、硫酸《りゅうさん》キニーネ（キナ樹皮のアルカロイド成分）の錠剤を販売した。それが「サピントンの抗熱病錠」という製品である。一八〇〇年代前半の米国でめざましい業績をあげた売薬で、一八四四年だけで五十万箱が売れた。同年、サピントンは『熱病の理論と治療（The Theory and Treatment of Fevers）』を出版し、ミシシッピ川以西の米国で最初に書かれた医学書となった。[1] サピントンはすでに富を成しており、治療薬を無償で広めたかったので、自身の調合法を著書のなかで明らかにした。その配合は、「一グレイン（約六十五ミリグラム）のキニーネにつき、四分の三グレインのリコリス（甘草《かんぞう》）、四分の一グレインのミルラを合わせ、サッサフラスの精油を、香りがよくなる程度まで加える」。

Cocktail Recipe 62

ブラック・マンハッタン
Black Manhattan

ライウイスキー……60ml
「アヴェルナ」のアマーロ……30ml
アンゴスチュラ・ビターズ……一滴
オレンジビターズ……一滴

ミキシンググラス内で氷とすべての材料をステアする。濾してカクテルグラスに注ぎ、マラスキーノチェリーを飾る。トッド・スミスによる（サンフランシスコのバーで考案）。

キニーネは他の各種の薬剤にも用いられ、キニーネ入りタラ肝油とか、「顆粒状発泡性クエン酸塩キニーネ」がある。この発泡性のキニーネは好みの飲料に加えて摂取するもので、今日、解熱鎮痛薬の発泡錠、「アルカ・セルツァー」を水に溶かして炭酸水のかたちで服用するのと似ている。キナノキ樹皮とその成分のキニーネは、解熱（マラリアによる発熱以外も含む）のためだけではなく、あらゆる症状への用途が知られるようになった。ある意味で万能薬だった。

一八〇一年の『アメリカ草本誌《そうほんし》』は、ペルー樹皮、つまりキナノキ樹皮の効用を次のように列挙した。

諸々の病に効くと名高い治療薬で、間欠性の熱、および、悪性、腐敗性の病に良い。具体的には、伝染性赤痢、天然痘、はしか、壊疽《えそ》、脱疽《だっそ》、出血、神経とけいれん発作の病、喀血《かっけつ》、胸膜炎、肺周辺の炎症、肺気腫《はいきしゅ》、悪性の潰瘍《かいよう》、肺結核、腺病《せんびょう》（結核による頸部《けいぶ》のリンパ腺の炎症）、くる病、壊血病《かいけつびょう》、浮腫《ふしゅ》などである。効果としては、健胃、消化促進、腹部のガスの解消、脈拍の活性化、血管の柔軟性の向上、腸の蠕動《ぜんどう》運動の促進、体液の循環、腐敗抑制、月経障害による不調の緩和、筋肉や骨の強化、および血流に生気と活力をもたらすことによるコンディション全般への健康増進作用がある。つまるところ、秀《ひい》でた薬であり、何百万もの人間の命を救ってきた……効果的な投薬方法としては、薬液とし、ワイン、ブランデー、水に混ぜて甘味を加えるほか、他の何でも手近な溶剤と合わせればよい。

こうした幅広さをみると、キニーネが、トニックウォーターにかぎらず多様な飲料に取り入れられた理由がよくわかる。昨今の、体内で作用する電解質やプロビタミン配合のドリンクのように、当時注目されていたのはキニーネの飲料だった。カリサヤ・ビターズ（「カリサヤ」は、米国でキナノキを示す一般的な語）

と呼ばれる苦味剤は、「マラリア性のあらゆる病気を予防」と宣伝し、「消化不良による食欲の減退や、虚弱体質に」も適しているという。カリサヤ・エリクサーは、キナノキ樹皮の酒で、オレンジピール、シナモン、コリアンダー、フェンネル、キャラウェイ、カルダモンなどを風味づけに加えることが多く、コチニールで赤く着色されていた。このカリサヤ・エリクサーは、一八三〇年代まで出回っていた。米国のドラッグストアがソーダ・ファウンテンで提供すると、その良し悪しが取りざたされ混乱を招いたこともある。この酒は、「赤の脅威」（コチニールによる着色のため）との異名を取り、愛飲者は「カリサヤ常習者」と呼ばれた。(2) アルコール度がとにかく高かったようで、フランスのアブサン反対運動ほどではないが、騒動となったのだ。一八九八年、新聞の見出しは、次のように警鐘《けいしょう》を鳴らしている。「カリサヤ過剰摂取の恐るべき弊害から抜け出せず、常軌を逸した警察官。一日二十杯を飲用」

米国以外でも、こうしたキニーネ、キナノキの酒が製造された。その多くが、万能薬を起源とするアマーロとして今日知られ、イタリアやフランスでディジェスティフ（食後酒）とする強壮剤《トニック》である。具体的には、「アマーロ・シビッラ」、「アメール・ピコン」、「アヴェルナ」、「バローロ・キナート」、「ビガレ・キナ・キナ」、「ボナール・ジェンティアン・キーナ」、「ビイル」、「フェルネット・ブランカ」、「キナ・リレ」、「ラマゾッティ」などである。(3) 多くが、キニーネのほかに、健康と消化促進のための苦味成分として、ワームウッド（ニガヨモギ）、ゲンチアナ、ルバーブも含んでいる。

◆トニックウォーター

第四章で述べたように、一七〇〇年代後半に人工的に発泡させた炭酸水が生まれた。薬効があるとされたドイツのピルモントやゼルタースで湧《わ》き出る、泡の鉱泉水を真似たものだった。炭酸の水は、イングランドではボトル詰めして売ることが多く、香りづけのレモンシロップなども直接ボトルに加えて販売した。こうした炭酸飲料は身体によいと考えられていたから、健康全般と、特にマラリアへの対処のために、ソーダ水にキニーネも加えるようになったのは自然な流れだった。

　ボトル詰めのキニーネ入り炭酸水の始まりはヒューズ・アンド・カンパニーの製品であることが、一八三五年の広告からわかるが、この商品は短命に終わった。[4] 続いて一八五八年に、「ピッツの気泡入りトニックウォーター」が登場する。ロンドンのエラスムス・ボンドという炭酸水製造所が、一八五〇年頃、「気泡入りトニック液」の特許取得後に考案した飲料だ。現在も知られるシュウェップス社が、キニーネを入れたトニックウォーターを販売しはじめたのは一八七〇年代になってからで、創業者のヤコブ・シュウェップが一七九九年に引退し一八二一年に世を去ってから、かなりの年月が経っている。

　当時、南米のキナノキ樹皮が、現地に住むイタリア人によって輸出されるようになっていた。キナノキはオランダ領のインドネシアに移植され、その樹皮をアムステルダムに運んで加工し、抽出されたキニーネを、英国人が炭酸水に加えて瓶詰めのトニックウォーターにした。ジンは、オランダのイェネーヴァ（ジュネヴァ）を起源とし、英国で現代の姿のジンになったが、ジンとトニックウォーターを合わせたジン・トニックの始まりは、インドにあるようだ。

　インドは、一七五七〜一八五八年のあいだイギリス東インド会社（貿易のみでなく、行政権をもつ統治機構となっていた）が支配し、その後は本国政府による、英国領インド帝国としての統治が一九四七年まで続いた。マラリアはインドで風土病として広がり、移植されたキナノキが根づいてからは、その樹皮による地元産のキニーネが、現地の人々のマラリアを治療した。一方、支配階級の英国人は、キニーネを錠剤やトニックウォーターのかたちで摂取していた。

医学雑誌『ランセット』ロンドン版は、一八六一年に、先述の英国のキニーネ入り炭酸水、「ピッツの気泡入りトニックウォーター」の広告を掲載している。愛飲者の推薦の言葉によると、次のような飲みかたをしたようだ。「場合によっては、少量のワインかブランデーを加える必要があるでしょう。本品の刺激が強すぎると感じる人は、トニックウォーター・ワインとするのがおすすめで、ブランデーと混ぜるのも、よりよい組み合わせです。発泡飲料はどれも、腹が重くなり冷える気がして、ガスがたまったり身震いが生じたりしやすいので、混ぜ合わせて飲むとよいでしょう(5)」

ラムをコークで割る、ウオッカをソーダで割る、といったシンプルなカクテル（ハイボール）はどれもそうだが、ジンとトニックウォーターを最初に合わせたのが誰なのかは、特定できない。ジン・トニックのもっとも古い記録は、今のところ一八六八年のもので、その時点までにインドで英国人が、トニックウォーターのキニーネと、ジンのジュニパーを掛け合わせた風味を楽しむようになり、嗜好品《しこうひん》として飲んでいたとわかる。『オリエンタルスポーツ（The Oriental Sporting Magazine）』誌（インドでの狩猟や競馬などを扱う英国の雑誌）に次のような言及がある。

宝くじとは別に、さまざまな賭け事がある。馬の格付けよりも騎手に期待して、われわれは控えめに、「ポリー」に五ポンドを賭けた。やがて、馬の名を連呼する騒がしい声が、「ジン・トニック」や「ブランデーのソーダ割り」、「チェルート（葉巻タバコ）」を求める声に変わると、今日のレースの祭り騒ぎは終わって夜が訪れ、わたしたちは家路についた（幸い、こうした喧噪《けんそう》からさして遠くない）。明日は、レースごとに、勝ちを狙う馬に二倍の金を賭けようと、かなり無謀ではあるが、心に決めた(6)。

ジンとトニックの組み合わせを示す言及は、この一八六八年の記事より古いものがきっと見つかるはずだ。だが、インドでジン・トニックの人気が急上昇したのは、当時の新聞や雑誌の話題から判断すると、一八八〇年代である。そして、一九〇〇年代の初頭までに、ジン・トニックは、アルゼンチンのブエノスアイレスでも話題に上るようになる。英国が足がかりを築いていた地であり（当時、多くの英国資本がアルゼンチンに投資された）、それとともにマラリアも広めたのだ。

◆病原の解明と蚊の根絶

現在では、マラリアを媒介するのは蚊であるとわかっている。しかし、先に書いたとおり、宣教師がペルーのキナノキ樹皮による治療をもたらした一六三〇年から、病の原因の証明に至るまで、約二百五十年を要した。古来、数千年にわたって、こうした病の真の原因が蚊であるという説を唱える学者は少なからずいたのだが、世に受け入れられなかった。一八五四年にベネズエラで、フランス人医師が、空気の悪い沼地がない地帯でもマラリアが発症し、そうした地域では蚊が生息していることを観察した。原因は蚊であるとみて、蚊が「ヘビの毒のような性質の、毒素をもたらす」と考えた。正解まであと一歩だ。

そして米国で、医師のアルバート・フリーマン・アフリカヌス・キング（一八四一〜一九一四）が、蚊に起因する病であると明らかにした。キングは、エイブラハム・リンカーン大統領が一八六五年にフォード劇場で撃たれたとき、遺体を通りの向かいの建物に運び込んだことで、すでに知られていた。この医師が一八八二年に、マラリア発症の要因が蚊である十九の理由を、リストで明示したのである。さらには、川に挟まれた首都ワシントンDC全体を、ワシントン記念塔（高さ百六十九メートル）も入る高さの金網で覆いつくして、蚊の侵入を防ぐことを提案した。

一八八〇年から一九〇〇年に、世界中の科学者が、独自の研究や共同研究で、この病気のメカニズムの解明に挑んだ。顕微鏡が改良されたおかげで、一八八〇年代にアルジェリアで、血液中のマラリア原虫を初めて観察することができた。マラリアに感染している血液には、人間でも鳥類でもこの病気の証《あかし》となる粒子状の黒い色素（マラリア色素）が認められ、マラリアの感染と広がりの経路を追いやすくなった。一八八一年にキューバのハバナで（黄熱病の原因を蚊とする研究が進んでいた）、科学者は、蚊がマラリアを媒介するという強力な証拠をつかんだ。ついに一八九八年、インドのカルカッタ（現在のコルカタ）で、人にも蚊にも寄生するマラリア原虫のきわめて複雑なライフサイクル（人の肝細胞内、赤血球内、蚊の体内といったステージがある）が解明された。

蚊が媒介生物だと証明されると、政府指導者は、効果的な蚊の駆除方法を見いださねばと考えた。蚊の根絶プロジェクトを土木技師が担い、蚊が産卵しそうなよどんだ水溜まりを一掃し、蚊の孵《ふ》化《か》を妨げるために水場にオイルをスプレーし、蚊《か》帳《や》や網戸を用いてマラリアの感染と伝播を予防した。

最初に蚊の根絶に成功した主要な事例は、パナマ運河建設における取り組みである。水溜まりの排除など前述の対策を米国人技師が行ったことで、黄熱病（皮膚が黄色くなるため「サフラン病」とも呼ばれた）を含め、蚊が媒介する病気をほぼ撲滅《ぼくめつ》したのだ。こうした取り組みを世界各地が見倣い、インフラの整備された富裕国では大きな成功を収めた。イタリアでは一九三〇年代、何世紀ものマラリアの歴史の末に、ローマの南のポンティネ湿地を水抜きした。マラリア原虫を感染者から他の人へ拡散させる蚊がいなくなり、ほどなくこの病の新規感染者の発生は抑えられた。すでに感染した患者のためには、キニーネがあった。

◆モーヴ色と合成着色料

一八五六年、ロンドンで、若き化学者ウィリアム・パーキン（一八三八～一九〇七）は、人工的にキニーネを合成しようとしていた。原料はコールタールであり、これはガス灯のために石炭からガスを得るときの副産物で、「最古の大規模な産業廃棄物」といわれる。コールタールを加熱し蒸留すると、ベンゼンやアニリンなどを含み木材の防腐剤となるクレオソートと、アスファルトに用いるピッチが得られる（パーキンは、このアニリンからキニーネを合成できると考えていた）。キニーネの合成はうまくいかなかったが、パーキンは実験の過程で、鮮やかな紫色の色素を発見した。

それまで紫色といえば、王族や富裕層のみが入手できる高価な染料で、貝紫《かいむらさき》という天然色素を、巻貝の腺《せん》の分泌液から得ていた。そのことに気づいたパーキンは、キニーネの実験中に紫色ができた工程を改良して、繊維の染色を行うビジネスに乗りだした。パーキンの発見によって、初の合成染料が誕生し、この紫色は、モーヴ、またはモーヴェインと呼ばれることとなった。

新たな色は話題を呼んだ。ナポレオン三世の妻であるフランス皇后ウジェニーも、英国のヴィクトリア女王も、この紫で染めたドレスをまとい、モーヴ色がもてはやされた。とはいえ、ファッションとは移り気なものだから一時的なことだったが。オスカー・ワイルドは、一八九〇年刊行の小説『ドリアン・グレイの肖像』にこう記した。「モーヴ色のドレスの女は、何歳であっても信用しちゃいけない。三十五歳を過ぎてピンク色のリボンが好きな女にも、気をつけたほうがいい。きっと、曰《いわ》くつきの過去がある」

パーキンの発見によって、モーヴを生んだアニリン（コールタールからの抽出物）による染色産業が生まれ、これが思いもかけず、かけ離れた分野で実を結ぶ。アニリン染料は、顕微鏡観察のための染色液として必需品になったのだ。おかげで科学者は、細胞組織、細菌、寄生虫を観察しやすくなった。コールタールから得たアニリン以外の抽出物も、甘味料、緩下剤《かんげざい》、洗剤、麻酔剤、化粧品、樹脂などの原料に活用できた。

ドイツの医師、ロベルト・コッホは、一八七六年に炭疽菌《たんそきん》を分離して培養することに成功した。微生物によって病気が起こるという病原菌説は、コッホとパスツールが確立したとされる（第四章参照）。コッホは、アニリン染料と他の新技術の活用によって、十年足らずで、ブドウ球菌感染症、結核、コレラの病原菌を特定した。また、梅毒《ばいどく》については、一九〇五年、他の研究者によって原因となる細菌が明らかになった。梅毒が出現したコロンブス帰還後の一五〇〇年頃から、一九〇〇年に至るまで、主に水銀で梅毒を治療していたが、一八〇〇年代末の数十年は、蒼鉛剤《そうえんざい》による治療に切り替える医師も現れた。

パウル・エールリヒ（一八五四〜一九一五）は、ドイツの科学者である。彼は、アニリンの色素がさまざまな細胞組織とそれぞれ結合することにより、顕微鏡下にあるものを識別して観察できるようになるのだから、同じようにアニリン色素を用いて、さまざまな種類の細菌についても識別し、狙いを定めて殺すことができるのではないか、と思いついた。そして病を治す方法として、アニリン色素を使って、人体の細胞に害を与えずに有害な細菌だけを殺す「魔法の弾丸」を開発しようと、研究を行った。

最初の実験は、アフリカ睡眠病（トリパノソーマ症という寄生虫感染症）に対してトリパン赤というアニリン色素を用いた。マウスでは成功したが、人間の病は治療できなかった。そこでエールリヒは、アフリカ睡眠病の薬としてより安全で効果的と期待されていた、ヒ素を含む化合物の合成に着手する。さらに、このヒ素化合物が、梅毒にも効く可能性があるとの論を示した。

エールリヒと、彼のもとで研究していた秦佐八郎《はたさはちろう》（一八七三〜一九三八。日本の伝染病研究所からドイツに留学した細菌学者）は、一九〇九年、梅毒を引き起こす細菌であるスピロヘータを狙って撃退できるヒ素化合物を発見した。この化合物は六百六号と名づけられ、成功に至るまでの実験の回数を示している。サルヴァルサンの名称で商品化され、この薬の発見により、エールリヒは、化学物質を用いて病気を治療する、化学療法の父として知られる。

この新薬は、多くの梅毒患者の重篤な症状を和らげたが、病気を例外なく治療できるわけではなかった。特に梅毒の末期は、脳や神経系まで侵されるので、麻痺、失明、麻痺性認知症が生じ、治療が難しい。ヨーロッパでの患者発生率の高さと、症状の深刻さからみて、末期の梅毒は、解決すべき重大な課題だった。病原体である梅毒トレポネーマ（細菌であるスピロヘータの一種）を、今や顕微鏡で観察して研究できるようになった医師たちは、トレポネーマが熱に弱く、梅毒の末期患者が高熱を発症すると、健康状態が改善すると気づいた。そこで一九一七年、オーストリアの医師、ユリウス・ワグナー＝ヤウレック（一八五七〜一九四〇）は、突飛《とっぴ》な発想から生まれた荒療治を試してみた。末期の梅毒患者に、マラリア感染者の血液を注入するのである。梅毒患者はマラリア熱を発症するが、この熱病への対処は研究済みである。感染させて熱を上げれば、その高熱で患者の血液中の梅毒を根絶できる。周期的な発熱を数回生じさせたら、今度は、医者は患者にキニーネを投与してマラリアを治療すればよい。この意図的に発熱させる裏技は、百パーセント効果を上げたわけではなかったが、病気の進行を抑え、多くの命を救った。これを考案したワグナー＝ヤウレック、梅毒の特効薬を生んだエールリヒ、病原菌説を確立したコッホは、それぞれ異なる年にノーベル賞を受賞した。

サルヴァルサンとその後発薬は数十年にわたり、梅毒のもっとも有効な治療法だったが、やがて抗生物質が発見され、一九四〇年代に利用されるようになった。抗生物質は、人工的な化学合成品ではなく、細菌に効く他の微生物による物質を用いた化学療法薬である。

以上をまとめておこう。マラリア治療のため合成キニーネをつくろうとしたところ、アニリン染料の発見につながった。染料を顕微鏡観察に用いた結果、梅毒その他の病の原因となる微生物の特定につながり、さらに化学療法が生まれた。黎明《れいめい》期の化学療法では、梅毒の治療としてサルヴァルサンが役立ったが、末期患者には、マラリアに感染させたうえでキニーネを投与するという、荒療治も併用せざるを得なかった。

そのほかにも、アニリン染料は、カクテルと蒸留酒に別の意味でインパクトを及ぼした。各種の食品、蒸留酒、リキュールに用いる合成着色料も、アニリン染料なのである（今は、コールタールではなく石油を原料として抽出している）。たとえば、米国ではFD & C Yellow No. 5といい、EU加盟国ではE102という着色料（日本では食用黄色四号）は、「ミドリ メロンリキュール」（サントリーの製品。米国等、世界各国で販売）の鮮やかな緑色を生む。

一般にマラスキーノチェリーと呼ぶ、チェリーのシロップ漬けの目を引く赤色も、米国ではFD & C Red No. 40、EU諸国ではE129と呼ばれるアニリン染料によるものだ[7]。伝統的な製法の場合、カクテルやアイスクリームサンデーに添えるチェリーは、瓶詰めの保存液にも、やはりチェリーを蒸留したマラスキーノリキュールを用いていた。やがて、このマラスキーノリキュールを使わない安価な製品が現れ、漬け込み時に果実を漂白したうえで、E129で真っ赤に染めるようになる。一九一一年に、この手のチェリーに苦言を呈した言葉が残っている。「何の味わいもなく、とても食べられる代物ではない。長いこと瓶に封じ込められ、食感が悪く、かたちも崩れてべとついた塊で、単なる見せかけの品と化している」。昨今、クラフトカクテルとしての手づくり感が見直され、バーテンダーは、合成着色料を使わない伝統製法のもの、たとえば一九〇五年から製造されているルクサルド社のマラスキ

Cocktail Recipe 63

アヴィエーション
Aviation

ジン……60ml
マラスキーノリキュール……15ml
クレーム・ド・ヴァイオレット（リキュール）……8ml
レモンジュース……20ml

氷を満たしたシェイカーにすべての材料を加える。シェイクし、濾してカクテルグラスに注ぎ入れる。マラスキーノチェリーを飾る。真っ赤な着色のでもかまわないだろう。

ーノチェリーを、再び使うようになっている。

◆ジン・トニックのアメリカ上陸

一九〇〇年代初期に世界各地で、蚊の駆除が成果を上げたが、引きつづき抗マラリア薬は、なくてはならない必需品だった。キニーネの世界規模の供給システムは脆弱《ぜいじゃく》で、それに依存していた各国のキニーネの調達網は、第二次世界大戦によって危機に晒《さら》された。当時、世界で取引されるキニーネの九十五パーセント以上が、オランダ領のジャワのキナノキを原料としており、一九四二年の日本のジャワ島上陸により、連合国側はキナノキ樹皮の主要な供給源を断たれることになったのだ。

その二年前の一九四〇年にドイツが占領したアムステルダムには、ジャワのキナノキ樹皮から抽出したキニーネが備蓄されていた。ドイツと日本の枢軸《すうじくこく》国側が、世界で利用可能なキニーネのほぼすべてを手中に収めたのである。幸いにも、戦争終結前に、そして、米国の支配地域の島で新たなプランテーションのキナノキが成長する前に、アタブリンやクロロキンといった合成キニーネが開発された。

また当時は、蚊の根絶に取り組む科学者もいた。一九三九年、スイスの化学者、パウル・ヘルマン・ミュラー（一八九九〜一九六五）は、DDT（ジクロロジフェニルトリクロロエタン）という化学物質の、殺虫剤としての効果を発見した。DDTの空中散布で、発疹《はっしん》チフス（人体の表面に寄生するノミ、シラミ、ダニなどによって広がる）、およびデング熱とマラリア（いずれも蚊が媒介）を阻止できた。

今日DDTは有害物とみなされるが、かつては世界各地で命を救った薬剤だった。マラリアの撲滅に実に有効であり、一九四〇〜六〇年代に地球規模で散布戦略が展開された。後に、自然を愛する生物学者で文筆家のレイチェル・カーソンが、DDTの影響を調査し、一九六二年出版の『沈黙の春』で安全性への懸念を示した。この書は一般に、米国の環境保護運動の始まりといわれる。

一九五〇年代の米国に、微量のDDTの粉末を用いたカクテルがあったという話も伝わっている。ミッキー・スリムという名の、ジンにDDTを加えたカクテルだったとのことで、飲むと精神錯乱に陥るらしい。事実ならば、本書のこの部分にぴったりなのだが、実在のカクテルであることを示す証拠は見つからない(8)。

二十世紀前半の英国では、二度の大戦の影響で、嗜好品としてのジン・トニックの消費は低迷していた。キニーネと砂糖は、軍隊に必須なので配給品だったからである。炭酸飲料の製造会社も何年かにわたり、キニーネと砂糖の利用が認められなかった。英国で禁じられても、シュウェップス社は、入手不可能な製品の宣伝をあきらめず、ある広告では「ジンがあれば、そしてシュウェップスのトニックウォーターがあれば、ジン・トニックを楽しめるのに」と嘆いている。

米国でG&T（ジン・トニック）が人気になったのは、第二次世界大戦の終結後で、最初は、薬用として受け継がれる外来のカクテル、という扱いだった。第七章にも登場したチャールズ・H・ベイカー・ジュニアという米国人の著者は、禁酒法時代の大半を、アルコールが合法だった国々をめぐって過ごし、一九三九年の著書『紳士の手引き』には各地の酒の話が満載である。インド中部ではシャンパンと合わせたコニャック、デンマークでは卵を浮かべたビール・トディ、コロンビアではクレーム・ド・マント、といった具合だ。ベイカーは、英領インドに由来するジン・トニックについて「米国に伝わってまだ日が浅く、東洋の異国に通じていることを仲間に印象づけたい者が、自ら主催するパーティーで供する程度だ」と記した。

海外進出をはかるシュウェップス社が一九五三年、米国に瓶詰工場を開設し、一九五〇年代から六〇年代にかけてジン・トニックを積極的に宣伝した。広告界の大物、デイヴィッド・オグルヴィ（一九一一～九九）（現代広告の父といわれる）の指揮で、シュウェップスはブランドの英国らしさを前面に出した（当然ながら、シュウェップスが唯一、カクテル用の由緒正しいトニックウォーターだといって）。ある広告キャンペーンでは、イングランドのシュウェップシャーという架空の国をつくりあげ、シュウェップストウ城や、シュウェッピングの森、そして郊外のサイレンシュウェップスターといった、英国風の雰囲気を呼びものにする。

トニックウォーターの、キニーネを含む薬としての歴史は、広告から除外された。さらに、シュウェップス、カナダドライ、その他のトニックウォーターブランドの広告キャンペーンが打ち出したのは、戦後、男たちの社交の場で育まれた、上品な雰囲気の、後の都会派スタイルにつながる美学だった。ゴルフや、カントリークラブのプール、スコットランド風の格子《こうし》柄《がら》のファッションが生むイメージである。以来、ジン・トニックが時流から外れることはなく、こうした一九五〇年代の郷愁は、一九八〇年代に受け継がれるなかで改めて強くなる。一九八〇年の『オフィシャル・プレッピー・ハンドブック』（邦訳・講談社 一九八一年。プレッピーは、上流階級の白人で大学進学するような若者）は、ジン・トニックを、「テニスのプレイ前もゲーム中も後も、クラブハウスで飲むもの」として、瀟洒《しょうしゃ》な社交の場のなかに位置づけた。

◆キニーネ中毒

西洋医学では長らく知られていなかった、自然がもたらすもう一つのマラリア治療薬がある。二千年近く前の中国の文献に記された、青蒿《せいこう》という薬草であり、マラリアなどの解熱に用いていた。キニーネのように、この植物も、マラリアの症状を抑えるだけではなく治療法の確立につながる。

中国人の科学者がこの薬草を研究し、一九七〇年代に、薬効のある化合物の抽出方法を解明した。薬草は、ワームウッドやヨモギと同じアルテミシア属（ヨモギ属）の黄花《おうか》蒿《こう》という種であり、アジアに分布する。この植物から抽出するアルテミシニン（青蒿素）が抗マラリア薬となるのである（黄花蒿と呼ぶ植物から発見したものを青蒿素と名づけた。植物名の黄花蒿は、正しくは青蒿であるとの見解にもとづく命名とされる）。これを、アルテミシニン誘導体多剤併用療法（ＡＣＴ）という、マラリアに対抗するためにアルテミシニンと他の薬剤を併用する治療戦略に用いる。マラリア原虫は、使用された薬剤に対する耐性をすぐに獲得するので、この寄生虫の裏をかくように、薬剤を群別《ぐんべつ》して、違う調合で継続的に投与する方法だ。なお、ヨーロッパに分布する、グランドワームウッドなどのアルテミシア属の種は、マラリアに効果的な十分な量のアルテミシニンを含んではいない。それでも、フランス軍兵士が北アフリカで、ワームウッドを用いたアブサンを飲んでいたのは、まったくの無駄ではなかったと考えてよいだろう。

　マラリアに効くキニーネの摂取について、その錠剤を服用した兵士も、キニーネを含むジン・トニックの飲用者も、いかに有用でも度を超すと問題だと気がついた。『紳士の手引き』で、著者のベイカーは、米国で新たに流行となったジン・トニックについて、次のように記す。「当初は熱病への対処として、実際の発熱や、熱感の訴えに利用し、やがてインドや東方の英国領の熱帯地域で、名の知れた酒となった……だが、警告しておくが、この酒を嗜《たしな》む者は、ただの刺激剤ではなく元来は薬であった点を、誰しもわきまえるべきである。一度ならず、飲用の影響で突発的な異常が認められており、耐えがたい耳鳴りがするうえ、翌朝は、まるで墓から起き出したラムセス二世のミイラみたいな朦朧《もうろう》状態になる」

　警告を発するようなことは、ベイカーの著書では異例である。ベイカーは、なおも「ジン・トニックは一度に二〜四杯も飲めば十分である」と指摘する。これはベイカーにしては、稀《まれ》にみる控えめな夜のはずだ。続く二十世紀中頃の『カクテルの技芸』（一九四八）でも、著者のデイヴィッド・Ａ・エンブリーが警鐘《けいしょう》を鳴らす。ジン・トニックは「単なる飲料ではなく、ほかでもないキニーネを現に含む強壮剤《トニック》なのだ。しかも相当な含有量である。通常の酔いがまわった感覚とは異なるにもかかわらず、頭が破裂寸前の風船のように感じられるほどだ。十分に注意して、適切に己《おのれ》を律するように」。

こうした書物で話題にしているのは、二日酔いではなく、キニーネ中毒、つまり過剰なキニーネの摂取による中毒症状である。かつてのトニックウォーターは、副作用の報告から明かなとおり高い治療効果を見込んだもので、単なる清涼飲料としてつくられたわけではなかったのだ。キニーネの中毒症状は、発汗、耳鳴り、目のかすみ、聴覚障害や多くは聴覚の喪失、頭痛、目まい、ふらつき、むかつき、嘔吐《おうと》、下痢などがある。深刻な過剰摂取は、命にも関わる不整脈につながりかねない。

現在、飲料中のキニーネの含有量として米国食品医薬品局が認める量は、八十三ＰＰＭ《パーツ・パー・ミリオン》までで、これは一リットル当たり八十三ミリグラムに相当する（日本では、既存添加物としてキナノキ抽出物の添加が可能だが、国内で流通しているトニックウォーターはキニーネを含まないものが多い現状である）。かつてのベイカーとエンブリーの時代の含有量を思えば、格段に少ない。では、今日のレベルのキニーネを含むトニックウォーターで、マラリアを予防できるのかどうか、科学者が実験を行った。米国の医学雑誌『熱帯医学・国際保健医療（Tropical Medicine and International Health）』の論文は、ボランティアの被験者に○・五リットルか一リットルのトニックウォーターをその場で飲

Cocktail Recipe 64

ジン・トニック
Gin and Tonic

ジン……60ml
トニックウォーター……150ml

輪切りのライムを、ダブル用のロックグラスの底に入れる。グラスに加えた氷を、ライムに押しつけて軽くつぶしてから、材料を注ぎ入れる。

んでもらったうえで、血液への影響を測定した結果を発表した。(9) そして次のような見解を述べた。「短期的には、相当量のトニックウォーターを飲めば、キニーネの血漿《けっしょう》中濃度が、治療効果の認められる下限レベルに達するので、マラリア原虫を抑制する可能性が、一時的にはあるかもしれない。しかし、どんなに多量のトニックウォーターを飲んでも、マラリア予防に適した血漿中濃度を、飲用後に継続的に維持することは難しい」。多量の飲用に一時的な効果があったとしても、実際には、何杯ものジン・トニックを日に何度も飲めるものではないだろう。

別の実験として、バーテンダーによるちょっとした試みがある。二〇〇七年頃から、米国のバーテンダーが、キナノキ樹皮の小片か粉末を購入し、それを用いてトニックシロップをつくりはじめた。これを発泡水に加えて、ソーダ・ファウンテンの時代の由緒正しい《ヴィンテージ》トニックウォーターのスタイルを試みたのである。だが、その褐色がかった素朴なトニックウォーターは、歴史的にみて正統とはいえないはずだ。キニーネはすでに一八二〇年に樹皮から単離されていたからであり、その後二十年足らずで、抽出したキニーネを加えた炭酸水としてトニックウォーターがボトル入りで登場した経緯に、バーテンダーたちは気づいていないのだろう。

店頭やオンラインでは、少量のキナノキ樹皮が販売されている（ホメオパシー療法では、こむら返りのような足のけいれんの治療薬になるというが、米国食品医薬品局はそうした用途を推奨していない）。販売品には、キニーネなどアルカロイドの含有濃度が表示されていない。そのため、購入したバーテンダーにとっては、どの程度の使用量で調合すれば安全なのか、不明である。樹皮ではなく精製されたキニーネについては、米国では通常、飲料の製造所と薬の製剤所向けに限って販売しており、家庭や飲食店で酒と合わせる目的での入手はできない。

昨今のキナノキ樹皮による手づくりのシロップを使ったトニックウォーターは正統な歴史に沿っているとはいえないが、その副作用は、昔とまったく同じである。近年、キナノキ樹皮のシロップの調合を試みるバーテンダーと、そうしたものを供するバーの不運な客の双方について、かつてのキニーネ中毒のような症状が報告されている。

トニックウォーターに含まれるキニーネは、この飲料が薬であった歴史と密接なつながりがある。ヴェルモットが含むワームウッド、苦味酒のゲンチアナ、アマーロのルバーブが、アルコール飲料の薬用成分としての歴史を示しているのと同様だ。いずれもむやみに飲用すると、薬の過剰摂取となり危険であることを、酒飲みは心得ておきたい。アルコール自体も薬であって、もとより量によっては危険性が明らかな点も、忘れてはならない。

ジン・トニックは、英国人によってインドで生まれたと考えられ、それぞれ薬となる成分を材料とする。ライムは壊血病に、発泡水は血行促進などに適しており、キニーネはマラリアに効き、ジンは利尿剤となる。実に優れた組み合わせだとわかる。今日ジン・トニックは、カクテルという、何であれミックスした酒を一括《ひとくく》りにした言葉で呼ばれる。しかし、かつてカクテルは、特別な成分を配合し、特定の症状を緩和するために混合した飲料だったのである。

第九章 カクテルと現代医学

ミクスト・ドリンクの現在・過去・未来

米国のドリンクは、英国より進んでいると認めざるを得ない。ローラン・ペリエのシャンパンと、グースベリージュースほどの差がある。大西洋の向こう側から、有意義ないくつかの技を学ぶべきだろう(1)。

『薬剤調合法』ロンドン、一九〇二年刊行

有害な添加物を含む食品、混ぜものをしたウイスキー、効きめの怪しい売薬が出回っていた一方で、一八〇〇年代の米国は、混酒、すなわちミクスト・ドリンクの宝庫でもあった。建国後まだ歴史の浅いこの国を訪れた人は称賛を惜しまず、その著書や論説には「米国に行ったら、とにかくジュレップ（本章で後述）を試すべきだ」といった言葉がある。

一八〇七年、ある英国人はこう述べた。「米国人が朝一番に欲するのは、蒸留酒に砂糖を加え、ミントか他の刺激のある香草で風味づけした、スリングと呼ぶ飲みものだ」

一八五三年の『南米・北米への旅（Travels in South and North America）』で、スコットランド人の著者、アレクサンダー・マージュバンクスは、酒類に関する節を次のように切り出す。「フランス人が、料理の技の発明で長らく名を馳《は》せてきたとすれば、米国人は、酒類とそれをミックスする技芸の発見において名高いといっても過言ではない(2)」。そして、当時人気だった、シェリー・コブラー、ミント・ジュレップ、ブランデー・スマッシュ、ブランデー・カクテル、ブランデー・スキン（ベリーのシロップを加える）などのドリンクや、パンチ、トディ／スリング（後述のように、トディに氷を加えたものがスリング）、サングリア、エッグノッグといった各種カテゴリーを取り上げる。

米国人がアルコールを飲用する量についての言及もある。ロンドンから派遣された南北戦争の従軍記者は、一八六一年にこう記す。「酒について、米国人のもてなしは驚くほど手厚い。二度と飲めなくなるほど勧めてくれる。普段カクテルなどを朝食前に飲んでいないので、と言い訳して断ると驚かれる。そして、そんな悪い習慣は改めるようにと、しきりに求めてくるのだ[3]」

本書にすでに何度か登場したチャールズ・H・ベイカー・ジュニアは、一九三九年に『紳士の手引き』で、「米国がこれまでに考案し、これからも考案しつづける、世界的に優れたミクスト・ドリンクの数は、米国以外のすべての国の合計を上回る」と述べた。

◆ビターズ――薬用からカクテルへ

シンプルな「ラム・コーク」であれ、さまざまなヴァリエーションの「コスモポリタン」であれ、今日、あらゆるミクスト・ドリンクが、カクテルの名で呼ばれる。しかし、かつてのカクテルは、従来とは違う新たなかたちの特別なドリンクとして生まれたものを指した。飲みものに関する文脈で〝cocktail（カクテル）〟の語を最初に用いたのは、一七九八年のイングランドとされ、生姜《しょうが》の飲料についての記述だった。それをカクテルと呼んだ由来は、生姜を馬の尻に入れて、尾を奮《ふる》い立たせたこと、つまりオンドリのように上を向いた馬の尻尾《しっぽ》（cocked tail《コックテイル》）にあるらしい。動物をいたぶるようなこの手口で、馬に刺激を与えて威勢よく見せ、より高値で売ろうとしたのである（こうした目的で生姜を使う前は、生きているウナギを馬の座薬にしたそうで、なおのことひどい）。

当時の「カクテル」という飲料は、生姜や胡椒《こしょう》でスパイスを効かせたドリンクを意味した。このような辛味のある成分は、飲む者を活性化し、特に起床時に摂取すると効く。こうした特色は、当時のジンジャードリンクなどの説明書きに言及があるわけではなく、ごく近年になって、カクテルの研究者、デイヴィッド・ワンドゥリッチが歴史をつなぎ合わせて指摘したことである。

カクテルはほどなく米国に伝わり、一八〇六年、ニューヨークのハドソンで発行された週刊新聞『ザ・バランス・コロンビアン・リポジトリ（The Balance Columbian Repository）』に、最初の言及がある。「カクテルは、刺激作用のある酒で、何らかの蒸留酒、砂糖、水、苦味剤《ビターズ》でできている」という。一八三五年頃、ニューオーリンズを訪れた人の記録は、さらに詳しい。「ブランデー・カクテルと、ブランデー・トディの違いを説明しよう。ブランデー・トディは、ブランデーを主として、少量の水と砂糖を加えたものであり、よく混ぜ合わせて飲む。ブランデー・カクテルは、同じ材料に、少量のストートン・ビターズを利かせたものだ。つまり両者の区別は、苦味剤《ビターズ》の有無にある(4)」

刺激のあるジンジャードリンクが、米国で、苦味剤入りのカクテルに進化したのである。ワンドゥリッチによると、生姜や胡椒の辛味の代わりに、より保存性が高い苦味剤を加えるようになったが、この苦味の飲料も、それまでと同じ役割を果たした。つまり朝食時の一杯として、活性化や元気回復のために、とりわけ前夜の飲酒の弊害から立ち直るために飲むものだった。

一八六九年に出版された『冷やして楽しむドリンク（Cooling Cups and Dainty Drinks）』は、「カクテルは、早起き《アーリーバード》の人が胃腸を丈夫にするために嗜《たしな》むものであり、また強い刺激から快感を得たい人が飲む混酒である」と特徴づける。

カクテルの体裁としては、どの蒸留酒をベースにしてもよく、ジン、ブランデー、ラム、ウイスキーを用いるほか、醸造酒のワインでもよい。ウイスキー・カクテル（今日オールド・ファッションド・カクテルとして知られる）や、シャンパン・カクテルは、ベースとなる材料を示す、その名のとおりのカクテルである。マティーニ（イタリア語の発音では、マルティーニ）がその名を得たのは、このジンをベースとしたカクテルを、当初はイタリアのマルティーニ・エ・ロッシ社のヴェルモットを加えてつくったからだろう。

かつて苦味剤《ビターズ》は、調剤済みの売薬の一種であり、苦味のある植物成分の薬剤として、特に胃の調子を整えるために用いていた。この苦味剤を、一七〇〇年代初期のイングランドでは二日酔いの解消に用い、ジン、ブランデー、さらにはワインといったアルコールに入れ、たいていは甘味も加えて摂取していた。蒸留酒やワインに苦味と甘味を加えたこうした飲料は、およそ一世紀後にカクテルの名で呼ばれるようになるものに近いといえる。

『紳士の手引き』にベイカーは次のように記した。「真に価値ある思いつきにはよくあることだが、その試みの行く末は、運命のいたずらで決まる。健康のために考案した苦味剤は、衰弱時の食欲増進剤として優れているだけでなく、あらゆるカクテルやミクスト・ドリンクに欠かせない貴重な成分、苦味剤《ビターズ》となる宿命だったのだ。世界各地で試した異国風の美食のレシピに、苦味剤がよく用いられていたのも、やはり運の定めにほかならない」

当初から好評を得ていた最古の苦味剤は、「ストートン・

Cocktail Recipe 65

シャンパン・カクテル
Champagne Cocktail

角砂糖……一個
アンゴスチュラ・ビターズ……四滴
シャンパン……約 120ml

スプーンの上で、角砂糖にアンゴスチュラ・ビターズをなじませてから、シャンパンフルートに入れる。シャンパンで満たし、レモンツイストを添える。

ビターズ」で、一六九〇年にロンドンで誕生した。正式には、「万能強力胃腸薬」、または「ストートン・グレート・コーディアル・エリクサー」という。特許医薬品を謳《うた》う他のほとんどの売薬が名ばかりであるのと違い、ストートンは、実際に一七一二年に英国王室から特許を取得していた。その苦味剤は、ブランデーをベースとしてゲンチアナを漬け込んだものだった。ゲンチアナは、今日のほぼすべてのビターズの骨格となる成分である。売薬の常として、数々の病に効くとの宣伝だったが、特に「飲み過ぎによる胃の衰弱や食欲不振を、回復し整えるために」よいとされた。

ストートンの調合法を模倣《もほう》したレシピがいくつか出回っており、それによると主な成分はゲンチアナ、ビターオレンジの皮、カモミールであり、さらにワームウッド（ニガヨモギ）を調合したものもある。模倣のレシピの多くは、スネークルート（マルバフジバカマ）を材料とするが、薬剤の成分として使用してきたこの植物の有害性を、米国人は苦難の末に知った。ホワイトスネークルートを牛の餌《えさ》としたところ、その乳を飲んだ人々に「ミルク病」という中毒症状が発生したのだ。スネークルートによる有害なミルクによって、エイブラハム・リンカーンの母親も命を落としたらしい。

ロンドンで生まれた「ストートン・ビターズ」（および、多くの不正な複製品）は、米国でも販売され、ディジェスティフ（食後酒）として、また二日酔いの解消のために飲用されたほか、カクテルにも用いられるようになる。とはいえ、ストートン以外にも各種の苦味剤が、他の売薬と同様、より幅広い病を癒すと宣伝していた。国立アメリカ歴史博物館のコレクションには、以下のようにさまざまな効能を謳った苦味剤がある。「ドロムグルズ・ビターズ」は「子宮強壮作用、鎮痛、抗けいれん作用があり、断続的に生じる痛みや疲労の解消に」、「アトウッズ・ビターズ」は「一時的な便秘、胃のガス、胃酸過多、腹部膨張感に」、「バードク・ブラッド・ビターズ」は「消化不良と胃腸障害に」、「コカモウク・ビターズ」は「抗マラリア、消化不良解消の強壮剤《トニック》であり、「ラッシュズ・ビターズ」は「独自処方の緩下強壮苦味剤《トニック》」だ。「ペルーヴィアン・ビターズ」は「消化不良、悪寒《おかん》、発熱、あらゆる種類のマラリアに。胃の調子を整え丈夫にする優れた消化促進剤として」、「ホステターのセレブレイテッド・ストマック・ビターズ」は「消化不良、肝臓疾患、便秘症と膨満感、間欠《かんけつ》熱、おこり熱に効き、吐き気止め、素早い疲労解消、食欲促進、消化機能向上、および緩下《かんげ》剤《ざい》として便通を整えるために」、「N・K・ブラウンのアイアン・キニーネ・ビターズ」は「消化不良、胃もたれ、神経衰弱、体力低下、おこり熱などに」よいとある。

こうした薬効を謳った苦味剤の一部が、カクテルの材料として現在も用いられているビターズになったのである。さらに、最初のカクテルブックが出版される十九世紀後半までには、バーテンダーが好んで用いるビターズがいくつか登場した。ストートン以外には、アンゴスチュラ、アボッツ、ボーカーズ、ペイショーズが好まれた。「アボッツ・ビターズ」は、一時期「アボッツ・アンゴスチュラ・ビターズ」と称したため（アンゴスチュラとは、ベネズエラの地名であるとともに、ミカン科の植物名でもある）、その名称についてアンゴスチュラ社から訴えられ、敗訴した。「ボーカーズ・ビターズ」は、一八〇〇年代のカクテルブックでとりわけ人気だった（一八六二年のジェリー・トーマスの『バーテンダーの手引き』で、Boker's ではなく Bogart's となっているのは誤植である）。だが、やがてアボッツとボーカーズは市場から姿を消した。

Cocktail Recipe 66

サゼラック
Sazerac

ライウイスキー……60ml
シンプルシロップ……15ml
ペイショーズ・ビターズ……二滴
アブサン……一滴

アブサンをロックグラスに垂らしてなじませたら、こぼして捨てる。他の材料と氷をミキシンググラスに入れてステアし、濾しながらロックグラスに注ぐ。レモンツイストを飾る。

アンゴスチュラとペイショーズのビターズは、製造が続き今日に至る。「ペイショーズ・ビターズ」は、ハイチのクレオール人（ヨーロッパ人の子孫）で米国に移住した薬剤師、アントワーヌ・アメデ・ペイショー（一八〇三〜八三）が考案した。一八三八年にニューオーリンズで発売が始まり、多くはブランデーと合わせて供された。ペイショーズ・ビターズは、ニューオーリンズの古典的なカクテル、サゼラックに欠かせない。そのつくりかたは、カクテルの定義どおりの材料（蒸留酒、砂糖、水、ビターズ）に、微量のアブサンを加える。

「アンゴスチュラ・アロマティック・ビターズ」は、シモン・ボリバル（一七八三〜一八三〇。南米の独立運動の指導者）軍の軍医総監としてベネズエラのアンゴスチュラで過ごしたドイツ人医師、ヨハン・ジーゲルト（一七九六〜一八七〇）が考案した。一八二四年に、ジーゲルトは、成分となる植物の独自のブレンド方法を公開し、ボリバル軍のために、熱帯性の胃腸障害に効く強壮剤《トニック》として役立てた。船酔いに苦しむ船員のための商品にもなり、船上での吐き気を抑える飲料であるピンク・ジンの材料として、ジンとともに、このビターズが用いられた。アンゴスチュラ社は、一時期、ピンク・ラムのボトル詰めも製造し、これはラムにあらかじめビターズを加えた製品だった。

アンゴスチュラ・ビターズの製造所は、ベネズエラからトリニダード島に移転し、現在もトリニダード・ドバゴ共和国で生産している。かつては「消化器の不調と機能低下、マラリア、疝痛《せんつう》、下痢、風邪による、あらゆる不快な症状に有効な治療薬」と謳っていた。現在の製品についているラベルは、カクテル用とするほかには、調理向けの用途しか掲載していない。フルーツの料理や、フレンチドレッシング、ミートパイやパンプキンパイの詰めもの、魚のチャウダースープに加えるのがおすすめと書いてあるだけだ。ラベルの記載内容を、歴史を踏まえて考え直したほうがいいように思う。

昔のリキュールのレシピ集に、アンゴスチュラ・ビターズを模倣した調合法が掲載されている。その一つは、成分として、キナノキ樹皮、ゲンチアナ、ガランガル、ガジュツ、アンジェリカの根、レッドサンダルウッド（樹木から得る色素の利用が一般的）、ビターオレンジの皮、トンカ豆、カルダモン、シナモン、クローヴ、生姜を挙げ、これらを蒸留アルコール、水、ワイン、着色用のカラメルと合わせるという。

アンゴスチュラ・ビターズのアルコール含有量は四十四・七パーセントであり、ショットグラスでストレートにしたら、かなり強烈だ。そうした飲みかたは、ミシガン湖のワシントン島の、「ネルセンズ・ホール・アンド・ビターズ・クラブ」というバーで長年の伝統となっている。この店でアンゴスチュラをショットで飲む慣《なら》わしは、一九二〇年頃の禁酒法の時代に遡るという。それよりも一般的なのは、このビターズ、通称「アンゴ」を、わずか数滴、ピンク・ジンや、シャンパン・カクテル、オールド・ファッションド・カクテル、マンハッタンに加える使いかただ。こうしたカクテルは、加えたビターズによって、クリスマススパイスとも呼ばれるクローヴ、シナモン、生姜の芳香が醸し出されるので、飲みものとしての味わいのバランスが整うのである。カクテルの味の決め手となるビターズを、スープの味を完成させる一つまみの塩になぞらえるバーテンダーもいる。

一八七四年に、米国の著名なユーモア作家マーク・トウェインが妻に宛てた手紙がある。「愛するリヴィー、ぼくが帰るとき、必ず忘れずに洗面所の棚に置いておいてほしいものがある。スコッチウイスキー一瓶、レモン、砂糖と、アンゴスチュラ・ビターズだよ。混ぜ合わせてワイングラスに入れたカクテルを、ロンドンに来てから飲んでいる……朝食の前、ディナーの前、寝る前にね……そのおかげで、今日までずっと腹の具合がすこぶるよい。実にすっきりするよ。毎日、毎週、時計みたいに規則的に通じがある」(5)

苦味剤《ビターズ》は、一九〇六年の純正食品・医薬品法とその関連の規定で売薬が姿を消していくなかでも多くが生き残ったが、禁酒法時代を経て存続したものはわずかだった。それでも今なお、苦味剤を何らかの薬とする習慣が生きている。二日酔いの胃を落ち着かせるために、また飲酒量を減らしている人の埋め合わせとして好評なのは、苦味剤を入れたソーダ水である。しゃっくりを止めるために、くし形に切ったレモンにアンゴスチュラ・ビターズを含ませたものをしゃぶる、というのもよく知られた療法だ。一九八一年の『ニューヨーク・タイムズ』紙の記事は、これを大きく扱った。「バーテンダーのデイヴィッド・S・ノーランと、医師のジェイ・ハワード・ハーマンは、医学雑誌『ニューイングランド・ジャーナル・オブ・メディシン（The New England Journal of Medicine）』に、苦味剤を用いた療法を試した十六人のうち、十四人のしゃっくりが止まった、と投稿した。『成功例中の二名は、初回はうまくいかなかったが、五分もしないうちに二回目を行うと、この療法で止めることができた』という。成功率は八十八パーセントである」(6)

カクテルに数滴加えるビターズは、ゲンチアナやキナノキを含む。これらの成分は、食後の飲用に適したディジェスティフであるイタリアのアマーロ「アヴェルナ」や、チェコの薬草リキュール「ベヘロフカ」と共通である。近年では、ビターズもアマーロも、これまでとは違う方向性の商品を展開しており、アンゴスチュラ社の「アマーロ・ディ・アンゴスチュラ」や、ペイショーズ・ビターズ社の「ペイショーズ・アペリティーヴォ」といった苦味のディジェスティフは、数滴とか少量の使用ではなく、ストレートでも、氷に注いで飲んでもよいものだ。その他の動きとしては、ゲンチアナリキュールである「スーズ」をビターズとして用いた、ゲンチアナ風味の各種のカクテルが生まれた。

◆カクテルの進化

苦味剤《ビターズ》はカクテルを特徴づける成分だったが、カクテルという語が生まれるかなり前から登場していたのが、ミクスト・ドリンクだ。一六〇〇年代末から一八〇〇年代初頭を振り返ると、当時はパンチが主流だった。蒸留の精度が低く熟成もさせていないような酒に、甘味をつけて飲みやすくしたものであり、砂糖か果実シロップと、柑橘《かんきつ》、および香辛料を用い、時に茶葉も加えた。大きな深鉢で材料を合わせていたパンチが、時とともに、一人分ずつ供するパンチへと進化し、個々に忙しげに活動する人々のあいだで（忙しげな米国を中心に）広まった。ピスコ・パンチ、ミルク・パンチ、六十九連隊《シックスティナイン・レジメント》パンチ（パンチの材料であるウイスキー、砂糖、レモンに湯を合わせる）などがあった。パンチは、フィックス（一人分ずつ供するパンチで、しゃれた飾りを添える）と、サワー（飾りなし）に進化し、ウイスキー・サワーやピスコ・サワーが生まれる。

　蒸留酒に柑橘と甘味を加えたものであるパンチに、泡立つソーダ水を加えると、コリンズになる。トム・コリンズといえば、背の高いハイボールグラスに氷入りで供するもので、同じ材料を氷抜きで、普通の高さの小ぶりのグラスに入れた場合は、フィズという。フィズは、二日酔いの解消や朝の気つけとしてあおった。フィズに卵白を加えたのがシルヴァーフィズであり、その一種のモーニング・グローリー・フィズは、スコッチウイスキーとアブサンを用いる。一八八二年の『革新的バーテンダー・マニュアル』の著者、ハリー・ジョンソン（一八四五～一九三〇）は、このフィズについて「朝の一杯にふさわしい秀《ひい》でたドリンクと

Cocktail Recipe 67

モーニング・グローリー・フィズ
Morning Glory Fizz

ブレンデッドスコッチウイスキー……60ml
レモンジュース……15ml
ライムジュース……15ml
シンプルシロップ……15ml
アブサン……三滴
卵白……一個分
ソーダ水……30 ～ 60ml

シェイカーにソーダ水以外の材料をすべて加え、まず氷なしでシェイクしてから、もう一度、氷を加えてシェイクする。濾して氷以外をジュース用のグラスに注ぎ、ソーダで満たす。

して、筆者は衷心《ちゅうしん》よりこれを推奨する。食欲を促すとともに、過敏な神経を落ち着かせてくれる」(7)という。とはいえ、もっとも名高いシルヴァーフィズは、一八八八年頃のニューオーリンズに起源があるラモス・ジン・フィズである。これを流行《はや》らせたバーでは、シェイクする仕事のためにバーテンダーを三十五人も雇い、ドリンクごとに丸々十二分間という不必要に長い時間をかけたと伝えられる。また、卵白ではなく卵黄を用いるゴールデンフィズや、全卵を用いるロイヤルフィズもあった。

先述のようにパンチから進化したサワーというカテゴリーは、蒸留酒をベースに柑橘と砂糖を加えたドリンクである。サワーのなかで、デイジーとは、さらに風味づけのシロップやリキュール（キュラソーやグレナデンなど）を加えたものであり、ソーダで泡立たせることも多い。マルガリータ（スペイン語でヒナギク、つまり「デイジー」）（マルガリータの起源や名の由来については諸説ある）は、テキーラをベースにしたデイジーで、一九四〇年代に人気となった。マルガリータはソーダを使わない。この点は、レストランチェーンの「チリーズ」が展開する、目新しいマルガリータのヴァリエーションからも見てとれる。

カクテルに話を戻そう。カクテルが生まれつつある一八〇〇年代初頭、朝の一杯に加わったのが、蒸留酒に砂糖を加え、水か湯で割るトディであった。季節によって冷たいものや温めたかたちで供する。スリングは、トディと同様だが、氷を加えるのが普通だ。ジュレップは、さらに氷の量が多い。スリングという命名は、朝食前に一杯「ひっかける《スリング》」からだろう。

朝飲《モーニング》むカクテルは、さまざまな異名をとった。たとえば、〝antifogmatics（抗二日酔い剤）〟、〝pick-me-ups（元気回復剤）〟、〝eye-openers（目覚めの一杯）〟、〝bracers（活力源）〟、〝smashers（刺激剤）〟、〝corpse revivers（コープス・リヴァイヴァー、死者蘇生剤）〟などという。もっとも有名なコープス・リヴァイヴァーは、ハリー・クラドックの『サヴォイ・カクテルブック』（一九三〇）に掲載された、コープス・リヴァイヴァー№.2である。コープス・リヴァイヴァー№.1のほうは、スイートヴェルモット、アップルブランデー、グレープブランデーのカクテルで、「午前十一時より前に飲むとよい。または生気とエネルギーが必要なときに」とある。一方のコープス・リヴァイヴァー№.2は、レモンジュース、リレ・ブラン（キニーネを含むアペリティフワイン）、コアントロー、ジン、アブサンから成り、「これを立て続けに四杯飲むと、蘇生《リヴァイヴ》できず再び死に体になる」とはっきり警告を発している。

カクテルもまた、より複雑なものへと進化する。バーテンダーは、普通の砂糖ではなく、キュラソーやマラスキーノリキュールなどで甘味を加えた。こうした目新しいドリンクは、〝fancy（趣向をこらした）〟〝improved（改良した）〟カクテルとして、ファンシー・ブランデー・カクテル、インプルーヴド・オランダ・ジン・カクテルなどと呼ばれた。一つのカクテルに、風味づけのリキュールを何種類も使うことが増え、一部の気難しい酒飲みの目には、度が過ぎるように見えた（いつの時代にも、気難しい堅《かた》物《ぶつ》がいるものだ）。後の一九九〇年代から二〇〇〇年代初頭に、リンゴの酸味やチョコレートのフレーヴァーをつけて「マティーニ」と称するのを軽蔑《けいべつ》していた人たちと同じで、一八八〇年代には、ファンシーとかインプルーヴドとかいうカクテルを、過剰だとみる人々がいた。そこで、反動として、余計なものをあれこれ加えない昔ながらのウイスキー・カクテルが求められたようだ。そうした状況は、ちょうど今日、本来

Cocktail Recipe 68

コープス・リヴァイヴァー No.2
Corpse Reviver No.2

ジン……30ml
コアントロー……30ml
リレ・ブラン……30ml
レモンジュース……30ml
アブサン……一滴

氷を満たしたシェイカーにすべての材料を加える。シェイクして、カクテルグラスに注ぎ入れる。レモンツイストかオレンジツイストを飾る。

のクラシックなマティーニやダイキリを、ブレンダーが不要な製法のカクテルとして、改めて特徴づけようとしているのと同じだろう。

そして、両世界大戦を経た後、またもオールド・ファッションドは時代から外れてしまう。オレンジのスライスとチェリーをグラスの底で合わせてから、角砂糖とビターズを（時にはソーダ水かスプライトも）加える新たなレシピが一般的になったのだ。二〇〇〇年以降、伝統を現代に復活させようとするクラフトカクテルのルネサンスにおいて、現代の気難し屋は、「オールド・ファッションドのオールド・ファッションド」を熱望した。今日では、気の利いたカクテルバーなら、フルーツを混ぜない昔ながらのオールド・ファッションドを、改めて標準としている。

ヴェルモットもまた、カクテルに大きなインパクトを与える成分である。このわずかに苦味がある香りづけされた酒精《しゅせい》強化ワインは、一八〇〇年代半ばに米国に輸入されるようになった。そして、一八〇〇年代後半の数十年にカクテルの材料として用いるようになり、これをジンに加えたマティーニや、ウイスキーに加えたマンハッタンなどが生まれた。どちらのカクテルも、当初のレシピではヴェルモットとともに苦味剤も加えていた。

ヴェルモット風味の新しいカクテルは、その後長く朝の一杯の役割を担いつづけた。だが、朝に限った

Cocktail Recipe 69

オールド・ファッションド、つまりウイスキー・カクテル

別名「オールド・ファッションドのオールド・ファッションド」

Old-fashioned, also known as Whiskey Cocktail

バーボン……60ml
角砂糖……一個
アンゴスチュラ・ビターズ……二滴

ロックグラス（オールド・ファッションドグラス）に、角砂糖とビターズを入れ、好みで水を少量垂らす。氷とバーボンを加え、ステアする。オレンジツイストを飾る。

ことではなく、一八九五年の『アトランタ・コンスティトゥーション(Atlanta Constitution)』紙は、南北戦争時代の南部連合の将軍について、日々の習慣を記している。「朝食前に酒場《サルーン》の門をくぐるとカウンターに肘《ひじ》をついて、『マンハッタン・カクテルを』という。この注文は無意味で、リンチバーグ(ヴァージニア州)のその店のバーテンダーはみな、将軍が何を頼むか知っていて、彼が店に現れるなりマンハッタンを用意し始める。将軍は日に十数回これを味わい、見るからにうまそうに飲むのだった[8]」

夜に飲み過ぎた弊害を朝の酒で癒す、「犬の毛(hair of the dog)」と称する迎え酒の療法(犬に噛まれたら、その犬の毛を傷に付けると治ると信じられていたことから)は、アルコールの飲用の歴史と同じくらい古い。ヒポクラテス学派の著者は、『流行病』にこう記した。「酔いが残り、頭痛があるならば、一コチュレ(〇・二七リットル)のワインを希釈せずに飲む[9]」

七世紀のギリシアの医師、アイギナのパウロスは次のように勧めた。「酒を(過度に)飲んだら、たいていのものは食べないほうがよい。だが、飲酒時に、茹《ゆ》でたキャベツと、砂糖菓子、特にアーモンド菓子を食すのは望ましい。頭痛を緩和し、嘔吐《おうと》の苦痛も和らげる」

『博物誌』を記したプリニウスは、飲み過ぎては吐いているアルコール依存者に、酒を思いとどまらせる戦略を説いた。「フクロウの卵を三日間漬け込んだワインを、酒飲みに投与すると、酒を嫌悪するようになるので効果的だ[10]」

◆冷たいのがお好き

かつてカクテルの材料は、蒸留酒、砂糖、苦味剤、そして水、と定義され、氷ではなかった。最初のカクテルとされるレシピ(カクテルという言葉の説明ではなく具体的な調合法)は、一八三三年の印刷物で、やはり水を用いていた。だが、ジェリー・トーマスが『バーテンダーの手引き』を刊行した一八六二年には、レシピに氷と指定している。つまり約三十年という短い期間のうちに、氷の利用が一般的になったのである。

氷は、入手可能な場所では、何世紀にもわたり医療に用いていた。負傷や骨折によって腫れた部位の炎症を抑えるものだった。また、筋けいれん、激しい腹痛、怪我や関節痛による痛みを和らげ、皮膚の損傷や疾患による不快感を取り除き、身体の内外の熱を下げた。

氷を用いた飲みものについては、歴史上その評価は紆余曲折《うよきょくせつ》を経てきた。時代ごとに世界の各地で、飲料に氷を入れるのはよくないという先入観が存在し、冷たい飲みものは何であれ、退けられることが少なくなかった。ローマ時代には、ワインに水ではなく雪を混ぜる者がいたが、プリニウスは、寒い時期に氷を加えた冷たい飲料を摂取するのは、不自然で季節に反すると異議を唱えた。さまざまな社会文化において、氷や雪をそのまま入れたワインや水は、疝痛、けいれん、麻痺、失明、狂乱、突然死の原因になると考えられた。

飲みものを冷やすとしても、氷を容器の外側に当て、飲料に直接触れさせない方法をとった。一六〇〇年代のスペインとイタリアでつくられたガラス器は、ポケットのような部分があり、そこに雪や氷を入れ、飲料と混ざらないように冷やした。また、装飾を施した冷却容器もあり、氷を詰め込んだなかにワインボトルを入れて冷たくする。一八一一年のポーランドの詩からは、ウオッカを雪の吹きだまりのなかで冷やし、狩猟のあとで供したとわかる。

また、アイスクリームをつくるときに、雪か氷に塩を加えて低温にし、その上に材料を入れたボウルやボトルを重ねて冷やし固める方法があるが、これと同じ手法で、飲みもののボトルも外側から冷やした。

冷蔵できるようになってからも、この冷却法を用いていた例があり、『冷やして楽しむドリンク』（一八六九）の「ブルノーのクラレット・カップ、二十人分」（カップとは、ピッチャーから注ぎ分ける冷たい飲料のこと）のレシピは、「塩を加えた氷のなかに、大きな容器を設置する」との指示で始まる。

世界各地で、飲食物を冷やすための氷は、冬季に湖や山で採取したうえで、できるだけ長く夏季も保存できるよう、洞窟《どうくつ》、地下の穴蔵、断熱の工夫を施した氷室《ひむろ》で保管された。ヨーロッパの富裕層は、不動産の一部として氷貯蔵庫を建てた。

一七〇〇年代に人工冷却技法（ジエチルエーテルの気化熱が周囲を冷却させる作用を用いた）が初めて披露されたが、実用的な冷却設備が最初につくられたのは一八四〇年代で、米国人の医師、ジョン・ゴリーによる。マラリアや黄熱病《おうねつびょう》に苦しむ患者の病室を冷却する目的で開発したもので、ゴリーは、湖から得た氷塊がもたらす冷気の流れを用いて、いわば初の空調設備をつくった。しかし、氷塊は、ゴリーがこうした実践を行っていたフロリダで、常に購入できるわけではなかった。

『冷やして楽しむドリンク』は、その内容について「本書で筆者は、冷蔵という昨今の新技術に焦点を当てる。それとともに、夏季に大いに好まれるものとして、炭酸水や、ドラフトと呼ぶ飲料も取り上げる」とある。

米国のソーダ・ファウンテンでは、ソーダ水のタンクを冷却するために氷をよく用いたが、飲料そのものに氷を入れることは少なかった。一九〇六年の『ソーダ水等飲料の標準教本（The Standard Manual of Soda and Other Beverages）』には、次のように記されている。「店によっては、氷を削ってソーダに入れて提供するが、氷を削り器にかけるのは面倒な作業で、ドリンクの提供の流れが遅くなる。また、たいていの氷には不純物が混ざっているため、飲用には適していない。さらに、氷を飲料に入れると、すぐに炭酸が失われ、味も薄くなる」。この書物は、アイスクリームの各種のレシピも掲載し、水を凍らせて用いるが、池で採氷したものは使っていない。残されている古い貴重な絵画には、手に収まるくらい小ぶりのU字型のグラスで、「コカ・コーラ」を飲む人々のスケッチがあり、氷を詰め込んだ昨今の「ビッグ・ガルプ」（米国のセブンイレブンが販売する、大型カップの炭酸飲料）のサイズとは大違いだ。概して氷は、疑わしいものとみなされていた。

米国で飲料のなかに氷を入れるようになったのは、ボストンで活動したフレデリック・チューダー（一七八三〜一八六四）という人物のおかげである。一八〇〇年代に入ってすぐ、フレデリック・チューダーは、凍った湖から、作業員の手で氷の切り出しを行った。ウォールデン池も、その一つだ（作家のヘンリー・デイヴィッド・ソローは、一八五四年の『ウォールデン 森の生活』で、池の採氷について記している）。そして氷を船で出荷し、海外（カリブ海のマルティニーク、キューバや、インド、ブラジルなど）と、国内（サウスカロライナ州のチャールストン、ジョージア州のサヴァンナ、ルイジアナ州のニューオーリンズなど）の港に搬送した。一八〇六年の新聞には、「冗談みたいだが本当だ。氷を積んだ船が滑走し、マルティニークの税関を通過する。この驚きの商売が、滑って転ばないよう願いたい」とある。チューダーは、医療用の氷を熱帯地方の医師に販売したが、実質的には飲食物へ氷の使用を広めたことで利益を上げる。

チューダーは、バーテンダーに氷を無償で提供し、客をコールドドリンクで魅了しようとした。チューダーはこう記した。「温暖な気候において冷たい清涼感のある飲料が好まれることは、世界共通といってよく、冷たい飲みものに対する偏見が年々薄れているのは確かである。最初はもの珍しさで氷を使い始めても、時とともに氷の利用が当たり前になる……このようなわけで、これまでの常温の飲料と同価格でコールドドリンクを販売できれば、冷たい飲料への偏見に打ち勝つことができるはずだ。常温の生ぬるい飲みものの代わりに、全米にくまなくコールドドリンクを広めるのが目標であり、三年のうちには実現するだろう」[11]。またチューダーが、「冷やしたドリンクを、それまでと同じ値段で一週間飲んだなら、その人は二度と生ぬるいものを注文しなくなる」と記した文書もある。

チューダーは正しかった。思い切った賭けは、資産を失うような幾度かの危機を経た末に、やがて実を結んだ。米国の飲みものにおいて、氷は人気となっただけではなく、飲料を特徴づける材料となった。一八四〇年代に米国を旅した英国人女性、サラ・ミトン・モーリー（一八〇三～四九）は、氷の使用について、やや誇張気味に綴った。「米国のさまざまな贅沢品のなかで、わたしが特に楽しんだのは氷である……訪問先では到着早々に、いつも接客係が氷水かアイスレモネードを出してくれる」

英国では、米国から輸入した氷を用いるようになった。マサチューセッツのウェナム・レイク・アイス社[12]が、純粋で高品質として売り込んだウェナム湖の氷は、流行りの贅沢品となった。この会社の配達員のユニフォームは、ボタンにアメリカンイーグルをあしらうことで、氷の原産国を表していた。一八四五年、『ウィルマー・アンド・スミスズ・ヨーロピアン・タイムズ（Wilmer and Smith's European Times）』紙が氷について報じた。「英国民にごく最近知られるようになったこの品は……都市部で人気が急上昇し、これを抜きには、どんな宴会も成立しないほどである……ウェナム湖の氷は、上流階級の高級品として流行しているだけではなく、中産階級にも必需品と宣伝され、より生活水準が低くても金を回すべき品であるという[13]」

米国では、氷が入手しやすくなると、コブラーやジュレップといった新しいカテゴリーのドリンクの誕生につながり、「冷やした飲みもの」という概念が普及した。シェリー・コブラーなどの「コブラー」は、一八〇〇年代中頃に氷の人気に続いて広まった。シェリー・コブラーとは石畳の玉石《コブルストーン》のような大きめに砕いた氷に注いだシェリー・サワーである。

先述の英国人旅行者、モーリーは、米国訪問中のディナーパーティーの会話をこう振り返る。「婦人は、泡立つシェリー・コブラーのグラスを掲げ、見事に調合されたドリンクに浮く大きなクリスタルを示し、わたしに言う。『米国が何かを乱用してきたという話なら、忘れてはいけないものがあるわ。氷ですよ』」

ミント・ジュレップについては、その起源は、氷を入れたカクテル誕生の時代より九百年ほど前のイスラーム黄金時代に遡る。当時、バラ水（アラビア語でバラ水などのシロップを意味する〝julab〈ジュラブ〉〟の語が、〝julep〈ジュレップ〉〟の由来といわれる）の蒸留を行ったイスラームの学者は、植物の花のシロップもつくり、薬用飲料に加える甘味とした。甘味のあるジュレップは、ペルシアからヨーロッパへの知識の伝承とともに受け継がれ、新大陸にも伝わることになる。一七五三年、フランス北部のルーアンで、「悪性熱」の流行後、医師が症例報告に「砂糖水と少量のワインのシンプルなジュレップで、多くの人が快復した」と記している(14)。

同じ一七五三年、『新英国薬局方《やっきょくほう》（The New English Dispensatory）』には、ジュレップの定義がある。「ジュレップは、効果の高い薬の服用時に、飲みやすくするために合わせる酒である。あるいは、薬の服用後に摂取してもよいし、薬を補うものとして随時飲用してもよい」。つまり、一匙《ひとさじ》の砂糖で苦い薬を飲みやすく、という役割を担ったのだ。この英国の『薬局方』が掲載している「健胃ジュレップ」の調合は、シ

Cocktail Recipe 70

シェリー・コブラー
Sherry Cobbler

アモンティリャードシェリー……90ml
シンプルシロップ……15ml
半月切りのオレンジ(輪切りを半分にカット)

シェイカーの底にオレンジとシロップを入れて混ぜる。氷とシェリーを加えて、シェイクする。濾して、砕いた氷を入れたジュレップ用の金属製カップかジュース用のグラスに注ぐ。もう一切れのオレンジを飾る。

ナモン水浸出液を六オンス、ナツメグ水と健胃チンキ剤を各一オンス、オレンジピールシロップを二分の一オンス合わせる。ほかにも中毒と感染症、腹部膨張感、ヒステリー、弱った心臓のための各種ジュレップがあった。

少なくとも一八〇〇年代中頃までのヨーロッパでは、ジュレップは一貫して薬であった。だが、その頃すでに米国では、ジュレップはアルコールのドリンクの名であり、たとえば精神安定剤である「バリウム」（ジアゼパム錠の商品名）を「母親にとっての頼みの綱《マザーズ・リトル・ヘルパー》」と呼ぶように、飲料の愛称として用いていた。一八〇〇年を迎えようとする頃、ミントを入れた飲みものに言及した例があり、これが甘味と芳香を添えた、薬用ではないジュレップの始まりだった。ただし、引きつづき二日酔いの解消には使っていた。

ジュレップは、ラムかウイスキーでもつくれるが、かつてはミント・ジュレップといえば、ブランデーをベースにしたものだった。今日のミント・ジュレップに特徴的な、あられ《ヘイルストーン》の大きさに砕いた氷も、最初は使っていない。このドリンクはおそらくヴァージニア州で生まれ、ニューヨークに伝わってからバーテンダーたちが広めて人気となった。なかでもケートー・アレクサンダー（一七八〇～一八五八）というバーテンダーは、奴隷の身分から解放された人物で、ジュレップのヴァリエーションを「ヘイル・ストーム（Hail-Storm）」（あられをともなう嵐）と名づけて提供した。これが、氷入りのミント・ジュレップである。ただし、ミント・ジュレップに氷を加えたのは、アレクサンダーが最初というわけではない。デイヴィッド・ワンドゥリッチによると、早くも一八〇七年に、氷を入れたものに言及したもっとも古い例があるという。そのためワンドゥリッチは、氷を好む米国流のドリンクの始まりとして、ミント・ジュレップを「最初の生粋《きっすい》のアメリカンドリンク」とみなす。

氷入りの飲料は、一八三〇年代以降、米国で広まったが、他国では違った。それについて一八八〇年にマーク・トウェインが、『ヨーロッパ放浪記』で述べている。「ヨーロッパ人は、氷水は消化によくないという。何でそんなことがいえるんだ？　飲んでもいないのに」。一九〇二年には、『米国等の氷入りドリンクレシピ（Recipes of American and Other Iced Drinks）』がイングランドで出版されており、氷のドリンクという概念が、外来のものだったとわかる。

　今日に至るまで世界各地には、冷たい飲料を避けてきた社会文化が多くある。二〇一一年の『ニューヨーク・タイムズ』紙には、アリーナ・シモンの意見記事がある。「ウクライナ出身の移民の娘として、わたしは常温の飲みもので育ってきた。ほかの子どもには許されるのに自分は禁じられている米国風のお楽しみとして、ペットの子犬、四角く焼いた大きなシートケーキ、馬鹿騒ぎがあるが、それと並んで、氷もまた、許してもらえたためしがない。祖母は、氷水のグラスを見ると、まるでエボラウイルスの注射器であるかのように怖気《おじけ》づく。冷たいものを飲むことでどんな病気になると祖母が考えているのか、いまだにわからない。肺炎か、水虫か、それともクラミジアか？[15]」

　インドのアーユルヴェーダ医学も中国伝統医学も、多くの医師が、冷たい飲みものを、消化時のバランスを損ねるといって避けている。今日、米国を訪れる中国人向けのガイドブックは、バーやレストランで

Cocktail Recipe 71

プレスクリプション・ジュレップ
Prescription Julep

コニャック……60ml
ライウイスキー……30ml
シンプルシロップ……20ml
ミントの葉……五枚

ジュレップ用の金属製カップのなかでミントの葉を軽くつぶしてシロップと合わせてから、アルコールの材料を加える。砕いた氷を満たし、冷えて表面が曇るまでカップを回す。さらに氷を山盛りにして、ミントの小枝も数本差し込む。プレスクリプション（処方箋、処方薬）というカクテルの名は、ジュレップの薬としての歴史に因んだユーモアであり、1857 年刊行の記事中で言及されている。

は氷入りの飲料が基本なので、注文時に、氷はいらないとはっきり伝えるよう注意を促す。米国を訪れた中国人の旅行ブログには、こうある。「米国人が氷を入れたドリンクをこれほどまでに好きな理由が、わたしにはわからない。何を頼んでも、店員は問答無用で紙コップにまず氷を入れて、それから飲料を注ぐ。このお恵みが、胃腸に望ましくない人もいるので、わたしたちはドリンクを注文するたびに、ご親切はありがたいのだがと伝えて、氷投入のお決まりの手順を省くよう、前もって頼まないといけない[16]」

◆現代医学における〝酒と健康〟

カクテルにヴェルモットや氷も用いるようになってから長い年月を経て、もはや飲料の流行は、薬効によるものではなくなった。二度の世界大戦間と戦後の時代、ティキドリンク（トロピカルな雰囲気の、多くはラムをベースとした各種のカクテル）とティキバー（ポリネシアなどの雰囲気を演出）が増えた。時とともに、マティーニは、ヴェルモットの量を減らした配合になった。結局どれほどまで少なくしたか、映画監督のルイス・ブニュエル（一九〇〇～八三。シュルレアリスムと耽美的作風で知られるスペインの巨匠）の言葉を引こう。「ノイリー・プラット（フランス産のドライヴェルモット）のボトルを傾けて、瓶を透過する陽光がきらめく、ほんの一瞬のあいだ注ぐだけだ。あとはジンをボトルから注ぎ入れる」。この程度の割合が望ましいとされたのである。一九七〇年代から九〇年代のあいだは、合成着色料を用いたリキュールと、ウオッカのシュガー・ボム（甘味のフレーヴァーのウオッカと、クリームのリキュールに粉末プリンなどを合わせ、デザートのようにとろみをつける）が人気となった。二〇〇〇年頃に主流になったのは、コスモポリタンや、フレーヴァーを付けて「マティーニ」と呼んだカクテルである。これらは、ウオッカのシュガー・ボム同様にあれこれ手を加え、カクテルグラスで提供することで体裁を保ったような代物だ。こうした流れを変えようとする一部のバーテンダーは、ドリンクにフレッシュジュースを使う製法に立ち返り、クラシックなカクテルへの回帰と、クラフトカクテルとしての再興という、ルネサンスの第一歩を踏み出した。以来十年のうちに、バーテンダーも飲む側も、本来のつくりかたのクラシックなカクテルを再発見したのである。

二〇〇〇年以降、バーテンダーは、使用する材料を自分でつくる必要性を感じ、もう生産していない昔の苦味剤や、アブサンを（その解禁まで）手づくりしたほか、高果糖コーンシロップ（多量摂取で糖尿病の発症が増える）を使わないフレーヴァー用シロップづくりを試みた。ミクソロジーにおける創造性の新たな時代の到来だ。だが、少々マイナス面もある。今日、市販のパッケージ入りの食品が、もはやアヘンも含まないし煮炊きしたヘビも入っていないのは確かといえるが、バーテンダーが昔のレシピを復元した場合、現代では有害とみなされる成分が、紛れ込むことになる。

本書中でも触れてきたように、活性炭、キナノキ樹皮、ルバーブの葉、トンカ豆、ワームウッドはどれも、害を及ぼす可能性がある、もしくは規制対象となる成分を含むものでもある。こうしたものが近年、カクテルに用いる手づくりの材料のなかに再登場している。[17] ほかにも今日に蘇った成分がいくつかあり、やはり問題となることは避けられない。ルートビア（および、かつての壊血病《かいけつびょう》治療薬）の材料であったサッサフラスの、サフロールという化合物は、発ガン性が疑われ、米国では一九六〇年に禁止になった。

カラムス（ショウブ）、別名スイートフラッグは、沼地に生息する芳香性のある植物で、リキュールに用いるほか、化粧品の香料やポプリに使う。カンパリなどのリキュールの古い貴重なレシピ集では、多くが材料にカラムスを用いていた。現在米国では、カラムスを、「発がん前駆物質」（代謝を経て発がん性を有するようになる化合物）であるとして食品への使用をはっきりと禁じているが、他の国では、含有するβ-アサロンが一定レベル以下なら使用が認められる。おそらく他のリキュールもそうだが、いくつかの銘柄のヴェルモットは、ヨーロッパ向けの調合にはカラムスを用い、米国市場向けには排除している。

ビターアーモンドは、この植物が含むシアン化合物前駆体が、体内で毒となって致命的となる可能性がある。昔の探偵映画や暗黒街を舞台にした小説では、検視官が「息がアーモンドのにおいだった。中毒死にちがいない」、などと判断する。今日、ビターアーモンドリキュールである「ディサローノ」のようなアマレットは、主に核果《かくか》類、つまりモモ、チェリー、アンズなどの果実の核を用いる。こうした核の部分も、ビターアーモンドと同じシアン化合物前駆体を含むが、リキュールの製造過程で除去される。

近年、アンズの核は、天然物由来のがん治療薬として評判になってはいるが、それを裏づける科学的な証拠は得られていない。二〇一七年にオーストラリアの男性が、前立腺《ぜんりつせん》がんの緩和のために、アンズの核を摂取したところ中毒になった[18]。こうした目的でアンズの核のアマレットを手づくりしないよう、バーテンダーに対して注意が呼びかけられている。

驚いたことに、リコリス（甘草《かんぞう》）の使用についても制限が設けられており、この材料に含まれるグリチルリチンという化合物が特に問題である。リコリスの根は、ほのかな甘みをリキュールやジンに添える。グリチルリチンは体内のカリウム濃度の低下（低カリウム血症）を招き、不整脈を引き起こすとともに、高血圧、浮腫《ふしゅ》（腫脹《しゅちょう》）、昏睡《こんすい》、鬱血《うっけつ》性《せい》心不全の要因となる。典型的な例として、多量のリコリス茶を日常的に飲む成人に、グリチルリチンの過剰摂取で医療の介入を要する状況が生じやすい。それでもなお各種の飲食物において、それぞれ異なる濃度でグリチルリチンの含有が認められている。

この数年、「健康志向」のカクテルと蒸留酒が改めて注目されている。もっともアルコールを含むことには変わりなく、見かけ倒しの「健康志向」ともいえるのだが。その手の商品の多くは、たとえば「スキニー」ウオッカ（低カロリーで、風味づけしないウオッカ）と呼ばれるもののように、アルコール含有量を減らして単に度数を下げたり、時にはミントやキュウリといった健康的な響きの植物をフレーヴァーに用いたりする。また、疑似科学でそれらしく見せているものもあり、「アルコールによる弊害からDNAを保護する」成分を含むという宣伝もあれば、「純粋な高酸素水」で製造したと謳うウオッカもある。「コラージン」という商品は、その名のとおり、肌、髪、関節に必要なコラーゲンをサプリメントとして合わせたジンである。

　アルコール摂取について、人々の健康への影響が常々報じられ（なかには誤った報道もある）、ある種のがんが増加する、認知機能が低下する、さらに、アルコールでかつての子役スターの人生が台無し、などと伝えられる。一方で、長寿の秘訣は毎日の一杯のウイスキーだ、という高齢者の声も報じている。薬物と同じで、アルコールは、健康上ポジティブな影響もあればネガティブな面もあり、これは今に始まったことではない。古代のアーユルヴェーダの文献は、適量のアルコールは薬になるが、過剰摂取は毒になる、と指摘する。『飲酒の科学（The Science of Drinking）』を著したテキサス大学のアミタヴァ・ダスグプタは、一晩にせよ長年にせよ少量のアルコール摂取は、健康に害はなくむしろ身体によいようだが、過度な飲用は、あらゆる問題を引き起こすと述べる。短期的にみると、飲酒によるアルコールが、不安を軽減し、活力を促進し、体内で自然に鎮静作用を示す脳内物質エンドルフィンの放出を促し、寝つきを改善する。しかし、一回当たりの飲酒量が多い場合、アルコールは認知機能の低下と運動制御（身体の動きを司る機構の調整能力）の喪失につながり、

Cocktail Recipe 72

アマレット・サワー
Amaretto Sour

アマレットリキュール……45ml
バーボン……30ml
レモンジュース……30ml
シンプルシロップ……8ml
卵白……一個分

材料をシェイカーに入れ、まず氷なしでシェイクしてから、次に氷を加えてシェイクする。濾して、ロックグラスの氷の上から注ぐ。レモンツイストとマラスキーノチェリーを飾る。ジェフリー・モーゲンサラー（米国の著名なバーテンダーで、著書もある）のレシピを改変。

新たな記憶と学習の能力を低下させ、性欲《リビドー》を失わせ、中枢神経系を抑制する（ただし、従来唱えられていた、脳細胞が死んでしまうという説は間違いだと判明している）。また、アルコールで、眠りが浅くなりレム睡眠が阻害されるので、睡眠の質が下がる。事故や危険性の高い行動につながり、さらには中毒症状が生じ、過剰摂取は致命的である。

長期的には、適量の飲酒（一日に一〜二杯）ならば、ポジティブな影響が多いようだ。心臓発作のリスクを低減し（特に赤ワイン）、脳卒中、心臓疾患、心不全、糖尿病、胆石《たんせき》、関節炎、加齢による認知症、アルツハイマー型認知症のリスクを抑える。一般的な風邪をひく機会も減る（やはり特に赤ワインによって）。飲酒する人のほうが、飲まない人よりも入院することが少ない。適量の飲酒は、胃がん、肺がん、膀胱《ぼうこう》がん、腎がん、頭頸部《とうけいぶ》がんの罹《り》患率《かんりつ》を抑える可能性があるともいわれる。

だが、多量のアルコールの慢性的な摂取（一般的な定義としては、一日に四杯以上）は、リスクとして、肝疾患、脳障害、心臓障害、脳卒中、骨の損傷、高血圧、栄養不良、免疫抑制、感染症への罹患、早発閉経、出産した子どもの先天性欠損症、男性のテストステロンレベルの低下につながりやすい。過度な飲酒は、口腔《こうくう》がん、咽頭《いんとう》がん、肝がん、結腸がん、胃がん、肺がん、脾臓《ひぞう》がんの罹患率が高くなる可能性もある。加えて、多くの人にとって、アルコールは依存性のある薬物にほかならない。

他の研究も、適量の飲酒であれば、まったく飲まない人に比べて、健康状態の質を高めるのみならず、長寿につながると示している。この点を最初に指摘したのはジョンズ・ホプキンズ大学の生物学者、レイモンド・パールである。彼は、禁酒法只中《ただなか》の一九二六年にこう述べた。「飲酒は、適量であれば、寿命を縮めることはない。むしろ、一定の節度を保って飲む者のほうが、禁酒者よりも死亡率がやや低く、より余命が長くなる兆候がみられた……アルコールは、控えめの量でも死を早めることになるという一般的な考えは、裏づけがまったくない」[19]。さらに近年の研究で、酒を飲む人の長寿の理由を探ると、その答えは、アルコールの薬効とは別のところにあった[20]。酒を嗜む者は、社交的な傾向があるのだ。適度に酒を楽しむ人は、飲まない人に比べ、親しい友人が大勢いて結婚している場合が多い。一方、飲まない人は、うつ状態を示すリスクが生じやすい。こうした要因と寿命の相関性が明らかになり、多くの科学者は、適度な飲酒が育《はぐく》む人との結びつきが、心身の健康のために有益であるとの結論に至った。

これは、アルコール摂取の習慣のない人に、長寿を期待して飲むようすすめているわけではない。長生きのために少量の酒がよい影響をもたらす理由を、説明したまでだ。薬物と同様、飲酒は毒にもなるのである。

訳者あとがき

本書は『Doctors and Distillers : The Remarkable Medicinal History of Beer, Wine, Spirits, and Cocktails』の邦訳である。著者のキャンパー・イングリッシュ氏は、本書第八章の元となった『Tonic Water AKA G&T WTF（トニックウォーターとは、あるいはG&T《ジン・トニック》とは）』（二〇一六年）など酒にまつわる文筆で知られ、近著『The Ice Book : Cool Cubes, Clear Spheres, and Other Chill Cocktail Crafts（氷の話：アイスキューブ、透明な丸氷、ひと手間かけて冷やすカクテルづくり）』（二〇二三年）でもカクテルについて独自の視点を展開する。

『Doctors and Distillers』（医者と蒸留業者）という原題は「D」の頭韻《とういん》であり、本文中にも、ちょっとした遊び心や少々突飛《とっぴ》な比喩を時に交えつつ、著者は概して簡潔な筆致で、アルコールと医術の断ちがたい関係を解き明かす。酒に関する書物は数多いが、薬を起源とする歴史に焦点を当てた点が本書の特徴である。

年代順に歴史を辿《たど》るわけではなく、必ずしも酒の種類ごとの章立てでもないが、通読すると、アルコールの利用と飲用の広がりの全体像が見えてくる。自然の恵みとして醸造酒が生まれ、より保存性の高い蒸留酒の活用が進むとともに、薬用植物と組み合わせて医術に不可欠なものとなった経緯が浮かびあがる。薬草を蒸留した苦い酒に、甘味や香りを加えて飲みやすくすると、現代のリキュールの前身が誕生する。病への対処として、当時最新の成分や薬液をミックスした飲料が、やがて今日のカクテルとなる。

本書の各章の主役は、医師、薬剤師や蒸留業者だけではない。蒸留の技法を工夫した錬金術師《れんきんじゅつし》、薬用植物の知識を伝えてきた修道士、中世から近代へ知の扉を開いた科学者が登場する。酒を支給され前線に向かった兵士や艦隊の船乗り、禁酒法下の密造・密輸業者、安酒の中毒患者も現れ、粗悪な飲食物の法規制に貢献した人々の姿もある。

思うに、本書の陰の主役は、植物、そして微生物かもしれない。

古くから薬効が知られ、和名ではニガヨモギというワームウッド（日本に自生するヨモギとは異なる種）は、各種のカクテルに用いるヴェルモットを生むとともに、魅力と中毒性が語りつがれるアブサンを生んだ立役者だ。こうしたヨモギ属のアルテミシニンという物質は、現代医療でも重要な役割を果たす。

訳出を終え、近県の大学薬学部の薬用植物園を訪れた。本書で、つまり酒の歴史において、大きな役割を演じた薬草を観察できた。それぞれに個性的な姿だが、自然の環境で特に際立つ匂いがあるわけではなく、野山に生えていれば見過ごしかねない。その薬効を見いだし、アルコールのなかに封じ込めて人々の健康に役立てた知恵に、改めて感嘆する。

微生物もまた、人間よりはるか昔から、自ずとブドウを発酵させワインにしていた生命体であり、酒造の起源につながる主人公といえるだろう。そのワインやビールが微生物（細菌）を殺菌する力も、古くから経験的に知られていた。ワインの発酵や防腐の研究が、病原菌の存在の解明につながり、やがて微生物に対抗するために別の微生物を用いる抗生物質が登場する。酵母のような微生物による恩恵と、病原となる微生物との闘い、その双方のはざまで人の世が導かれてきた経緯がうかがえる。

そして、古来変わらぬ人間の願望も、歴史の原動力といえるだろう。健康のための飲酒の作法は、時とともに変化してきたが、人々の長寿の願いと病気平癒の祈りは変わらない。効力と純度を高めたアルコールを、万病を癒す霊薬として珍重し、かつての知識人は、その精製を通じて不死を叶える完全性を追求した。万物の元となる純粋な本質的要素を抽出できれば、そこから万能の薬や完全な物質を生み出せると信じていた。昔と今の医学は当然ながら大違いだが、根源的な要素に迫り、それを用いて健全なものを再生しようとする試みは、ちょうど今日の幹細胞の研究を思わせる。また、身体によいと評判の飲食物や健康法が、その時々で流行しては紛《まが》いものが出回るさまも、時の隔たりを忘れさせる。

薬としての酒という視点に立つと、アルコールと人の関わりの変遷を新たな角度から眺められる。それが本書の魅力であろう。馴染みの酒も違った表情をみせ、いにしえに思いを馳《は》せつつ、知らなかった酒やカクテルを味わってみたくなる。「酒は百薬の長、されど万病の元」であるのは、東洋に限らないようだが、著者のイングリッシュ氏なら、アルコールの功績を考えると「万」の病はいいすぎだ、と思うのではないか。酒を嗜《たしな》む読者はもちろん、控えているかたも、そして、飲食物の歴史、薬草や香辛料の利用、昔の疫病の予防策、食の安全の問題に興味のあるかたにも、楽しんでいただけると思う。新たなドリンク考案のヒントも見つかるかもしれない。お好みの一杯を手にページをめくっていただければ幸いである。

最後となるが、本書の訳出の機会を与えて下さり、細部にわたって緻密に編集の労をとられた、柏書房の村松剛氏に、心より深く感謝を申し上げる。翻訳への道を拓《ひら》いて下さった株式会社トランネットの小澤大介氏と小口ちひろ氏からは、とても心強いサポートを賜った。本書が読者に届くまでに各方面でお力添えをいただいた関係各位に、厚くお礼申し上げる。

(4) Grimes, William, *Straight Up or On the Rocks: The Story of the American Cocktail* (New York: North Point Press, 2001).
(5) "The Remix; Recipe for Regularity | 1874 Letter from Mark Twain to His Wife", *The New York Times*, December 3, 2006, https://www.nytimes.com/2006/12/03/style/the-remix-recipe-for-regularity-1874-letter-from-mark-twain-to-his.html
(6) "A Bitter Medicine Cures the Hiccups", *The New York Times*, December 31, 1981, https://www.nytimes.com/1981/12/31/style/a-bitter-medicine-cures-the-hiccups.html.
(7) *New and Improved Bartender's Manual*, EUVS Vintage Cocktail Books, https://euvs-vintage-cocktail-books.cld.bz/1882-Harry-Johnson-s-new-and-improved-bartender-s-manual-1882/24（2021 年 12 月 24 日閲覧）.
(8) Greene, Philip, *The Manhattan* (New York: Sterling Epicure, 2016).
(9) Jouanna, *Greek Medicine*.
(10) *The Natural History of Pliny*, trans. John Bostock and H. T. Riley (London: Henry G. Bohn, 1856), https://books.google.com/books?id=IUoMAAAAIAAJ (2021 年閲覧).
(11) "Supplementary Material on Frederick Tudor Ice Project", *Bulletin of the Business Historical Society* 9, no. 1 (1935): 1–6, https://www.jstor.org/stable/3110750?origin=crossref&seq=1（2021 年 5 月 4 日閲覧）.
(12) Weightman, Gavin, *The Frozen Water Trade* (New York: Hyperion Books, 2003).
(13) Phillips, John C., *Wenham Great Pond* (Salem: Peabody Museum, 1938), http://www.seekingmyroots.com/members/files/H003116.pdf (2021 年閲覧).
(14) Mons. Le Cat, "An Account of Those Malignant Fevers, That Raged at Rouen, at the End of the Year 1753", *Philosophical Transactions (1683–1775)* 49 (1755): 49–61, http://www.jstor.org/stable/104908（2021 年 5 月 4 日閲覧）.
(15) Simone, Alina, "Why Do Russians Hate Ice?" *The New York Times*, August 3, 2011, https://opinionator.blogs.nytimes.com/2011/08/03/ice-enough-already/?ref=opinion.
(16) Tao, Yan, "American News Series: It Is Difficult to Drink Hot Water", March 9, 2015, https://www.douban.com/group/topic/73302265.
(17) cocktailsafe.org.
(18) Panko, Ben, "Man Poisons Himself by Taking Apricot Kernels to Treat Cancer", *Smithsonian Magazine*, September 13, 2017, https://www.smithsonianmag.com/smart-news/natural-health-treatment-poisons-man-180964870.
(19) Gaffney, Rusty, "Wine Is Good News for Health in 2008", *Prince of Pinot* 7, no. 10 (January 14, 2009), https://www.princeofpinot.com/article/603.
(20) Cloud, John, "Why Nondrinkers May Be More Depressed", *Time*, October 6, 2009, http://content.time.com/time/health/article/ 0,8599,1928187,00.html, および Cloud, John, "Why Do Heavy Drinkers Outlive Nondrinkers?" *Time*, August 30, 2010, http://content.time.com/time/magazine/article/0,9171,2017200,00.html.

(18) Arnold, Carrie, “Tainted Sanitizers and Bootleg Booze Are Poisoning People”, *National Geographic*, August 19, 2020, https://www.nationalgeographic.com/science/article/methanol-poisoning-bootleg-sanitizer-alcohol-how-to-protect-yourself-coronavirus-cvd.

第八章　マラリアとジン・トニック

トニック，キニーネ，マラリアに関する多くの書物のなかで，特によく参照したのはDuran-Reynals, Marie Louise de Ayala, *The Fever Bark Tree* (London: W. H. Allen, 1947); Sherman, Irwin W., *Magic Bullets to Conquer Malaria* (Washington, DC: ASM Press, 2011); Nesbitt, Mark, and Walker, Kim, *Just the Tonic* (Richmond, Surrey, UK: Kew Publishing, 2019). 梅毒については Sherman, *Twelve Diseases*.

(1) Swift, Gabriel, “Sappington's Theory and Treatment of Fevers”, *Princeton Collections of the American West*, July 12, 2021, https://blogs.princeton.edu/westernamericana/2012/07/12/sappingtons-theory-treatment-of-fevers.
(2) Stailey, Doug (LibationLegacy). “If you've dug around in old cocktail recipes . . .” May 17, 2018, 10:08 p.m. Tweet. https://twitter.com/LibationLegacy/status/997297967320137728.
(3) 列挙したキニーネを含む製品について，一部は Parsons, *Amaro* にもとづく．
(4) Nesbitt and Walker, *Just the Tonic*.
(5)『ランセット』(London: Elsevier, 1861), https://books.google.com/books?id=rRdAAAAAcAAJ (2021 年閲覧).
(6)『オリエンタルスポーツ』誌の引用部は，Google Books 上から失われたが，写しの画像が Nesbitt and Walker, *Just the Tonic* にある．
(7) Curtis, Wayne, “Mixopedia: The Maraschino Cherry”, *Imbibe*, December 19, 2016, https://imbibemagazine.com/history-lesson-the-maraschino-cherry.
(8) ミッキー・スリムというカクテルについての反証は，Koerner, Brendan I., “The Myth of the Mickey Slim”, *MicroKhan*, June 9, 2010, http:// www.microkhan.com/2010/06/09/the-myth-of-the-mickey-slim, およびこの記事へのコメントを参照．
(9) Meyer, Christian G., Marks, Florian, and May, Jürgen, “Editorial: Gin Tonic Revisited”, *Tropical Medicine and International Health* 9, no. 12 (December 2004): 1239–40, https://onlinelibrary.wiley.com/doi/full/10.1111/j.1365- 3156.2004.01357.x.

第九章　カクテルと現代医学

米国のカクテルに関する歴史の多くは，Wondrich, David, *Imbibe!* (New York: TarcherPerigee, 2015) による．

(1) *Pharmaceutical Formulas: A Book of Useful Recipes for the Drug Trade* (London: The Chemist and Druggist, 1902), https://books.google.com/books?id=gdpNAQAAMAAJ (2021 年閲覧).
(2) Majoribanks, Alexander, *Travels in South and North America* (London: Simpkin, Marshall, and Company, 1853), https://books.google.com/books?id=9RZwtDBm7JMC (2021 年閲覧).
(3) Will-Weber, Mark, *Muskets and Applejack* (Washington, DC: Regnery History, 2017).

Blum, *The Poison Squad* (New York: Penguin Press, 2018), および，禁酒法時代の毒性のあるアルコールについてより詳しい情報は Blum, *The Poisoner's Handbook* (New York: Penguin, 2010) を参照のこと．

（1） Donovan, *Fizz.*

（2） Tampa, M., Sarbu, I., Matei, C., Benea, V., and Georgescu, S. R., "Brief History of Syphilis", *Journal of Medicine and Life* 7, no. 1 (2014): 4–10, https://www.ncbi.nlm.nih.gov/pmc/articles/PMC3956094/.

（3） Armijo, Stephanie, "Hires Root Beer", History of the Soda Fountain, November 17, 2016, https://scalar.usc.edu/works/history-of-the-soda-fountain/hires-root-beer.

（4） O'Neil, Darcy S., *Fix the Pumps* (N.p: Darcy O'Neil, 2009).

（5） "Paolo Mantegazza", https://www.erythroxylum-coca.com/mantegazza/index.html（2021 年 12 月 24 日閲覧．現在リンク切れ）.

（6） マリアーニ・ワインの宣伝文句は Google Image での検索による．

（7） コカ・コーラについてより詳しい情報は Standage, Tom, *A History of the World in Six Glasses* (New York: Bloomsbury, 2006)［邦訳　トム・スタンデージ『歴史を変えた 6 つの飲物』新井崇嗣訳，楽工社，2017 年］.

（8） Rodengen, Jeffrey L., *The Legend of Dr Pepper/SevenUp* (Fort Lauderdale, FL: Write Stuff Syndicate, 1995).

（9） "Balm of America: Patent Medicine Collection", National Museum of American History, https://americanhistory.si.edu/collections/object-groups/balm-of-america-patent-medicine-collection（2021 年 12 月 24 日閲覧）.

（10） Hodgson, Barbara, *In the Arms of Morpheus* (Buffalo, NY: Firefly Books, 2001).

（11） Graber, Cynthia, "Snake Oil Salesmen Were on to Something", *Scientific American*, November 1, 2007, https://www.scientificamerican.com/article/snake-oil-salesmen-knew-something/（2021 年閲覧），および Gandhi, Lakshmi, "A History of 'Snake Oil Salesmen' ", *Code Switch*, NPR, August 26, 2013, https://www.npr.org/sections/codeswitch/2013/08/26/215761377/a-history of-snake-oil-salesmen（2021 年閲覧）.

（12） Haara, Brian F., *Bourbon Justice* (Lincoln, NE: Potomac Books, 2018).

（13） Peachridge Glass, https://www.peachridgeglass.com/2013/05/is-it-just-a-duffys-pure-malt-whis key-bottle/.

（14） English, Camper, "Bug-Based Coloring Makes a Comeback in Spirits", *SevenFifty Daily*, October 5, 2017, https://daily.sevenfifty.com/bug-based-coloring-makes-a-comeback-in-spirits（2021 年閲覧）.

（15） Smith, Andrew F., *The Oxford Encyclopedia of Food and Drink in America* (New York: Oxford University Press, 2004).

（16） Teeter, Adam, "How Wine Bricks Saved the U.S. Wine Industry during Prohibition", *VinePair*, August 24, 2015, https://vinepair.com/wine-blog/how-wine-bricks-saved-the-u-s-wine-industry-during-prohibition（2021 年閲覧）.

（17） Okrent, Daniel, "An Illegal Substance Sold Legally", *Los Angeles Times*, May 16, 2020, https://www.latimes.com/archives/la-xpm-2010-may-16-la-oe-0516-okrent-prohibition-20100516-story.html（2021 年閲覧）.

books?id=ibxYAAAAcAAJ.
(16) Beatty, William, *Authentic Narrative of the Death of Lord Nelson* (London: T. Davison, 1807), https://www.gutenberg.org/files/15233/15233-h/15233-h.htm（2021 年閲覧）.
(17) "Zambia Honors Dr. Livingstone on 100th Anniversary of His Death", *The New York Times*, May 12, 1973, https://www.nytimes.com/1973/05/12/archives/zambia-honors-dr-livingstone-on-100th-anniversary-of-hisdeath-sense.html.
(18) Sohn, Emily, "Why the Great Molasses Flood Was So Deadly", *History*, January 15, 2019, https://www.history.com/news/great-molasses-flood-science.
(19) Rorabaugh, W. J., *Prohibition: A Concise History* (Oxford, UK: Oxford University Press, 2018).
(20) "Guifiti", Arzu Mountain Spirit, October 6, 2015, http://www.arzumountainspirit.com/blog/2015/10/8/guifiti.
(21) Perry, Kevin E. G., "Mamajuana, the 'Dominican Viagra', Has Big Turtle Dick Energy", *Vice*, March 7, 2019, https://www.vice.com/en/article/panvw7/mamajuana-the-dominican-viagra-has-big-turtle-dick-energy.
(22) Harvie, David I., *Limeys* (Gloucestershire, UK: Sutton Publishing, 2005).
(23) ウイスキーについては，多くの参考書があり，特に以下を参照した．Broom, Dave, *Whisky: The Manual* (London: Mitchell Beazley, 2014)［邦訳　デイヴ・ブルーム『ウイスキーバイブル』鈴木隆行監修，日本文芸社，2018 年］; Maclean, Charles, *Malt Whisky* (London: Octopus Publishing, 2010); Mitenbuler, Reid, *Bourbon Empire* (New York: Penguin, 2015)［邦訳　リード・ミーテンビュラー『バーボンの歴史』三輪美矢子訳，原書房，2016 年］; Minnick, Fred, *Bourbon: The Rise, Fall, and Rebirth of an American Whiskey* (Minneapolis, MN: Voyageur Press, 2016).
(24) Gunn, John C. *Gunn's Domestic Medicine,* 13th Edition (Pittsburgh, PA: J. Edwards & J. J. Newman, 1839), Google Books, https://books.google.com/books?id=6a8hAQAAMAAJ（2021 年閲覧）.
(25) *The Manufacture of Liquors, Wines, and Cordials without the Aid of Distillation,* HathiTrust Digital Library, https://babel.hathitrust.org/cgi/pt?id=uc1.31175014153806&seq=12.
(26) Japhe, Brad, "Everything You Need to Know about Rock and Rye", *Whisky Advocate*, April 29, 2019, https://www.whiskyadvocate.com/need-to-know-rock-and-rye.
(27) 白酒の販売統計については "Baijiu Booms as China's Bull Run Grows", *The Drinks Business*, December 14, 2020, https://www.thedrinksbusiness.com/2020/12/the-baijiu-boom, および Bellwood, Owen, "The 10 Most Valuable Spirits Brands in the World", *The Drinks Business*, June 7, 2021, https://www.thedrinksbusiness.com/2021/06/the-ten-most-valuable-spirits-brands-in-the-world.
(28) テキーラとプルケについては，Bruman, Henry J., *Alcohol in Ancient Mexico* (Salt Lake City: University of Utah Press, 2000) が大変参考になった．

第七章　毒と薬

炭酸飲料全般ついて Tristan Donovan の著書，*Fizz: How Soda Shook Up the World* (Chicago: Chicago Review Press, 2014) が特に参考になった．壊血病については Irwin W. Sherman の著書 *Twelve Diseases That Changed Our World* (Washington, DC: ASM Press, 2007) が役立った．食品の安全を目指したハーヴェイ・ワイリーと純正食品・医薬品法については，主に Deborah

(8) Weisbord, Steven D., Soule, Jeremy B., Kimmel, Paul L., "Poison on Line—Acute Renal Failure Caused by Oil of Wormwood Purchased through the Internet", *New England Journal of Medicine* 337 (1997): 825–27, https://www.nejm.org/doi/ full/10.1056/nejm199709183371205.
(9) Zavatto, Amy, "Everything You Need to Know about Anise-Flavored Spirits", Liquor, November 2, 2020, https://www.liquor.com/anise-spirits-5085280.
(10) Mirzaee, F., Hosseini, A., Jouybari, H. B., Davoodi, A., and Azadbakht, M., "Medicinal, Biological and Phytochemical Properties of Gentiana Species", *Journal of Traditional and Complementary Medicine* 7, no. 4 (2017): 400–08, January 28, 2017, https://www.ncbi.nlm.nih.gov/pmc/articles/PMC5634738/.
(11) アマーロのブランドと，どれがゲンチアナ，ワームウッド，ルバーブなどを含むかについては，以下が詳しい．Parsons, Brad Thomas, *Amaro* (Berkeley, CA: Ten Speed Press, 2016).

第六章　蒸留酒と健康

(1)「アルマニャックの四十の効能」については the Bureau National Interprofessionnel de l'Armagnac との E メールで情報を得た．
(2) ナバラ王国のカルロス二世については主に "Charles II of Navarre", Wikipedia, Wikimedia Foundation, https://en.wikipedia.org/wiki/Charles_II_ of_ Navarre による（最終編集日 2021 年 12 月 10 日）．
(3) コニャックの歴史については主に Faith, Nicholas, *Cognac*, 3rd revised and updated ed. (Oxford: Infinite Ideas, 2016), および Jarrard, Kyle, *Cognac* (Hoboken, NJ: John Wiley & Sons, 2005) による．
(4) Guly, H., "Medicinal Brandy", *Resuscitation* 82, no. 7 (2011): 951–54, https://www.ncbi.nlm.nih.gov/pmc/articles/PMC3117141.
(5) 同上．
(6) Curtis, Wayne, "The Myth of the St. Bernard and the Brandy Barrel", *The Daily Beast*, February 5, 2018, https://www.thedailybeast.com/the-myth-of-the-st-bernard-and-the-brandy-barrel.
(7) エリザベッタ・ノニーノに関する部分は 2019 年の個人的なインタヴューによる．
(8) John Timbs, *Popular Errors Explained and Illustrated* (London: David Bogue, 1856), https://books.google.com/books?id=KK5jAAAAcAAJ.
(9) Schrad, Mark Lawrence, *Vodka Politics* (New York: Oxford University Press, 2014).
(10) "Akvavit", Wikipedia, Wikimedia Foundation, https://en.wikipedia.org/wiki/Akvavit（最終編集日 2021 年 12 月 23 日）．
(11) Wondrich, David, "Forget the Caribbean: Was Rum Invented in India?" *The Daily Beast*, July 9, 2018, https://www.thedailybeast.com/forget-the-caribbean-was-rum-invented-in-india.
(12) Broom, Dave, *Rum: The Manual* (London: Mitchell Beazley, 2016).
(13) Santos, Ubiratan Paula, Zanetta, Dirce Maria T., Terra-Filho, Mário, and Burdmann, Emmanuel A., "Burnt Sugarcane Harvesting Is Associated with Acute Renal Dysfunction", *Kidney International* 87, no. 4 (2015): 792–99, https://www.sciencedirect.com/science/article/pii/S0085253815301988.
(14) *A True and Exact History of the Island of Barbados* ,Text Creation Partnership, 2021, https://quod.lib.umich.edu/e/eebo/A48447.0001.001/.
(15) *An Essay on Spirituous Liquors* (London: J. Ridley, 1770), https://books.google.com/

The Phlogiston Story", *Tree Town Chemistry*, February 4, 2016, http://treetownchem.blogspot.com/2016/02/oxygens-alchemical-origins-phlogiston.html.
(2) Priestley, Joseph, *Directions for Impregnating Water with Fixed Air* (London: Printed for J. Johnson, 1772), https://wellcomecollection.org/works/bs6kgbcq/items（2021 年閲覧）.
(3) Thorpe, Thomas Edward, *Joseph Priestley* (London: J. M. Dent, 1906), Google Books, https://www.google.com/books/edition/Joseph_Priestley/uAwFAAAAYAAJ?hl=en&gbpv=0（2021 年閲覧）.
(4) Priestley, *Directions for Impregnating Water*.
(5) ペリエほかボトル入りの飲料の歴史については，各製造元のウェブサイトによる.
(6) メアリー・ウォートリー・モンタギュー夫人について，より詳しい情報は "Lady Mary Wortley Montagu", Wikipedia, Wikimedia Foundation（最終更新日2021年12月8日），https://en.wikipedia.org/wiki/Lady_Mary_Wortley_Montagu.
(7) Fitzharris, *Butchering Art*（フィッツハリス『ヴィクトリア朝医療の歴史：外科医ジョゼフ・リスターと歴史を変えた治療法』）.
(8) "Listerine", National Museum of American History, https://americanhistory.si.edu/collections/search/object/nmah_1170944（2021 年 12 月 21 日閲覧）.

第五章　苦さと甘さ

味覚の科学に関する良書は Prescott, John, *Taste Matters: Why We Like the Foods We Do* (London:Reaktion Books, 2012); Shepherd, Gordon M., *Neurogastronomy* (New York: Columbia University Press, 2012)［邦訳　ゴードン・M・シェファード『美味しさの脳科学：においが味わいを決めている』小松淳子訳，インターシフト，合同出版，2014 年］がある．また、ヴェルモットについては Ford, Adam, *Vermouth: The Revival of the Spirit That Created America's Cocktail Culture* (Woodstock, VT: Countryman Press, 2015) が主要な情報源で，補足として Piccinino, Fulvio, *The Vermouth of Turin* (Turin, Italy: Graphot, 2018); Berta, P., and Mainardi, G., *The Grand Book of Vermouth Di Torino: History and Importance of a Classic Piedmontese Product* (Canelli, Italy: OICCE, 2019). アブサンについては Adams, Jad, *Hideous Absinthe* (Madison: University of Wisconsin Press, 2004), および absinthes.com が役立った.

(1) "Humans Can Distinguish At Least One Trillion Different Odors", Howard Hughes Medical Institute, March 20, 2014, https://www.sciencedaily.com/releases/2014/03/140320140738.htm.
(2) Lucia, *History of Wine as Therapy*.
(3) Culpeper, Nicholas, *The Complete Herbal* (London: Thomas Kelly, 1835)［邦訳　ニコラス・カルペパー『カルペパー　ハーブ事典』戸坂藤子訳，パンローリング，2015 年］.
(4) Buhner, Stephen Harrod, *Sacred and Herbal Healing Beers* (Boulder, CO: Brewers Publications, 1998).
(5) 酒精強化ワインについては主に Epstein, Becky Sue, *Strong, Sweet and Dry* (London: Reaktion Books, 2019) による.
(6) Howes, Irving, and Simmonds, *Gardener's Companion to Medicinal Plants*.［邦訳　メラニー＝ジェイン・ハウズ他『世界薬用植物図鑑』柴田譲治訳，原書房，2020 年］.
(7) Brown, Jared McDaniel, and Miller, Anistatia Renard, *Spirituous Journey* book 2 (self-published, 2010).

(7) https://www.trappist.be/en/.
(8) 他の修道院のリキュールについては，スアード『ワインと修道院』に，より広く詳しく取り上げられている．
(9) "The Centerbe", Italy Heritage, 1998–2021, https://www.italyheritage.com/traditions/food/centerbe.htm.
(10) Coldicott, Nicholas, "This Obscure Liqueur May Save Your Soul", *Japan Times*, October 23, 2009, https://www.japantimes.co.jp/life/2009/10/23/food/this-obscure-liqueur-may-save-your-soul，および製造元のウェブサイト http://www.stellina.fr/secrets-expertise.html.
(11) ベネディクティンの詳しい歴史については，ベネディクティンパレスの博物館（伝統遺産部門）キュレーター，セバスチャン・ロンサンとのEメールによる．
(12) "No One Likes Benedictine DOM in Their Kailan but This Is Why We Eat It Anyway", Confinement Diaries, April 11, 2018.
(13) バックファストという飲料については，オンラインに複数の記事がある．Lyall, Sarah, "For Scots, a Scourge Unleashed by a Bottle", *The New York Times*, February 3, 2010, https://www.nytimes.com/2010/02/04/world/europe/04scotland.html, および Harris, Elise, "England's Popular Monastic Wine Has a Backstory, and a Bite", *Crux*, August 19, 2018, https://web.archive.org/web/20180819082235/https://cruxnow.com/church-in-uk-and-ireland/2018/08/19/englands-popular-monastic-wine-has-a-backstory-and-a-bite/, および Jeffreys, Henry, "Buckfast: A Drink with Almost Supernatural Powers of Destruction", *The Guardian*, February 27, 2015, https://www.theguardian.com/lifeandstyle/2015/feb/27/buckfast-drink-with-supernatural-powers-destruction.
(14) Morley, Katie, "Monks Could Lose Charitable Status over Production of 'Dangerous' Buckfast Wine", *The Telegraph*, April 11, 2017, https://www.telegraph.co.uk/news/2017/04/11/monks-could-lose-charitable-status-production-dangerous-wine/.
(15) Frost, Natasha, "How a Tonic Wine Brewed by Monks Became the Scourge of Scotland", *Atlas Obscura*, June 7, 2017, https:// www.atlasobscura.com/articles/buckfast-scotland.

第四章　科学と酒

この章での，科学と科学者に関する主な情報源は以下のとおりである．Partington, James Riddick, *A Short History of Chemistry* (Mineola, NY : Dover Publications, 1989); Taylor, Frank Sherwood, *A Short History of Science and Scientific Thought* (New York: W. W. Norton, 1963); Geison, Gerald L., *The Private Science of Louis Pasteur* (Princeton, NJ: Princeton University Press, 1995)［邦訳　ジェラルド・L・ギーソン『パストゥール：実験ノートと未公開の研究』長野敬，太田英彦訳，青土社，2000年］．天然の鉱泉については Chapelle, Frank, *Wellsprings: A Natural History of Bottled Spring Waters* (New Brunswick, NJ: Rutgers University Press, 2005) が役立った．病原菌説についての主な情報源は Fitzharris, Lindsey, *The Butchering Art* (New York: Scientific American; Farrar, Straus and Giroux, 2017)［邦訳　リンジー・フィッツハリス『ヴィクトリア朝医療の歴史：外科医ジョゼフ・リスターと歴史を変えた治療法』田中恵理香訳，原書房，2021年］，および Wootton, David, *Bad Medicine* (Oxford, UK: Oxford University Press, 2007).

(1) フロギストンについて，より詳しい情報は Brancho, Jimmy, "Oxygen's Alchemical Origins:

(10) "Mellified Man", Wikipedia, Wikimedia Foundation, https://en.wikipedia.org/wiki/Mellified_man（最終更新日 2021 年 11 月 8 日）.

(11) Parra, J. M., "Europe's Morbid 'Mummy Craze' Has Been an Obsession for Centuries", *National Geographic*, December 10, 2019, https://www.nationalgeographic.com/history/history-magazine/article/egyptian-mummies-in-european-culture.

(12) Dawson, Warren R., "Mummy as a Drug", *Proceedings of the Royal Society of Medicine*, November 2, 1927, https://www.ncbi.nlm.nih.gov/pmc/articles/PMC2101801/pdf/procrsmed01192-0163.pdf.

(13) *Pliny's Natural History*, Wayback Machine, https://web.archive.org/web/20161229101439/http://www.masseiana.org/pliny.htm.

(14) "Our History", AG Barr, 2021, https://www.agbarr.co.uk/about-us/our-business/our-history/.

(15) 講演録 "Iron Amaro", by Philip Duff and Fulvio Piccinino, https://www.slideshare.net/philip-duff/iron-amaro-philip-duff-fulvio-piccinino, および "Ferro China Amari", by Simon Difford, https://www.diffordsguide.com/beer-wine-spirits/category/1291/ferro-china-amari による.

第三章　修道士と醸造

ビールの歴史に関して，本書の主な情報源は Oliver, Garrett, *The Oxford Companion to Beer* (Oxford, UK: Oxford University Press, 2011) である．修道会の歴史については Zarnecki, George, *The Monastic Achievement* (New York: McGraw-Hill, 1972) が特に役立った．および Seward, Desmond, *Monks and Wine* (New York: Crown, 1979)［邦訳　デズモンド・スアード『ワインと修道院』朝倉文市，横山竹己訳，八坂書房，2011 年］は，修道士とワインの結びつきを取り上げている．シャルトリューズについては，ブランドブック，*Chartreuse the Liqueur*, by Galiano, Martine, et al. (n.p., 2020)，ブランドのウェブサイト www.chartreuse.fr が役立ち，米国の輸入業者 Frederick Wildman and Sons 社の Tim Master 氏へのインタビューが有意義だった．砂糖の歴史に関する主な情報源は Mintz, Sidney W., *Sweetness and Power* (New York: Viking, 1985)［邦訳　シドニー・W・ミンツ著『甘さと権力：砂糖が語る近代史』川北稔，和田光弘訳，筑摩書房，2021 年］である．ミイラと死体を用いた薬について，多くは Sugg, Richard, *Mummies, Cannibals, and Vampires* (New York: Routledge, 2011) による．

(1) "Chapter 40: The Proper Amount of Drink", Monastery of Christ in the Desert, 2021, https://christdesert.org/prayer/rule-of-st-benedict/chapter-40-the-proper-amount-of-drink.

(2) Groopman, Jerome, "The History of Blood", *The New Yorker*, January 14, 2019, https://www.newyorker.com/magazine/2019/01/14/the-history-of-blood.

(3) ペストの背景については Armstrong, D. (director), "The Black Death: The World's Most Devastating Plague", 2016, および以下のビデオによる．*The Black Death* [video file], The Great Courses, from Kanopy, https://www.kanopy.com/product/black-death-1（2020 年 6 月 29 日閲覧）.

(4) "Plague Water", Alcohol's Empire, Minneapolis Institute of Art, 2019, https://artsmia.github.io/alcohols-empire/recipes/plague-water/.

(5) Harvey, Lisa, "One of Florence's 'Wine Windows' Is Open Once More", *Atlas Obscura*, August 14, 2019, https://www.atlasobscura.com/articles/florence-wine-windows.

(6) Early English Books, https://quod.lib.umich.edu/e/eebo/A53912.0001.001（2021年12月24日閲覧）.

2156587217703214.
(13) *Pliny's Natural History*, Wayback Machine, https://web.archive.org/web/20161229101439/http://www.masseiana.org/pliny.htm (最終更新日 2009 年 2 月 2 日).
(14) Hudson, Briony, "Theriac: An Ancient Brand?" Wellcome Collection, October 18, 2017, https://wellcomecollection.org/articles/Wc5IP ScAACgANNYO.
(15) Elsdon, Sam, " 'Nourishment and Flavor': The Invalid Stout Comes Ontario".

第二章　錬金術と第五元素

錬金術についてまとめるのは，非常に難しいとわかった．筆者にとって役立ったのは次の書籍である．Taylor, Frank Sherwood, *The Alchemists* (New York: Barnes & Noble Books, 1992) [邦訳　F・シャーウッド・テイラー『錬金術師』．邦訳書誌情報は参考図書ページを参照]; Cobb, Cathy, Fetterolf, Monty, Goldwhite, Harold, *The Chemistry of Alchemy* (Amherst, NY: Prometheus Books, 2014); Maxwell-Stuart, P. G., *The Chemical Choir* (London: Continuum, 2012).

蒸留の歴史については Moran, Bruce T., *Distilling Knowledge* (Cambridge, MA: Harvard University Press, 2005) を参照，および Rasmussen, Seth C., *The Quest for Aqua Vitae* (N.p.: Springer Science & Business, 2014) には，意欲的な著書である Forbes, R. J., *Short History of the Art of Distillation* (Hayward, CA: White Mule Press, 2009) の要約が含まれる．

パラケルススについては多くの書物があるが，本書の主要な情報源は Ball, Philip, *The Devil's Doctor* (New York: Farrar, Straus and Giroux, 2006) による．

本章で触れるインドと中国の蒸留については Allchin, F. R., "India: The Ancient Home of Distillation?" *Man* 14, no. 1 (1979): 55–3, https://www.jstor.org/stable/2801640，および Lu Gwei-Djen, Needham, Joseph, Needham, Dorothy, "The Coming of Ardent Water", *Ambix* 19, no. 2 (1972): 69–112, https://doi.org/10.1179/amb.1972.19.2.69 を参考にした．

(1) *The National Popular Review* 4, no. 1 (January 1894): 42, https://books.google.com/books?id=fYHrIYMx6dUC&dq.
(2) Melton, J. Gordon, *Encyclopedia of Occultism and Parapsychology* (Detroit: Gale Research, 1996).
(3) Freely, John, *Light from the East: How the Science of Medieval Islam Helped to Shape the Western World* (New York: Palgrave Macmillan, 2011).
(4) "The Book of the Thousand Nights and a Night", Wikisource, https://en.wikisource.org/wiki/Page: The_Book_of_the_Thousand_Nights_and_a_Night_-_Volume_5.dj vu/ 250 (最終編集日 2018 年 8 月 30 日).
(5) Abu-sab, Mones, Amri, Hakima, and Micozzi, Marc S., *Avicenna's Medicine* (Rochester, VT: Healing Arts Press, 2013).
(6) Anderson, Bonnie S., and Zinsser, Judith P., *A History of Their Own: Women in Europe from Prehistory to the Present* (New York: Harper & Row, 1988).
(7) Stillman, John Maxson, *The Story of Early Chemistry* (New York: Dover Publications, 1960).
(8) Taape, T., "Distilling Reliable Remedies:Hieronymus Brunschwig's Liber de arte distillandi (1500) between Alchemical Learning and Craft Practice", *Ambix* 61, no. 3 (August 2014): 236–56, http://europepmc.org/article/PMC/5268093.
(9) Rasmussen, *Quest for Aqua Vitae*.

原注

第一章　発酵と医術

この章に特に役立った書籍と注釈は，次のとおりである．Lucia, Salvatore Pablo, *A History of Wine as Therapy* (Philadelphia: J. B. Lippincott Company, 1963), Jouanna, Jacques, *Greek Medicine from Hippocrates to Galen* (Leiden, Netherlands: Brill, 2012)，および次のシンポジウムの講演録による．Grivetti, Louis E., "Wine: Medical and Nutritional Attributes", Robert Mondavi Winery, April 29 –May 5, 1991．https://nutritionalgeography.faculty.ucdavis.edu/wp-content/uploads/sites/106/2014/11/ Wine.Medical.Nutrition.Attributes.NapaCalifornia.pdf（2021 年閲覧）.

（1）アルコールの歴史は多くの参考書があるが，諸々の研究の総合的なまとめとして以下を参照．Curry, Andrew, "Our 9,000-Year Love Affair with Booze", *National Geographic*, February 2017, 30-53.

（2）Betz, Eric, "Who Built the Egyptian Pyramids? Not Slaves", *Discover*, February 1, 2021, https://www.discovermagazine.com/planet-earth/who-built-the-egyptian-pyramids-not-slaves.

（3）Menz, G., Aldred, P., and Vriesekoop, F., "Growth and Survival of Foodborne Pathogens in Beer", *Journal of Food Protection* 74, no.10 (October 2011): 1670–75, https://doi.org/10.4315/0362-028X.JFP-10-546, および Møretrø, Trond, Daeschel, M. A., "Wine Is Bactericidal to Foodborne Pathogens" (Abstract), *Journal of Food Science* 69 (2004): M251–257, https://ift.onlinelibrary.wiley.com/doi/abs/10.1111/j.1365-2621.2004.tb09938.x.

（4）Broughton, G., 2nd, Janis, J. E., and Attinger, C. E., "A Brief History of Wound Care", *Plastic and Reconstructive Surgery* 117, no. 7, supplement (June 2006): 6S–11S, https://doi.org/10.1097/01.prs.0000225429.76355.dd.

（5）Nelson, Max, "Did Ancient Greeks Drink Beer?" *Phoenix* 68, no. 1/ 2 (2014): 27–46, https://doi.org/10.7834/phoenix.68.1-2.0027（2021 年 5 月 3 日閲覧）.

（6）Grivetti, "Wine".

（7）Rasmussen, Seth C., *The Quest for Aqua Vitae* (Heidelberg, Germany: Springer Science & Business, 2014).

（8）Grivetti, "Wine".

（9）Lucia, *History of Wine as Therapy*.

（10）Flandrin, Jean-Louis, Montanari, Massimo, and Sonnenfeld, Albert, *Food: A Culinary History from Antiquity to the Present* (New York: Columbia University Press, 1999).

（11）香辛料となる薬用植物については複数の情報源があるなかで，特に以下を参照．Howes, Melanie-Jayne, Irving, Jason, and Simmonds, Monique, *The Gardener's Companion to Medicinal Plants*（London: Quarto Publishing, 2016）［邦訳　メラニー＝ジェイン・ハウズ，ジェイソン・アーヴィング，モニク・シモンズ『世界薬用植物図鑑』柴田譲治訳，原書房，2020 年］.

（12）D'Souza, S. P., Chavannavar, S. V., Kanchanashri. B., and Niveditha, S. B., "Pharmaceutical Perspectives of Spices and Condiments as Alternative Antimicrobial Remedy", *Journal of Evidence-Based and Complementary Alternative Medicine* 22, no. 4 (2017): 1002–10, https://doi.org/10.1177/

1963.

Terrington, William. *Cooling Cups and Dainty Drinks.* New York: George Routledge & Sons, 1869. https://euvs-vintage-cocktail-books.cld.bz/1869-Cooling-Cups-and-Dainty-drinks-by-William-Terrington（2021 年閲覧）.

Thomas, Jerry. *The Bar-Tender's Guide.* New York: Dick & Fitzgerald, 1862. Reprint, New York: Cocktail Kingdom, 2013.

Thorpe, Thomas Edward. *Joseph Priestley.* London: J. M. Dent, 1906. https://www.google.com/books/edition/Joseph_Priestley/uAwFAAAAYAAJ?hl=en&gbpv=0 (2021 年閲覧).

Turner, Jack. *Spice.* New York: Random House, 2004.

Weightman, Gavin. *The Frozen Water Trade.* New York: Hyperion Books, 2003.

Williams, Olivia. *Gin Glorious Gin.* London: Headline Publishing, 2015.

Will-Weber, Mark. *Muskets and Applejack.* Washington, DC: Regnery History, 2017.

Wondrich, David. *Imbibe!* New York: TarcherPerigee, 2015.

Wootton, David. *Bad Medicine.* Oxford, UK: Oxford University Press, 2007.

Yenne, Bill. *Guinness.* Hoboken, NJ: John Wiley & Sons, 2007.

Zarnecki, George. *The Monastic Achievement.* New York: McGraw-Hill, 1972.

Rodengen, Jeffrey L. *The Legend of Dr Pepper/SevenUp.* Fort Lauderdale, FL: Write Stuff Syndicate, 1995.

Rogers, Adam. *Proof.* New York: Houghton Mifflin Harcourt, 2014［邦訳　アダム・ロジャース『酒の科学：酵母の進化から二日酔いまで』夏野徹也訳，白揚社，2016 年］.

Romanico, Niccolo Branca Di. *Branca.* New York: Rizzoli, 2015.

Rorabaugh, W. J. *Prohibition.* Oxford, UK: Oxford University Press, 2018.

Rowell, Alex. *Vintage Humour.* Oxford, UK: Oxford University Press, 2018.

Sandhaus, Derek. *Drunk in China.* Lincoln, NE: Potomac Books, 2019.

Sandhaus, Derek. *Baijiu.* Melbourne, Australia: Penguin, 2014.

Sandler, Merton and Roger Pinder. *Wine.* Boca Raton, FL: CRC Press, 2002.

Schrad, Mark Lawrence. *Vodka Politics.* New York: Oxford University Press, 2014.

Seward, Desmond. *Monks and Wine.* New York: Crown, 1979［邦訳　デズモンド・スアード『ワインと修道院』朝倉文市，横山竹己訳，八坂書房，2011 年］.

Shepherd, Gordon M. *Neurogastronomy.* New York: Columbia University Press, 2012［邦訳　ゴードン・M・シェファード『美味しさの脳科学：においが味わいを決めている』小松淳子訳，インターシフト，合同出版，2014 年］.

Sherman, Irwin W. *Magic Bullets to Conquer Malaria.* Washington, DC: ASM Press, 2011.

Sherman, Irwin W. *Twelve Diseases That Changed Our World.* Washington, DC: ASM Press, 2007.

Simmons, Douglas A. *Schweppes, the First 200 Years.* N.p.: Springwood Books, 1983.

Smith, Andrew F. *The Oxford Encyclopedia of Food and Drink in America.* New York: Oxford University Press, 2004.

Solmonson, Lesley Jacobs. *Gin.* London: Reaktion Books, 2012［邦訳　レスリー・ジェイコブズ・ソルモンソン『ジンの歴史』井上廣美訳，原書房，2018 年］.

Standage, Tom. *A History of the World in Six Glasses.* New York: Bloomsbury, 2006［邦訳　トム・スタンデージ『歴史を変えた 6 つの飲物：ビール，ワイン，蒸留酒，コーヒー，茶，コーラが語るもうひとつの世界史』新井崇嗣訳，楽工社，2017 年］.

St. Clair, Kassia. *The Secret Lives of Color.* New York: Penguin, 2017.

Stearns, Samuel. *The American Herbal, or Materia Medica.* Walpole, NY: Thomas & Thomas, 1801. https://archive.org/details/2573006R.nlm.nih.gov（2021 年閲覧）.

Stewart, Amy. *The Drunken Botanist.* Chapel Hill, NC: Algonquin Books, 2013.

Stewart, Amy. *Wicked Plants.* Chapel Hill, NC: Algonquin Books, 2009［邦訳　エイミー・スチュワート『邪悪な植物：リンカーンの母殺し！植物のさまざまな蛮行』守岡桜訳，朝日出版社，2012 年］.

Stillman, John Maxson. *The Story of Alchemy and Early Chemistry.* New York: Dover Publications, 1960.

Sugg, Richard. *Mummies, Cannibals, and Vampires.* New York: Routledge, 2011.

Taape, T. "Distilling Reliable Remedies: Hieronymus Brunschwig's Liber de arte distillandi (1500) between Alchemical Learning and Craft Practice", *Ambix* 61, no. 3 (August 2014): 236–56. https://europepmc.org/article/pmc/pmc5268093.

Taylor, Frank Sherwood. *The Alchemists.* New York: Barnes & Noble Books, 1992［邦訳　F. シャーウッド・テイラー『錬金術師：近代化学の創設者たち』平田寛，大槻真一郎訳，人文書院，1978 年．旧版の翻訳］.

Taylor, Frank Sherwood. *A Short History of Science and Scientific Thought.* New York: W. W. Norton,

Lucia, Salvatore Pablo. *A History of Wine as Therapy.* Philadelphia: J. B. Lippincott, 1963.
Maclean, Charles. *Malt Whisky.* London: Octopus Publishing, 2010.
Maddison, R. E. W. "Studies in the Life of Robert Boyle, F.R.S. Part II. Salt Water Freshened". *Notes and Records of the Royal Society of London* 9, no. 2 (1952): 196–216. http://www.jstor.org/stable/3087215.
Martineau, Chantal. *How the Gringos Stole Tequila.* Chicago: Chicago Review Press, 2015.
Maury, Sarah Mytton. *An Englishwoman in America.* London: Thomas Richardson and Son, 1848. https://www.google.com/books/edition/An_Englishwoman_in_America/MH11AAAAMAAJ?hl=en&gbpv=0（2021 年閲覧）.
Maxwell-Stuart, P. G. *The Chemical Choir.* London: Continuum, 2012.
Minnick, Fred. *Mead.* Philadelphia: Running Press, 2018.
Minnick, Fred. *Rum Curious.* Minneapolis: Voyageur Press, 2017.
Minnick, Fred. *Bourbon.* Minneapolis: Voyageur Press, 2016.
Mintz, Sidney W. *Sweetness and Power.* New York: Viking, 1985［邦訳　シドニー・W・ミンツ『甘さと権力：砂糖が語る近代史』川北稔，和田光弘訳，筑摩書房，2021 年］.
Mitenbuler, Reid. *Bourbon Empire.* New York: Penguin, 2015［邦訳　リード・ミーテンビュラー『バーボンの歴史』三輪美矢子訳，原書房，2016 年］.
Monardes, Nicolas and John Frampton. *Joyfull Newes Out of the New Found World.* London: W. W. Norton, 1580.
Moran, Bruce T. *Distilling Knowledge.* Cambridge, MA: Harvard University Press, 2005.
Morgan, Nicholas. *A Long Stride.* Edinburgh, Scotland: Canongate Books, 2020.
Multhauf, Robert P. "John of Rupescissa and the Origin of Medical Chemistry", *Isis* 45, no. 4 (December 1954): 359–67.
Nelson, Max. "Did Ancient Greeks Drink Beer?" *Phoenix* 68, no. 1/ 2 (2014): 27–46. https://doi.org/10.7834/phoenix.68.1–2.0027.
Nesbitt, Mark and Kim Walker. *Just the Tonic.* Richmond, Surrey, UK: Kew Publishing, 2019.
O'Brien, Glenn. *Hennessy.* New York: Rizzoli International Publications, 2017.
Oliver, Garrett. *The Oxford Companion to Beer.* Oxford, UK: Oxford University Press, 2011.
O'Neil, Darcy S. *Fix the Pumps.* N.p.: Darcy O'Neil, 2009.
Parsons, Brad Thomas. *Amaro.* Berkeley, CA: Ten Speed Press, 2016.
Parsons, Brad Thomas. *Bitters.* Berkeley, CA: Ten Speed Press, 2011.
Partington, James Riddick. *A Short History of Chemistry.* Mineola, NY: Dover Publications, 1989.
Perry, Charles. *Scents and Flavors.* New York: New York University Press, 2017.
Piccinino, Fulvio. *The Vermouth of Turin.* Turin, Italy: Graphot, 2018.
Piercy, Joseph. *Slippery Tipples.* Cheltenham, UK: The History Press, 2011.
Prescott, John. *Taste Matters.* London: Reaktion Books, 2012.
Priestley, Joseph. *Directions for Impregnating Water with Fixed Air.* London: Printed for J. Johnson, 1772. https://wellcomecollection.org/works/bs6kgbcq（2021 年閲覧）.
Rasmussen, Seth C. *The Quest for Aqua Vitae.* N.p.: Springer Science & Business, 2014.
Roach, Mary. *Stiff.* New York: W. W. Norton, 2003［邦訳　メアリー・ローチ『死体はみんな生きている』殿村直子訳，日本放送出版協会，2005 年］.
Rocco, Fiammetta. *Quinine.* New York: HarperCollins, 2004.

Forbes, R. J. *Short History of the Art of Distillation.* Hayward, CA: White Mule Press, 2009.

Ford, Adam. *Vermouth.* Woodstock, VT: Countryman Press, 2015.

Fracastoro, Girolamo. *Syphilis, or A Poetical History of the French Disease Written in Latin by Fracastorius; and Now Attempted in English by N. Tate.* London: Jacob Tonson, 1686. Reprint, Ann Arbor, MI: Text Creation Partnership, 2021. http://name.umdl.umich.edu/A40375.0001.001.

French, John. *The Art of Distillation.* London: E. Cotes for Thomas Williams, 1653. Reprint, Ann Arbor, MI: Text Creation Partnership, 2021. https://quod.lib.umich.edu/e/eebo/A40448.0001.001.

Galiano, Martine, Philip Boyer, Christian Delafon, Antoine Munoz, Jean-Marc Roget, and Philippe Bonnard. *Chartreuse the Liqueur.* N.p., 2020.

Garfield, Simon. *Mauve.* New York: W. W. Norton, 2002.

Geison, Gerald L. *The Private Science of Louis Pasteur.* Princeton, NJ: Princeton University Press, 1995［邦訳　ジェラルド・L・ギーソン『パストゥール：実験ノートと未公開の研究』長野敬，太田英彦訳，青土社，2000 年］.

Gerard, John. *The Herball, or, Generall Historie of Plantes.* London: John Norton, 1597. https://www.biodiversitylibrary.org/bibliography/51606（2021 年閲覧）.

Gosnell, Mariana. *Ice.* Chicago: University of Chicago Press, 2005.

Greene, Philip. *The Manhattan.* New York: Sterling Epicure, 2016.

Greenfield, Amy Butler. *A Perfect Red.* New York: HarperCollins, 2005［邦訳　エイミー・B・グリーンフィールド『完璧な赤：「欲望の色」をめぐる帝国と密偵と大航海の物語』佐藤桂訳，早川書房，2006 年］.

Grivetti, Louis E. *Wine.* Robert Mondavi Winery. April 29–May 5, 1991.

Haara, Brian F. *Bourbon Justice.* Lincoln, NE: Potomac Books, 2018.

Harvie, David I. *Limeys.* Gloucestershire, UK: Sutton Publishing, 2005.

Hauck, Dennis William. *The Complete Idiot's Guide to Alchemy.* New York: Penguin, 2008.

Herlihy, Patricia. *Vodka.* London: Reaktion Books, 2012［邦訳　パトリシア・ハーリヒー『ウオッカの歴史』大山晶訳，原書房，2019 年］.

Hiss, A. Emil. *The Standard Manual of Soda and Other Beverages.* Chicago: G. P. Engelhard & Company, 1906.

Hodgson, Barbara. *In the Arms of Morpheus.* Buffalo, NY: Firefly Books, 2001.

Hollingham, Richard. *Blood and Guts.* New York: Thomas Dunne Books, 2009.

Hornsey, Ian S. *A History of Beer and Brewing.* London: Royal Society of Chemistry, 2004.

Howes, Melanie-Jayne, Jason Irving, and Monique Simmonds. *The Gardener's Companion to Medicinal Plants.* London: Quarto Publishing, 2016［邦訳　メラニー＝ジェイン・ハウズ，ジェイソン・アーヴィング，モニク・シモンズ『世界薬用植物図鑑：イギリス王立植物園キューガーデン版』柴田譲治訳，原書房，2020 年］.

Jarrard, Kyle. *Cognac.* Hoboken, NJ: John Wiley & Sons, 2005.

Jouanna, Jacques. *Greek Medicine from Hippocrates to Galen.* Leiden, Netherlands: Brill, 2012.

Joyce, Jaime. *Moonshine.* Minneapolis, MN: Zenith Press, 2014.

Kelly, John. *The Great Mortality.* New York: HarperCollins, 2005［邦訳　ジョン・ケリー『黒死病：ペストの中世史』野中邦子訳，中央公論新社，2020 年］.

Kosar, Kevin R. *Whiskey.* London: Reaktion Books, 2010［邦訳　ケビン・R・コザー『ウイスキーの歴史』神長倉伸義訳，原書房，2015 年］.

ed, 2009.
Brown, Jared McDaniel and Anistatia R. Miller. *The Soul of Brasil.* UK: Anistatia Miller and Jared Brown, 2008.
Bruman, Henry J. *Alcohol in Ancient Mexico.* Salt Lake City: University of Utah Press, 2000.
Brunschwig, Hieronymus. *The Virtuous Book of Distillation*. London, 1527. Reprint, Ann Arbor, MI: Text Creation Partnership, 2021. https://quod.lib.umich.edu/cgi/t/text/text-idx?c=eebo;idno=A03318.0001.001.
Bryan, Cyril P. *Ancient Egyptian Medicine*. Chicago: Ares Publishers, 1974.
Chapelle, Frank. *Wellsprings*. New Brunswick, NJ: Rutgers University Press, 2005.
Cobb, Cathy, Monty Fetterolf, and Harold Goldwhite. *The Chemistry of Alchemy.* Amherst, NY: Prometheus Books, 2014.
Conrad, Barnaby. *Absinthe*. San Francisco, CA: Chronicle Books, 1988［邦訳　バーナビー・コンラッド三世『アブサンの文化史：禁断の酒の二百年』浜本隆三訳，白水社，2017 年］.
Craddock, Harry. *The Savoy Cocktail Book*. London: Constable, 1930. https://euvs-vintage-cocktail-books.cld.bz/1930-The-Savoy-Cocktail-Book（2021 年閲覧．ハリー・クラドックのこの著書の改訂版として，ピーター・ドレーリ，サヴォイ・ホテル編著『サヴォイ・カクテルブック』日暮雅通訳，パーソナルメディア，2002 年）.
Curry, Andrew. "Our 9,000-Year Love Affair with Booze". *National Geographic*, February 2017, 30–53.
Curtis, Wayne. *And a Bottle of Rum.* New York: Three Rivers Press, 2018.
Dasgupta, Amitava. *The Science of Drinking.* Lanham, MD: Rowman & Littlefield, 2011.
David, Elizabeth. *Harvest of the Cold Months.* New York: Viking, 1995.
Delahaye, Marie-Claude. *Pernod Creator of Absinthe.* Auvers-sur Oise, France: Musée de l'Absinthe, 2008.
Dicum, Gregory. *The Pisco Book.* San Francisco: Cleargrape, 2011.
Donovan, Tristan. *Fizz*. Chicago: Chicago Review Press, 2014.
Dorfles, Gillo, Giorgio Fioravanti, and Marzio Romani. *Soc. Anon. Fratelli Branca Milano.* Milan, Italy: Fratelli Branca Distillerie, 2002.
Duran-Reynals, Marie Louise de Ayala. *The Fever Bark Tree.* London: W. H. Allen, 1947.
Edmunds, Lowell. *Martini, Straight Up.* Baltimore, MD: Johns Hopkins University Press, 1998.
Edwards, Griffith. *Alcohol*. New York: Thomas Dunne Books, 2002.
Embury, D. A. *The Fine Art of Mixing Drinks.* New York: Mud Puddle Books, 2008.
Epstein, Becky Sue. *Strong, Sweet and Dry.* London: Reaktion Books, 2019.
Epstein, Becky Sue. *Brandy.* London: Reaktion Books, 2014［邦訳　ベッキー・スー・エプスタイン『ブランデーの歴史』大間知知子訳，原書房，2017 年］.
Faith, Nicholas. *Cognac*, 3rd revised and updated ed. Oxford, UK: Infinite Ideas, 2016.
Faith, Nicholas and Ian Wisniewski. *Classic Vodka.* London: Prion Books, 1997.
Fitzharris, Lindsey. *The Butchering Art.* New York: Scientific American; Farrar, Straus and Giroux, 2017［邦訳　リンジー・フィッツハリス『ヴィクトリア朝医療の歴史：外科医ジョゼフ・リスターと歴史を変えた治療法』田中恵理香訳，原書房，2021 年］.
Flandrin, Jean-Louis, Massimo Montanari, and Albert Sonnenfeld. *Food.* New York: Columbia University Press, 1999［邦訳　J-L・フランドラン，M・モンタナーリ編『食の歴史』全 3 巻　菊地祥子，末吉雄二，鶴田知佳子訳，藤原書店，2006 年］.

参考文献

Absinthes.com. "The Absinthe Encyclopedia by David Nathan-Maister—Absinthes.com— The Definitive Guide to the History of Absinthe"（2021 年閲覧）.

Abu-Asab, Mones, Hakima Amri, and Marc S. Micozzi. *Avicenna's Medicine.* Rochester, VT: Healing Arts Press, 2013.

Adams, Jad. *Hideous Absinthe.* Madison: University of Wisconsin Press, 2004.

Ahmed, Selena, Ashley Duval, and Rachel Meyer. *Botany at the Bar.* Boulder, CO: Roost Books, 2019.

Allen, Martha Meir. *Alcohol, a Dangerous and Unnecessary Medicine.* New York: Department of Medical Temperance of the National Woman's Christian Temperance Union, 1900. https://www.google.com/books/edition/Alcohol_a_Dangerous_and_Unnecessary_Medi/Icw0AQAAMAAJ.

Baker Jr., Charles H. *Jigger, Beaker and Glass.* Lanham, MD: Derrydale Press, 1992.

Ball, Philip. *The Devil's Doctor.* New York: Farrar, Straus and Giroux, 2006.

Bamforth, Charles. *Grape vs. Grain.* New York: Cambridge University Press, 2008.

Barrios, Virginia B. De. *A Guide to Tequila, Mezcal and Pulque.* Mexico City, Mexico: Minutiae Mexicana, 1984.

Bell, Madison Smartt. *Lavoisier in the Year One.* New York; London: W. W. Norton, 2006.

Berta, P., and G. Mainardi. *The Grand Book of Vermouth Di Torino.* Canelli, Italy: OICCE, 2019.

Bethard, Wayne. *Lotions, Potions, and Deadly Elixirs.* Lanham, MD: Roberts Rinehart, 2013.

Blum, Deborah. *The Poison Squad.* New York: Penguin Press, 2018.

Blum, Deborah. *The Poisoner's Handbook.* New York: Penguin, 2010［邦訳　デボラ・ブラム『毒薬の手帖：クロロホルムからタリウムまで：捜査官はいかにして毒殺を見破ることができたのか』五十嵐加奈子訳，青土社，2019 年］.

Bose, Dhirendra Krishna. *Wine in Ancient India.* Milan, Italy: Edizioni Savine, 2016.

Bowen, Sarah. *Divided Spirits.* Oakland: University of California Press, 2015［邦訳　サラ・ボーウェン『テキーラとメスカル：同じ起源をもつアガベ・スピリッツ』小澤卓也，立川ジェームズ，中島梓訳，ミネルヴァ書房，2021 年］.

Braun, Julius. *On the Curative Effects of Baths and Waters.* London: Smith, Elder, 1875. https://books.google.com/books?id=nOxhAAAAcAAJ (2021 年閲覧).

Brock, Pope. *Charlatan: America's Most Dangerous Huckster, the Man Who Pursued Him, and the Age of Flimflam.* New York: Three Rivers Press, 2008.

Broom, Dave. *Gin.* London: Mitchell Beazley, 2020.

Broom, Dave. *Rum.* London: Mitchell Beazley, 2016.

Broom, Dave. *Whisky.* London: Mitchell Beazley, 2014［邦訳　デイヴ・ブルーム『ウイスキーバイブル：本当のたのしみ方を知りたくなったら，この本からはじめよう』鈴木隆行監修，日本文芸社，2018 年］.

Brown, Jared McDaniel and Anistatia R. Miller. *The Distiller of London.* London: Mixellany Limited, 2020.

Brown, Jared McDaniel and Anistatia R. Miller. *The Mixellany Guide to Vermouth and Other Aperitifs.* London: Mixellany Limited, 2011.

Brown, Jared McDaniel and Anistatia R. Miller. *Spirituous Journey.* Book 2. London: Mixellany Limit-

酒《さけ》が薬《くすり》で、薬《くすり》が酒《さけ》で
ビール、ワイン、蒸留酒《じょうりゅうしゅ》が紡《つむ》ぐ医学史《いがくし》

2023年11月10日　第１刷発行

著者
キャンパー・イングリッシュ

訳者
海野《うみの》　桂《かつら》

発行者
富澤凡子

発行所
柏書房株式会社
東京都文京区本郷2-15-13（〒113-0033）
電話（03）3830-1891［営業］
（03）3830-1894［編集］

装丁
藤塚尚子（etokumi）

翻訳協力
株式会社トランネット

DTP
株式会社キャップス

印刷
壮光舎印刷株式会社

製本
株式会社ブックアート

ISBN978-4-7601-5541-5